Ingrid Völkel, Susanne Lunk

Praxisanleitung in der Altenpflege

Ingrid Völkel, Susanne Lunk

Praxisanleitung in der Altenpflege

3., überarbeitete Auflage

Unter Mitarbeit von Thomas Ströhm (Kap. 10 und 11)

ELSEVIER
URBAN & FISCHER

URBAN & FISCHER München

Zuschriften und Kritik an:
Elsevier GmbH, Urban & Fischer Verlag, Hackerbrücke 6, 80335 München, E-Mail: Pflege@elsevier.de

Bibliografische Information der Deutschen Nationalbibliothek
Die Deutsche Nationalbibliothek verzeichnet diese Publikation in der Deutschen Nationalbibliografie; detaillierte bibliografische Daten sind im Internet über http://www.d-nb.de abrufbar.

16 17 18 19 20 5 4 3 2 1

Um den Textfluss nicht zu stören, wurde bei Patienten und Berufsbezeichnungen die grammatikalisch feminine Form gewählt. Selbstverständlich sind in diesen Fällen immer Frauen und Männer gemeint.

Planung: Regina Papadopoulos, München
Projektmanagement: Anke Drescher, München
Redaktion: Andrea Kurz, Weilheim
Satz: abavo GmbH, Buchloe
Druck und Bindung: Drukarnia Dimograf, Bielsko-Biała/Polen
Umschlaggestaltung: SpieszDesign, Neu-Ulm
Titelfotografie: Werner Krüper, Steinhagen

ISBN Print 978-3-437-25611-0
ISBN e-Book 978-3-437-18703-2

Aktuelle Informationen finden Sie im Internet unter **www.elsevier.de** und **www.elsevier.com**

Vorwort zur 3. Auflage

Wie die Arbeit in der Pflege insgesamt, so verändert sich auch die Tätigkeit von Praxisanleiterinnen kontinuierlich. Diesem Wandel trägt die 3. Auflage von „Praxisanleitung in der Altenpflege“ mit einer Vielzahl an neuen Inhalten und einer kompletten Überarbeitung aller Kapitel Rechnung.

So wurden die vorhandenen fünf Lernsituationen um 25 weitere erweitert, um den Praxisanleiterinnen und Schülerinnen noch mehr praxisnahe Beispiele an die Hand zu geben, wie sie Pflegesituationen in der Praxis üben können.

Für den Altenpflegeberuf werden vermehrt Schülerinnen aus anderen Kulturkreisen ausgebildet. Auf die Anleitung von diesen Schülerinnen wird daher in Kapitel 5 ein besonderes Augenmerk gelegt. Hierzu werden verschiedene Religionen betrachtet, und die zu beachtenden Besonderheiten der Religionen hervorgehoben.

Eine wiederkehrende Herausforderung in der Arbeit von Praxisanleiterinnen ist die Notengebung. Hier kommt es immer wieder zu großer Unsicherheit. Dieses Buch enthält wertvolle Tipps, auch im Zusammenhang mit neuen Lernmethoden, die zur Notenfindung genutzt werden können.

Stressprävention ist ein weiteres, immer wichtiger werdendes Thema im beruflichen Alltag von Praxisanleiterinnen *und* Schülerinnen. Erweitert wurde das Buch deshalb um Inhalte zu Burnout, Coolout, Helfersyndrom und Mobbing. Diese Phänomene zu erkennen oder ihnen womöglich sogar vorzubeugen, ist eine wesentliche Aufgabe von Praxisanleiterinnen.

Ein Schlüssel zur erfolgreichen Arbeit mit Schülerinnen ist die professionelle Kommunikation. Das Modell der *Gewaltfreien Kommunikation* soll allen Beteiligten in der Pflege verdeutlichen, dass alle Kommunikationspartner gleichberechtigt sind. Dieses Kommunikationsmodell zeigt eindrucksvoll auf, dass zur Vermittlung von Informationen und friedlichen Lösung von Konflikten ein ungestörter Kommunikationsfluss nötig ist.

Leitend bei der Arbeit zu dieser neuen Auflage war für mich, eine praxisbezogene Perspektive einzunehmen, um Ihnen dabei zu helfen, den Umgang und den Alltag mit den Schülerinnen reibungsloser und verständlicher zu gestalten und somit Ihr Tun zu erleichtern. Ich wünsche allen Pflegenden viel Freude bei Ihrer wichtigen Anleitetätigkeit.

Köln, im Sommer 2015
Susanne Lurk

Vorwort zur 2. Auflage

Anleiten zu „Handlungskompetenz“ in „vollständigen Handlungen“ in der Altenpflege. Dies ist eine Aufgabe, die von Schule und ausbildenden Einrichtungen gemeinsam zu bewältigen ist. Der Pflegebedarf von Menschen, die in Einrichtungen der Altenhilfe betreut werden, kann sehr unterschiedlich sein. Daraus ergeben sich für die Pflegefachkräfte und die Auszubildenden in der Pflege unterschiedliche, aber häufig wiederkehrende **Handlungsfelder.** In der Ausbildung gilt es, schrittweise professionelles und kompetentes Handeln in diesen Handlungsfeldern zu erlernen. Hierzu werden die Handlungsfelder in **Lernbereiche** und **Lernfelder** aufgeschlüsselt. Einzelne Schritte können anhand von **Lernsituationen** erlernt oder eingeübt werden.

Theorie und Praxis werden auf diese Weise verzahnt. Lehrerinnen von Pflegeschulen können für die Überprüfung von Lernfeld übergreifendem, handlungsorientierten Wissen und Handeln der Auszubildenden dieselben Formulare verwenden wie Anleiter in der Praxis. Es wird empfohlen, diese Formulare den Schülerinnen auch zum selbstständigen Lernen und zur Vorbereitung von Anleitung und Überprüfung anzubieten.

In Leserzuschriften zur ersten Auflage wurde immer wieder die kompetente Darstellung und Vollständigkeit positiv hervorgehoben. Wir haben dies in Form des Ausdruckangebotes über den Pin-Code beibehalten. Im Buch sind die zum Verständnis erforderlichen Musterformulare und ein Inhaltsverzeichnis über die weiteren angebotenen Formulare abgedruckt. Das Buch wurde um die für die Anleitung relevanten Aspekte der Lernfelder 1.4 und 4.1–4.4 erweitert. Damit werden neben den kompletten Handlungsfeldern zu Lernbereich 1 und 2 auch wesentliche Inhalte zu Lernbereich 4 angeboten. Erweitert wurde das Buch um lebendige Beispiele aus der Praxis des Anleitens. Wir hoffen, Ihnen damit wieder eine praxisnahe, kompetente und umfassende Handreichung für die praktische Ausbildung bieten zu können. Für Personennennungen wählten wir die weibliche Sprachform. Männliche Personen sind hierbei eingeschlossen. Die Namen der Personen in den Beispielen sind frei erfunden.

Ich bedanke mich für die die offene und konstruktive Kritik und engagierte Mitarbeit, die der erfahrene und kompetente Praxisanleiter und Mitautor Herr Thomas Ströhm bei der Überarbeitung zur 2. Auflage eingebracht hat und für die kompetente Mitarbeit der Ausbilderin für Praxisanleiter/innen an den Universitätsklinik Ulm, Annette Ennulath.

Ulm, im Februar 2009
Ingrid Völkel

Abkürzungen

Abs.	Absatz
AJ	Ausbildungsjahr
AltPflAPrV	Altenpflege-Ausbildungs- und Prüfungsverordnung
ASE	Atemstimulierende Einreibung
BSHG	Bundessozialhilfegesetz
BZ	Blutzucker
bzgl.	bezüglich
GFK	Gewaltfreie Kommunikation
ggf.	gegebenenfalls
HIV	Humanes Immundefizienz-Virus
ICN	International Council of Nurses
i. d. R.	in der Regel
IE	Internationale Einheit, Maßeinheit, z. B. für Insulin
i. v.	intravenös
PA	Praxisanleiterin/Praxisanleiter
PEG	Perkutane endoskopische Gastrostomie
PESR	Probleme, Etiology/Entstehungsursache, Symptome, Ressourcen
ROT	Realitäts-Orientierungs-Training
RR	Riva Rocci (Blutdruck)
s. c.	subkutan
SGB	Sozialgesetzbuch
sog.	sogenannt
TZI	Themenzentrierte Interaktion
u. a.	unter anderem
u. Ä.	und Ähnliches
z. B.	zum Beispiel

Abbildungsverzeichnis

G373	Kirchner, H.: Mobbing im Pflegeteam, Thieme, 2000, S. 11 „mit freundlicher Genehmigung von Georg Thieme Verlag KG“, Stuttgart
G374	Rosenberg, M.: Gewaltfreie Kommunikation, 10. A. Junfermann 2013, Paderborn
G381	Easley, S. D.; Mitchell, K.: Arbeiten mit Portfolios, Verlag an der Ruhr, 1. Aufl., 2004, Mühlheim an der Ruhr
L231	Stefan Dangl, München
M297	Matthias Deschner, Berlin
M992	Ingrid Völkel, Ulm
M999	Susanne Lunk, Köln
V492	Satzbüro abavo GmbH, Buchloe
W907	Cristina Santos, International Council of Nurses, Genf

Inhaltsverzeichnis

KAPITEL

1 An der Ausbildung beteiligte Personen und Institutionen

Die Altenpflegeausbildung ist ein sehr komplexer Prozess, der beeinflusst wird durch:

- Die Schülerin (➤ 1.1)
- Die Praxisanleiterin (➤ 1.2)
- Das Team (➤ 1.3)
- Die Schule (➤ 1.4)
- Den zu pflegenden Menschen und seine Angehörigen
- Die Rahmenbedingungen der ausbildenden Einrichtung/des Arbeitgebers z. B. Zeit für Anleitung

Neben diesen sichtbaren und direkt erlebbaren Einflüssen, geben Gesetze und Verordnungen sowie Lehrpläne der Ausbildung einen Rahmen (➤ Kap. 2).

„Es kommt nicht darauf an, woher der *Wind* weht, sondern wie wir die *Segel* setzen."
(Sokrates, 469–399 v. Chr.)

Der *Wind* meint die Gegebenheiten der Ausbildung, auf die die Praxisanleiterin wenig Einfluss hat, z. B. die gesetzlichen Vorschriften, die Strukturen und Bedingungen in der Einrichtung, in denen die Tätigkeit ausgeübt wird, die Erwartungen und Anforderungen, die von den Auszubildenden, den Vorgesetzten, dem Team und der Schule an sie gestellt werden.

Die *Segel* stehen für die **Praxisanleiterinnen.** Sie beeinflussen maßgeblich den Weg der Schülerinnen zum Ausbildungsziel und das Ergebnis der praktischen Prüfung.

Praxisanleiterinnen prägen die fachliche und die persönliche Entwicklung der Schülerinnen.

Aufgaben der Praxisanleiterinnen:

- Sie leisten – meist ohne zusätzliche Bezahlung – neben der anspruchsvollen Pflegetätigkeit engagierte und qualifizierte pädagogische Arbeit.
- Sie gestalten eine lernfreundliche Umgebung und Beziehung.
- Sie begleiten die Schülerinnen und sind ihnen Vorbild.
- Sie wirken an einem angenehmen Gruppenklima mit.
- Sie vermitteln den Schülerinnen Zusammenhänge und regen sie an, zu fragen und zu reflektieren.
- Sie leiten zum gezielten Beobachten und sachlichen Berichten an. Sie sprechen die Gefühle und die Sinne der Schülerinnen an und ermöglichen Erfolge.
- Sie geben Raum für Selbstständigkeit und lassen Alternativen und Diskussionen zu.
- Sie regen die Schülerinnen an, ihre eigenen Ressourcen zu erkennen, um Wege zu ihren selbst gesetzten Zielen zu finden.
- Sie akzeptieren und fördern Entscheidungen der Schülerinnen, wo es möglich und förderlich ist.
- Sie geben Rückmeldungen zu Fähigkeiten, Fertigkeiten und Kompetenzen der Schülerinnen und weisen auf Schwachstellen hin. Sie fordern die Schülerinnen zu Selbstkritik und eigenständigem Lernen auf.
- Sie stellen sich immer wieder der Kritik durch die Schülerinnen und müssen ihre Tätigkeit hinterfragen lassen.
- Sie bilden sich fort und sind offen für Neues.

!

Der „Standard zur berufspädagogischen Weiterbildung zur Praxisanleitung in der Altenpflege in Nordrhein-Westfalen" erarbeitet von der „NRW Arbeitsgruppe Bundesgesetz Altenpflege" gibt wertvolle Hinweise zu Struktur, Lernzielen, und konkreten Inhalten der Praxisanleiterausbildung. Er kann über das Internet vollständig heruntergeladen werden.

www.mags.nrw.de/08_PDF/003/altenpflegeausbildung-standard-praxisanleitung1.pdf [24.2.2015]

1.1 Die Schülerin

„Also lautet der Beschluss: dass der Mensch was lernen muss.
Nicht allein die Theorie bringt den Menschen in die Höh'.
Nicht allein im Bücherlesen übt sich ein vernünftig Wesen,
sondern auch in Praxissachen soll der Mensch sich Mühe machen.
Darum zeige dich beweglich, übe mit Vergnügen täglich."
(frei nach Wilhelm Busch, 1832–1908)

Die Bemühungen des Ausbildungsträgers und der anleitenden Personen können nur zum Erfolg führen, wenn die Schülerin die erforderlichen **Voraussetzungen** mitbringt und sich selbst in die Ausbildung einbringt.
Es ist erforderlich, dass die Schülerin
- ihre Erwartungen und ihren aktuellen Ausbildungsstand mitteilt und die Erwartungen der Ausbilderinnen und des Teams akzeptiert.
- die Anforderungen und Pflichten kennt und anstrebt diese zu erfüllen.
- die übertragenen Aufgaben sorgfältig durchführt.
- die Bereitschaft und Fähigkeit zeigt, an einer positiven Atmosphäre und am positiven Lernklima im Team mitzuarbeiten.

Hierzu bedarf es der **Kommunikation** zwischen Schülerin und Praxisanleiterin sowie dem Austausch zwischen Praxisanleiterin und Schule (➤ 1.4.1). Immer ist die anleitende Pflegefachkraft verantwortlich oder zumindest mitverantwortlich für das, was die Schülerin tut (Haftungsrecht ➤ 2.4). Schülerinnen haben die rechtliche Pflicht, alle ihnen übertragenen Tätigkeiten mit der größtmöglichen Sorgfalt durchzuführen.

1.1.1 Erwartungen der Schülerin

Die Schülerin erwartet, dass sie
- als Mensch mit ihren Fähigkeiten und Schwächen von der Praxisanleiterin und vom Team angenommen und integriert wird und in der Schule vermittelte Inhalte in der Praxis umsetzen und anwenden kann.
- informiert wird, was von ihr erwartet wird (Vorgespräch ➤ 5.2).
- informiert wird, welche Rahmenbedingungen der Einrichtung zu berücksichtigen sind, z. B. Leitbild, Pflegekonzept, Standards, Abläufe und andere Vorgaben.
- entsprechend ihres Ausbildungsstands in der Praxis angeleitet wird (Prozess des Anleitens/Planung und Durchführung ➤ 5.5).
- entsprechend ihrer Fähigkeiten und Fertigkeiten gefördert wird.
- Rückmeldungen über ihre persönlichen Fortschritte und erforderliche Korrekturen ihres Wissens und Handelns im Zwischengespräch erhält (➤ 7.1.4).
- die in der Praxis erlebten oder gesehenen Situationen reflektieren und in das zukünftige Handeln integrieren kann (➤ 12.5).

1.1.2 Aufgaben der Schülerin

Die Schülerin hat die **Aufgabe,** den Lernprozess durch Mitarbeit und Transfer der in der Schule gelernten Inhalte aktiv mitzugestalten.
Sie muss deshalb
- das Praxishandbuch kontinuierlich aktualisieren und die im Unterricht durchgenommenen Themen kennzeichnen.
- die Praxisanleiterin zu Beginn des Einsatzes, bei den Zwischengesprächen und den gezielten Anleitungen über den aktuellen Ausbildungsstand informieren.
- die Praxisanleiterin laufend über aktuelle Ziele und Wünsche hinsichtlich der praktischen Ausbildung informieren.
- übertragene Aufgaben gewissenhaft durchführen.
- Unsicherheiten und Wissenslücken mitteilen und sich bemühen, diese Lücken zu schließen.
- in der Praxis Gesehenes durch Nachlesen in Lehrbüchern, Fachzeitschriften und Unterrichtsmitschriften oder Recherchieren im Internet nacharbeiten.
- die Praxisanleiterin auf Möglichkeiten zur Anleitung aufmerksam machen.
- Termine zur gezielten Anleitung vereinbaren.
- den pflegebedürftigen Menschen auf die Anleitung mit vorbereiten.
- sich selbst auf die Gespräche und die Anleitesituation vorbereiten.

Die praktische Ausbildung baut auf dem vorhandenen Wissen der Schülerin auf. Das bedeutet jedoch noch nicht, dass dieses Wissen auch in der Praxis angewandt werden kann und angewandt wird. Die Anwendung der Kenntnisse in der Praxis muss erst erlernt und geübt werden. **In der Schule erworbene Kenntnisse müssen mit der Praxis „verzahnt" werden.** Hierbei leisten Praxisanleiterinnen der Schülerin Hilfestellung.

1.1.3 Pflichten der Schülerin

Die **Pflichten** der Schülerin entsprechen den arbeitsrechtlichen Vorgaben. Einige wichtige Vorgaben und Vorschriften sind:

- Die Pflicht, übertragene Aufgaben mit der erforderlichen Sorgfalt durchzuführen *(Sorgfaltspflicht)*.
- Die Verschwiegenheitspflicht und Datenschutzbestimmungen einzuhalten *(Schweigepflicht)*.
- Eine Arbeitsunfähigkeit und ihre voraussichtliche Dauer unverzüglich dem Arbeitgeber mitzuteilen und spätestens am dritten Tag die Arbeitsunfähigkeitsbescheinigung vom Arzt vorzulegen.
- Die Unfallverhütungsvorschriften einzuhalten.
- Einen Betriebs- oder Wegeunfall beim Arbeitgeber zu melden.

Ausbildungsstand

Zu Beginn des Ausbildungsabschnitts, beim Vorgespräch, bei praktischen Anleitungen, bei Besuchen der Fachlehrerin und am Ende des Ausbildungsabschnitts zum Schlussgespräch muss die Schülerin der Praxisanleiterin das aktualisierte Praxishandbuch (➤ Kap. 7) vorlegen. Aktualisiert heißt, dass die Schülerin im Ausbildungsnachweis eingetragen hat, welche Handlungen bereits von der Praxisanleiterin oder Mitgliedern des Teams gezeigt wurden und welche nun unter Anleitung oder eigenständig durchgeführt werden können. Auf diese Weise können sich Schülerin, Anleiterin und Fachlehrerin jederzeit einen Überblick über bereits absolvierte oder noch zu bearbeitende und in der Schule vermittelte Ausbildungsinhalte verschaffen.

1.1.4 Pflegeverständnis der Schülerin

Das **Pflegeverständnis** beeinflusst die Begegnung mit den Pflegebedürftigen und das Pflegehandeln in entscheidender Weise. Allein das Vorhandensein von Kenntnissen und Fertigkeiten sagt noch nichts darüber aus, wie der Pflegeprozess zwischen einer Schülerin und den pflegebedürftigen Menschen gestaltet wird. Das Pflegeverständnis spiegelt die Strukturierung und Formulierung des Pflegeprozesses und zeigt sich in der Zufriedenheit der pflegebedürftigen Menschen.

Einflüsse auf das Pflegeverständnis der Schülerin haben:

- Persönliche ethische Werte und Normen, z. B. entsprechend des ICN-Ethik-Kodex (➤ Tab. 12.1) für Pflegende
- Persönliche Erlebnisse mit Pflege und Krankheit
- Vermitteltes Pflegeverständnis und Pflegemodell der Schule
- Leitbild, Pflegemodell und Pflegeverständnis in der Einrichtung
- Umsetzung von Leitbild und Pflegemodell in der Einrichtung/im Team

Das Pflegeverständnis der Schülerin wird während der gesamten theoretischen und praktischen Ausbildung geprägt und reflektiert.

1.1.5 Beziehungen, der am Ausbildungsprozess Beteiligten

„Wie Du kommst gegangen, so wirst Du auch empfangen." (Sprichwort)

Am Anfang allen pädagogischen Bemühens steht die Beziehung zwischen den am Ausbildungsprozess beteiligten Personen. Jeder Mensch, der neu in ein Team kommt, wird beobachtet und beurteilt. **Der erste Eindruck**, das Angenommensein als „Neue" ist mitentscheidend über den Erfolg eines Praxiseinsatzes. Dies ist natürlich auch abhängig davon, wie die Schülerin sich selbst vorstellt, was sie ihrem Gegenüber verbal und nonverbal mitteilt und wie sie ihm begegnet. Begegnet „die Neue" den anderen freundlich und gelassen? Nimmt sie die Kolleginnen, die alten Menschen und deren Angehörige ernst? Interessiert sie sich für die Erwartungen ihrer Mitmenschen und bezieht sie diese in ihr Verhalten ein?

Oder ist es ihr gleichgültig, was die Kolleginnen oder die alten Menschen von ihr erwarten? Die Wahrnehmung eines Menschen erstreckt sich auch auf sein Aussehen, seine Kleidung und Accessoires, seine Körperhaltung, seine Gestik, seinen Gesichtsausdruck und nicht zuletzt auf seinen Geruch. Vorerfahrungen mit ähnlichen Menschen, Zuneigungen, Abneigungen, Ängste und Wünsche liegen häufig im Unterbewussten und beeinflussen die Beziehung. Bei Konflikten sind Beziehungsklärungen und das taktvolle Äußern gegenseitiger Wahrnehmungen und Wünsche hilfreich. Hilfreich ist es auch, wenn eine Einrichtung die Anforderungen, z. B. an persönliche Hygiene, Auftreten, und äußeres Erscheinungsbild ihrer Mitarbeiter schriftlich formuliert.

!

Ist die Grundhaltung der Praxisanleiterin und der Schülerin von Empathie, Akzeptanz und Wertschätzung gekennzeichnet, dient sie als Grundlage zur Vermittlung von professionellem Gesprächsverhalten.

1.1.6 Motivation und Einsatzbereitschaft

!

Motivation ist die innerliche Kraft, die uns zum Handeln bringt. Der Ausgangspunkt der Motivation ist der biologische Antrieb. In der Erziehung versucht man, durch Belohnung und Bestrafung auf die biologischen Antriebe Einfluss zu nehmen: positive Ereignisse verstärken den inneren Antrieb. Negative Ereignisse blockieren den inneren Antrieb. Die Einsatzbereitschaft ist abhängig von diesen Antrieben.

Motivation und Einsatzbereitschaft sind in entscheidendem Maße davon abhängig, inwieweit die Antriebe der Schülerin in ihrer Lebenssituation und ihrem Lernumfeld Berücksichtigung finden. In der Regel haben Schülerinnen die Ausbildung aus freien Stücken gewählt und bringen eine **innere Motivation** zur positiven Gestaltung der Lernsituation mit. Diese innere Motivation kann durch positive Ereignisse **(Motivation von außen)** gefördert werden.

Positive Ereignisse

Die Praxisanleiterin hat die Aufgabe, die individuellen Fähigkeiten der Schülerin zu erkennen, durch Lob und Anerkennung zu verbalisieren und durch Anleitung zu fördern. Weiterhin soll sie die Schülerinnen, gemäß ihres Ausbildungsstandes, durch angemessene Aufgabenstellungen fordern und fördern. Auch die Art der Vermittlung des Lernstoffs beeinflusst die Motivation. Wird der Lernstoff so vermittelt, dass er Freude macht, so prägt er sich besser ein und motiviert zum Weiterlernen. Schülerin und Anleiterin entdecken in einer gemeinsamen „Schatzsuche" positive Fähigkeiten und Möglichkeiten. Sie mehren diese „Schätze" durch Aufgaben, die mit Erfolg bewältigt werden können. Vor allem die positive Beziehung zur Anleiterin spornt Schülerinnen an, zu lernen.

„Wir lernen nur von denen, die wir lieben."
(Johann Wolfgang von Goethe, 1749–1832)

Wohlwollende Kritik in einem konstruktiven Feedback hilft der motivierten Schülerin, ihre Schwächen zu erkennen und daran zu arbeiten. **Ziel ist es, Selbsterkenntnis zu fördern und das Erkennen von eigenen Lern- und Lösungswegen aufzuzeigen.** Dabei ist es jedoch wichtig, sich nicht zu viel vorzunehmen. Bei Fehlschlägen kann ein „Erfolgstagebuch" helfen, welches im Praxistagebuch ➤ Tab. 1.1 integriert ist. In diesem Tagebuch schreibt die Schülerin auf, was gut lief. Kommt dann ein Tief, kann sie ein paar Tage zurückblättern und sich ihre Erfolgserlebnisse noch einmal vor Augen führen. Die Motivation kommt dadurch in der Regel wieder zurück.

Negative Ereignisse

Durch kontinuierliches Hervorheben der **negativen Aspekte** werden die individuellen Fähigkeiten der Schülerin blockiert und zerstört. Wird dieses Verhalten häufig eingesetzt und begleitet von subtilen (versteckten) oder offenen Angriffen, so spricht man von „Mobbing" (➤ 13.5).

1.1.7 Kompetenzerweiterung

!

Als Voraussetzungen zum Erwerb von Kenntnissen, Wissen, Fähigkeiten und Fertigkeiten in der Praxis benötigen die Schülerinnen **Kompetenzen** (➤ 3.1.2).

Kompetenzen sind *Fähigkeiten* und *Fertigkeiten* die die Schülerin erwirbt, um in verschiedenen Situationen Probleme lösen zu können und zu wollen. Die vorhandene Kompetenz selbst ist von außen nicht beobachtbar, sondern nur die Performanz, also die sichtbare Handlung die die Schülerin ausführt. [1]

Aufgrund von Lebenserfahrung, schulischem Werdegang, und individuellen persönlichen Voraussetzungen bringen Schülerinnen unterschiedlich ausgeprägte Lernfähigkeit und Kompetenzen mit. Auch die Beziehung zum Lernstoff spielt eine entscheidende Rolle dabei, wie gut sich ein Lerninhalt einprägt. Die Lernfähigkeit beeinflusst den Erfolg der Ausbildung. Die Praxisanleiterin kann ihre Schülerin dabei unterstützen, ihre eigene Situation und ihre Möglichkeiten zu erkennen und zu nutzen. Anleitung ist immer auch:

- Trainieren von Kompetenzen
- Hinführen, sich selbst zu erkennen
- Setzen neuer Ziele
- Entfalten eigener Fähigkeiten
- Annehmen von Feedback
- Stärken weniger ausgeprägter Kompetenzen

Kompetenzen erlernen und einüben

Die vielfältigen Aufgaben in der Pflege verlangen, neben der fachlichen Kompetenz, ein hohes Maß an Einfühlungsvermögen und Kommunikationsfähigkeit. Dies ist wichtig für den Umgang mit den Pflegebedürftigen und für einen guten Zusammenhalt im Team. Gleichzeitig ist es oft nötig, im richtigen Moment angemessen seine Grenzen aufzuzeigen, ein „NEIN" zum Ausdruck zu bringen. Hierzu ist es hilfreich, die eigene Befindlichkeit mitzuteilen. Die professionelle Beziehung zu pflegebedürftigen Menschen und im Team wird besonders von der Fähigkeit beeinflusst, wie mit den eigenen Projektionen umgegangen wird. Stress und Krisensituationen gehören zum Betreuungsalltag und erfordern kompetentes Handeln. **Kompetenzen,** die in diesem Zusammenhang erlernt und ausgebaut werden müssen, sind Kontakt aufnehmen, zuhören, beobachten, einfühlen, wertschätzen, akzeptieren, sich mündlich und schriftlich ausdrücken, Wissensquellen erschließen, Informationen auswerten, fachliche Prinzipien kennen und anwenden.

Sich selbst erkennen

Jeder Fremdbeurteilung sollte eine Selbsteinschätzung vorausgehen. Selbst- und Fremdeinschätzung bilden die Basis der Selbsterkenntnis. Veränderungen der Persönlichkeit durch Selbsterkenntnis sind aber nur in einem begrenzten Maß möglich. Die Schülerin soll versuchen, ihr Wunschbild von sich und ihr wirkliches „Ich" möglichst in Einklang zu bringen. Sie soll ihre innersten Wünsche erforschen und ihr Denken und Handeln danach ausrichten. Sie soll von der Anleiterin konstruktive Rückmeldungen erhalten und auf dieser Basis darin bestärkt werden, den Weg zu gehen, den sie für richtig hält. **Kompetenzen** sind dabei: reflektieren, verantwortungsbewusst und selbstbewusst handeln, Entscheidungen treffen.

„Am wenigsten kennt man sich selber, und am schwersten fällt es jedem, über sich zu urteilen."
(Cicero, 106–43 v. Chr.)

Ziele setzen

Es ist für die Zielerreichung unabdingbar, dass sich die Schülerin Ziele selbst setzt. Die Motivation ist entscheidend vom Bewusstsein um die eigenen Ziele abhängig. Es sollten anspruchsvolle Ziele sein, die lohnend und erreichbar sind. Es ist hilfreich, wenn diese Ziele im Anleiteprotokoll (➤ 7.1.2) aufgeschrieben sind. Sie können den Weg durch die Ausbildung weisen und die eigene Sichtweise deutlich machen. Häufig wird die Schülerin auch von der Schule zur Formulierung der eigenen Ziele aufgefordert. Je differenzierter und konkreter diese Ziele sind, umso konkreter kann an einer Zielerreichung gearbeitet werden. Die Praxisanleiterin kann hierbei Anregungen und Denkanstöße geben. **Kompetenzen** sind hierbei: Lernbereitschaft, aktive Mitarbeit, Finden von Problemlösungen.

Entfalten und trainieren der eigenen Fähigkeiten

Die Schülerin soll ermuntert werden, ihre Stärken zu entdecken, zu entfalten und zu trainieren. Sie soll lernen, ihre Schwächen anzunehmen und daran zu arbeiten, um sie in Stärken zu verwandeln. Hierzu muss sie aufgefordert werden, sich anzustrengen und das ihr möglichst Beste zu leisten. Übungssituationen bergen immer auch den Misserfolg in sich. Tätigkeiten, in denen Schülerinnen einen Menschen gefährden könnten, müssen immer zuerst am „Modell" geübt werden. Am Modell dürfen Fehler gemacht werden, um sie in der praktischen Anwendung zu vermeiden. Handlungen sollen sooft wie möglich geübt werden. **Kompetenzen,** die trainiert werden sind: Eigeninitiative zeigen, aktiv mitarbeiten, selbstbestimmt handeln, gezielt beobachten und handeln, Problemlösungsstrategien anwenden, Handlungen professionell ausführen, beraten und begleiten.

Feedback annehmen

Durch Feedback hat die Schülerin die Möglichkeit, sich selbst zu erkennen und mit dem Wunschbild von sich zu vergleichen. So erkennt sie ihre Stärken und Schwächen und hat die Möglichkeit, diese anzunehmen. Feedback wird im Pflegealltag, bei den gezielten Anleitungen, beim Zwischengespräch und bei den Abschlussgesprächen gegeben. **Kompetenzen** sind: zuhören, wertschätzen, akzeptieren, Kritik annehmen und geben, argumentieren, reflektieren, Konfliktlösungen anstreben.

Weniger ausgeprägte Kompetenzen stärken

Es ist hilfreich, aus Erfahrungen zu lernen und auch schwierigen Situationen mit Optimismus zu begegnen. Alle Ereignisse lassen sich aus mehreren Blickwinkeln betrachten. Schwierigkeiten und Hürden lassen sich – ggf. mit professioneller Hilfe – von ihrer positiven Seite sehen. Auch in den negativen Erfahrungen mit Menschen stecken gewinnbringende Aspekte.

> „Begeisterung verleiht dem Menschen eine positive Ausstrahlung."

Die Schülerin wächst an den Aufgaben, die ihr gestellt werden. Sie soll ermuntert werden, Herausforderungen anzunehmen und ihnen nicht auszuweichen. Schwierigkeiten, Unbequemlichkeiten und Belastungen, die sie überwunden hat, stärken sie. **Kompetenzen** sind z. B. aktiv mitarbeiten, zusammen arbeiten, Wissensquellen erschließen, organisieren und rationell handeln. Damit Schülerin und Anleiterin unter einer Kompetenz dasselbe verstehen, ist es erforderlich, dass beide ihr Verständnis darüber verbalisieren.

1.1.8 Praxistagebuch

Um das eigene Können und Wissen oder Fehler zu reflektieren, ist ein Praxistagebuch hilfreich. Das Praxistagebuch wird von der Schülerin geführt. Sie dokumentiert Anleitesituationen und positive oder negative Erlebnisse (➤ Tab. 1.1).

Oft helfen Verschriftlichungen, wenn in der Vergangenheit eine Situation schwierig war, aber dieser Situation durch angemessenes Reagieren erfolgreich begegnet werden konnte. Tritt diese Situation erneut auf, kann die Schülerin in ihrem Tagebuch nachlesen. Nicht zuletzt kann das Tagebuch als Motivator dienen, wenn Positives beschrieben wurde. Die Schülerin entwickelt selbst Ideen, wie Situationen geändert oder besser bewältigt werden können oder wird sicherer, wenn Durchführungen gut gelangen.

Das Tagebuch kann in Form eines Ordners, Heftes oder nach Belieben geführt werden. Nachfolgend (➤ Tab. 1.1) werden einige Beispiele beschrieben.

1.2 Die Praxisanleiterin

Die **Praxisanleiterin** ist für die Schülerin die wichtigste Person während der praktischen Ausbildung. Sie ermöglicht der Schülerin die Bestimmung des individuellen Ausbildungsstands, sie zeigt Wege auf, sie weist auf Gefahren hin, sie bietet Orientierung und ggf. auch Schutz.

Tab. 1.1 Praxistagebuch

Tag/ Datum	Anleitsituation/ Erlebnisse/ Vorkommnisse	Was war positiv?	Was war negativ?	Will ich etwas tun/ändern?	War an diesem Tag etwas Außergewöhliches?
Beispiele					
13.6.2014	Die Tochter von Frau X hat mir gesagt, dass ich ihre Mutter nicht richtig gewaschen hätte.	Ich habe Frau X zunächst in ruhigem Ton beschrieben, wie ich ihre Mutter gewaschen habe und habe die Situation mit Tanja besprochen.	Frau X hat ständig dazwischen geredet und mir nicht geglaubt. Irgendwann war ich genervt und ungehalten.	Ich möchte zusammen mit Tanja und Frau X die Situation besprechen und herausfinden, was Frau X stört.	Ich hatte schlecht geschlafen und war leicht reizbar.
12.7.2014	Tanja hat mir gezeigt, wie man einen Katheter legt.	Ich habe es geschafft, den Katheter bis zum Einführen in die Harnröhre steril zu halten.	Das Einführen in die Harnröhre hat nicht funktioniert.	Ich möchte nächste Woche in der Schule an der Puppe üben.	Nein
5.8.2014	Heute habe ich zum ersten Mal allein subkutan gespritzt.	Ich konnte mich an alle Vorgaben genau halten. Tanja hat mich gelobt.	Ich war sehr aufgeregt und ich glaube die Bewohnerin hat das gemerkt.	Ich werde weiterhin täglich üben, auch zu Hause an einem Flüschtier.	Nein

Fallbeispiel

Anleiterin Karin H. erinnert sich:

„Die wichtigste Person während meiner Ausbildung war der Praxisanleiter auf Station *Sonnenschein.* Er begrüßte mich mit Handschlag und Namen. Er machte mich mit allen Personen und Räumlichkeiten der Station bekannt. Es fiel mir auf, wie respektvoll und einfühlsam er mit den alten Menschen und den Angehörigen umging und wie selbstbewusst er seine Standpunkte gegenüber Teammitgliedern und Vorgesetzten zu vertreten wusste. Er hat mir aufgezeigt, wie ich mein Wissen in die Praxis umsetzen kann. Er zeigte mir, wie ich das, was ich in der Schule gelernt hatte, anwenden konnte, und erklärte mir, warum sich manches vom Gelernten nicht verwirklichen ließ. Mit mir zusammen suchte er alternative Lösungswege und Kompromisse. Er war mein großes Vorbild."

1.2.1 Aufgaben und Tätigkeiten der Praxisanleiterin

Karin H. ist heute selbst Praxisanleiterin und hat folgende Aufgaben:

- **Anleitung organisieren**
  Die Praxisanleiterin wirkt bei der Erstellung des praktischen Ausbildungsplans mit, der durch den Träger der Praxisstelle für jeden Schüler erarbeitet wird. Es ist die Verpflichtung des Trägers der praktischen Ausbildung nach AltPflG § 15 (1), einen solchen Plan zu erstellen. Die Praxisanleiterin legt Beratungs- und Anleitungszeiten fest und nimmt dabei Rücksicht auf den Arbeitsanfall und die personelle Situation im Einsatzbereich.
- **Anleiten, beraten und Gespräche führen**
  Sie führt mit den Schülerinnen ein Vorgespräch und gibt die erforderlichen Informationen. Sie zeigt den Schülerinnen die Räumlichkeiten, führt sie in Bewohner- und Personalsituation sowie in Arbeitsabläufe, vorhandene Standards und sonstige Pläne ein. Im Rahmen des Anleitens orientiert sie sich am Praxishandbuch und vermittelt die dort angegebenen Kenntnisse, Fertigkeiten und

Kompetenzen. Sie bedient sich dabei verschiedener Lerntechniken und Methoden (➤ Kap. 9). Sie unterstützt die Schülerinnen beim selbstständigen Lernen (➤ 6.4). Sie leitet Schülerinnen bei den praktischen Tätigkeiten entsprechend der theoretischen Ausbildungsfortschritte an, berät und begleitet sie in fachlichen, organisatorischen und persönlichen Fragen. Anleiten geschieht im Pflegealltag meist durch **Vormachen** und **Nachmachen** (➤ Tab. 5.4, ➤ Tab. 5.5). Die Schülerin beobachtet gezielt oder wirkt mit. Die **gezielte Anleitung** ist prozesshaft und fördert die Schülerin individuell. Ebenso wird die Schülerin durch das Führen von Beurteilungsgesprächen über den Leistungsstand (➤ 8.3) individuell gefördert. In der Regel werden ein Vorgespräch, ein oder mehrere **Zwischengespräche** und ein **Abschlussgespräch** geführt, die jeweils gesondert dokumentiert werden. Hierzu erweisen sich fundierte Kenntnisse und Übung der Praxisanleiterin in der Gesprächsführung als förderlich, wobei ausgeprägte berufliche Handlungskompetenz wiederum Grundvoraussetzung sein sollte.
- **Begleiten und fördern**
  Sie „holt die Schülerin dort ab, wo sie steht“. Das heißt, der Ausgangspunkt der Anleitung ist der individuelle Ausbildungsstand und die individuelle Persönlichkeit der Schülerin. Sie versucht, die eigenständige Identitätsentwicklung der Schülerin zu verstehen, unterstützt und fördert deren positiven Entwicklungen. Sie analysiert das Lernumfeld und gestaltet es lernfördernd. Sie versucht, Gruppenprozesse zu verstehen und aktiv in positiver Weise mitzugestalten. Hierfür benötigt sie pädagogische Kompetenzen.
- **Kooperieren und kommunizieren**
  Sie kommuniziert und kooperiert mit den Mitarbeiterinnen der eigenen Berufsgruppe und mit anderen Berufsgruppen innerhalb und außerhalb der Einrichtung, mit den Fachlehrerinnen und der Leitung der Altenpflegeschule. Weitere Kooperationspartner sind Bibliotheken, Forschungsinstitute und anderen Einrichtungen in Verbindung mit dem Beruf. Sie ist Ansprechpartner für Schülerinnen sowie für Fachlehrerinnen. Sie informiert Fachlehrerinnen bei Schwierigkeiten in der Ausbildung (➤ 1.4.1). Deshalb benötigt sie besonders ausgeprägte kommunikative, soziale und persönliche Kompetenzen.
- **Beobachten und beurteilen**
  Sie beobachtet Lernfortschritte und Lernergebnisse anhand von vorher festgelegten Kriterien, um sie im gemeinsamen Gespräch zu evaluieren, und zu bewerten. Sie erstellt auf dieser Basis die Ausbildungsnachweise, Bescheinigungen und Beurteilungen und leitet diese termingerecht an die Schule weiter (➤ 8.3). Auch hierzu sind kommunikative und pädagogische Kompetenzen erforderlich.
- **Die eigene Gesundheit erhalten**
  Sie vermittelt, dass auch sie manchmal Hilfe suchen und annehmen muss. Sie zeigt der Schülerin auf, was sie für ihre eigene Gesundheit tut und bestärkt sie darin, sich ihrerseits gesundheitsfördernd zu verhalten. Sie lebt der Schülerin vor, dass regenerierendes Verhalten notwendig ist, um im Berufsalltag bestehen zu können.

Die Praxisanleiterin hat die Aufgabe, die Schülerinnen und Schüler in Kooperation mit der Altenpflegeschule zu Handlungskompetenz in beruflichen Situationen zu führen. Sie steuert maßgeblich den Prozess der praktischen Ausbildung (➤ Kap. 3).

!

Die **Hauptaufgabe** der Praxisanleiterin in der Altenpflege ist es, Schülerinnen gemäß Altenpflegegesetz und Altenpflege-Ausbildungs- und Prüfungsverordnung für den Beruf der Altenpflegerin praktisch anzuleiten und auszubilden.

Aus den Aufgaben ergeben sich **Tätigkeiten** wie z. B.
- Den Ausbildungsprozess der Schülerin planen, koordinieren, mitgestalten, analysieren, beurteilen und dokumentieren
- Die Schülerin schrittweise an die Wahrnehmung der beruflichen Aufgaben heranführen und den Kontakt mit der Altenpflegeschule halten (AltPflAPrV § 2)
- Die durchgeführten Anleitungen dokumentieren sowie Bescheinigungen über den durchgeführten Ausbildungsabschnitt (➤ Kap. 7) erstellen
- Besondere Vorkommnisse während der praktischen Ausbildung an die Schule, an die Pflegedienstleitung und an die Stationsleitung weiterleiten

- Schülerin und Team in die Anleitung integrieren
- Regelmäßiger Austausch von organisatorischen Belangen und Lehrinhalten mit der Schule
- Lernziele und Lerninhalte absprechen und in Absprache mit der Pflegedienstleitung interne und externe Praxiseinsätze koordinieren
- In vollständigen Handlungen Vernetzung von Theorie und Praxis fördern (➤ 3.2)
- Die Schülerin als eigenständigen Menschen mit Fähigkeiten, Schwächen und Problemen wahrnehmen, annehmen, wertschätzen und begleiten
- Die Schülerin mit dem Stationsteam, den Räumen, der Ausstattung, den Pflegestandards und den sonstigen Besonderheiten der Station bekannt machen
- Gespräche mit der Schülerin führen, sie sensibilisieren und ermutigen
- Gemeinsam mit der Schülerin Anleitesituationen vorbereiten
- Lernaufträge erteilen und beim Ausführen von Lernaufträgen unterstützen
- Pflegehandlungen demonstrieren, erläutern und dabei die Aufmerksamkeit der Schülerin lenken
- In regelmäßigen Beratungsgesprächen den Lehr- und Lernvorgang analysieren und reflektieren
- Ansprechpartner sein bei Problemen in der praktischen Ausbildung
- Bei schriftlichen Arbeiten beraten und begleiten
- Bei Lernschwierigkeiten unterstützen und deren Gründe analysieren und reflektieren
- Lehr- und Lernergebnisse beurteilen und dokumentieren
- Praxisbesuche und Prüfungen durch die Fachlehrerin vorbereiten
- Mit der Fachlehrerin bei den Praxisbesuchen zusammenarbeiten
- Bei der Beurteilung der Schülerin durch die Fachlehrerin mitwirken, z. B. durch Zwischen- oder Schlussbeurteilungen
- Neue Mitarbeiterinnen sowie Praktikantinnen einarbeiten und schulen
- An qualitätssichernden Maßnahmen mitwirken, z. B. durch Aktualisieren von Standards und Beurteilen der Qualität der praktischen Ausbildung
- Sich selbst fortbilden und die eigene Gesundheit erhalten (➤ Kap. 13)

!

Häufig ist die Praxisanleiterin auch in die Pflege und Betreuung im Rahmen des Stationsablaufs verantwortlich eingebunden. Aus dieser „Doppelrolle" können **Rollenkonflikte** entstehen. Um diese zu bewältigen, muss die Praxisanleiterin Prioritäten setzen. Da die Versorgung der alten Menschen immer Vorrang hat, besteht die Gefahr, dass für die Praxisanleitung nicht die erforderliche Zeit zur Verfügung steht. Andererseits kann es von Vorteil sein, wenn die Schülerin die Praxisanleiterin als „Vorbild" in der „normalen" Pflege und Betreuung erlebt.

Die Aufgaben der Praxisanleiterin können nur bewältigt werden, wenn die erforderlichen Rahmenbedingungen gewährleistet sind.

1.2.2 Pflegeverständnis

Die Praxisanleiterin beeinflusst das Pflegeverständnis der Schülerin durch gezielte Reflexion, aber auch in ihrer Funktion als Vorbild. Ein gefestigtes Pflegeverständnis kann helfen, die richtigen Entscheidungen zu treffen und „schwierige" oder belastende Situationen zu bewältigen.
Folgende Fragen stellen sich einer Anleiterin:

- Was bedeutet „Pflegen" für mich selbst?
- Von welchen ethischen Normen, psychologischen und pflegewissenschaftlichen Erkenntnissen und Modellen werde ich in meinem pflegerischen Handeln geleitet?
- Von welchen persönlichen Gründen lasse ich mich im meinem pflegerischen Handeln leiten?
- Welche Möglichkeiten habe ich, mein Pflegeverständnis umzusetzen?
- Wie beeinflussen die Rahmenbedingungen, meine Stellung und meine Freiräume in der Einrichtung mein pflegerisches Handeln?
- Wie wirkt sich mein Pflegeverständnis auf meine Pflegediagnostik und Pflegeplanung aus?
- Wie wirkt sich mein Pflegeverständnis auf mein Handeln aus?
- Wie wirkt sich mein Pflegeverständnis auf den Erfolg der Pflege aus?
- Welche Teile vorhandenen Pflegeverständnisses kann ich bei der Schülerin erkennen und fördern?
- Welche Teile meines Pflegeverständnisses kann und möchte ich weitervermitteln?

1

1.2.3 Beziehung

FALLBEISPIEL

Eine Schülerin berichtet: „Es war für mich zutiefst beeindruckend, wie meine Praxisanleiterin mit den alten Menschen umging und wie gewissenhaft sie alle pflegerischen Aufgaben verrichtete. Sie hatte dieselben Ideale für die Pflege der alten Menschen wie ich. Sie zeigte mir, dass es möglich ist, einen großen Teil davon umzusetzen. Ich lernte, besonders die kleinen Schritte wahrzunehmen und Rückschläge als Normalität zu akzeptieren. Immer wenn wir zusammen arbeiteten, fühlte ich, dass wir auf einer Wellenlänge lagen."

Die Grundlage des Handelns ist der **pädagogische Bezug zur Schülerin.** Auf der Grundlage einer guten Beziehung kann sich Lehren und Lernen zu einem fruchtbaren gegenseitigen Geben und Nehmen entwickeln. Die Anleiterin beeinflusst durch das Lernangebot, durch Anerkennung oder Kritik die Lernbereitschaft und die Lernmöglichkeiten. Sie entspricht in ihrer „Rolle" den Erwartungen der Schülerin. Es ist von Vorteil, wenn zu Beginn oder im Verlauf der Ausbildung die gegenseitigen Erwartungen geäußert und geklärt werden können.

1.2.4 Fachkompetenz

Fachkompetenz beinhaltet Kenntnisse, Wissen, Fähigkeiten und Fertigkeiten (➤ Kap. 3). Die Fachkompetenz der Anleiterin hat großen Einfluss auf die Lernsituation in der Praxis.

Kenntnisse und Wissen

Ein **fundiertes Wissen** ist die Basis für professionelles, begründetes und prozesshaftes Handeln. Prozessorientierung bedeutet, dass Wissen und Handeln sich am Pflegeprozessmodell orientieren. Assessment und Pflegediagnostik bilden die Grundlage für zielgerichtetes Handeln. Es umfasst:

- Die Kenntnis der einzelnen Teile (Details), z. B. Materialien, Arbeitsorganisation, wirtschaftliches Arbeiten, Hygiene, Sicherheitsvorschriften
- Das Erfassen oder das Ordnen der einzelnen Teile in sinnvolle Strukturen oder Schritte
- Das Verständnis für Zusammenhänge, Vernetzungen und Auswirkungen
- Das Verständnis für zielgerichtete prozessorientierte Anwendung
- Das Kennen von Gründen, Beweisen und ethischen Normen, warum das Wissen richtig ist
- Die Fähigkeit, es nachvollziehbar und begründet wiederzugeben

Fachlich richtiges Handeln beinhaltet immer die Evaluation, denn erst am Ergebnis ist überprüfbar, ob mit den richtigen Erkenntnissen, mit den richtigen Mitteln und in der richtigen Art und Weise geplant und gepflegt wurde. Evaluation ist Grundlage der Qualitätssicherung.

Die Kenntnisse einer Schülerin können unter den oben genannten Gesichtpunkten von der Fachlehrerin und der Praxisanleiterin beurteilt werden. Die Grundlagen zur Überprüfung von Wissen können Lernzielkataloge, Standards, Leitlinien, Handlungspläne oder sonstige Handlungsanweisungen sein.

Der Erwerb von Wissen setzt voraus:

- Kenntnis der Wissensquellen
- Lernbereitschaft
- Beobachtungsfähigkeit
- Motivation und Fähigkeit
  - Zur Erschließung von Wissensquellen
  - Zum Auffassen von Wissen (Auffassungsgabe)
  - Zur Problemlösung
  - Zum vernetzten Denken und zur Sicherung des erworbenen Wissens

Können (Fähigkeiten und Fertigkeiten)

Das Können umfasst Fähigkeiten und Fertigkeiten (➤ 3.1.1). Voraussetzungen sind:

- Erwerb von fundiertem Wissen
- Einfühlungsvermögen, sich in die Befindlichkeiten und Bedürfnisse des alten Menschen einzufühlen
- Wahrnehmen und schnelles Erfassen einer Situation
- Folgerichtige Beurteilung und Entscheidungsfindung
- Zielgerichtetes und effektives, das heißt am Erfolg ausgerichtetes Handeln
- Überprüfen der Richtigkeit und Wirksamkeit des Handelns
- Erkennen von fehlerhaftem Handeln
- Annehmen der Rückmeldung über Fehler
- Analyse und Korrektur von fehlerhaftem Handeln

1.2.5 Fähigkeit zum Motivieren

Motivieren heißt, die Freude, die man selbst an einer Sache hat, auf einen anderen Menschen zu übertragen. Es gibt Menschen, die können andere durch ihre Freundlichkeit, Zugewandtheit und Begeisterung dazu motivieren, an einer Sache Gefallen und Freude zu finden. Dies gelingt ihnen jedoch nur bei den Menschen, bei denen der innere Antrieb dazu vorhanden ist. Schülerinnen in der Pflege sind in der Regel grundsätzlich motiviert, diesen Beruf zu erlernen (➤ 1.1.6). Die Anleiterin soll die vorhandene Motivation der Schülerin fördern. Dies geschieht durch äußere (extrinsische) Motivation, wie Akzeptanz und Wertschätzung der Person und die Anerkennung von Fähigkeiten aufgrund des Ausbildungsstands. Jeder kennt von sich selbst die anspornende Wirkung von positivem Feedback und begründetem Lob. Sie beruht auf der Verhaltenssteuerung durch Belohnung. Mangelnde Einsatzbereitschaft und Motivation haben einen Grund, der erfragt werden muss, um gemeinsam an Lösungen zu arbeiten.
Die Hauptaufgabe der Motivationsförderung ist es, die Voraussetzungen für die Motivation zu schaffen:

- Innere Antriebe (intrinsische Motivation) verstärken, durch Vermitteln von positiven Ereignissen (extrinsische Motivation)
- Einflüsse, die Antriebe blockieren (Motivationskiller), erkennen und vermeiden

Innere Antriebe verstärken

Die Motivation und Einsatzbereitschaft in der praktischen Tätigkeit und Ausbildung wird von dem Bedürfnis nach **Anerkennung** entscheidend beeinflusst. Die Schülerin erwartet und erhält Anerkennung durch die alten Menschen, die anleitende Person oder durch einzelne Teammitglieder. Von großer Bedeutung für die Bereitschaft der Schülerin sich einzusetzen, ist auch die Integration in das Team (Teilnahme an Stationsbesprechungen, gemeinsames Essen oder gemeinsame Freizeitaktivitäten). Echte Anerkennung setzt **Erfolge** voraus. Erfolge lassen sich erreichen, wenn die Anleiterin die Schülerin bei der Arbeit beobachtet und positive Verhaltensweisen, besondere Kenntnisse oder Fortschritte erkennt.

Besonders motivierend ist es, wenn die Schülerin das Gefühl hat, dass auch die Anleiterin von ihr lernen kann. Ist die Anleiterin offen dafür, auch von der Schülerin zu lernen, hat die Schülerin die Möglichkeit, Theorie und Praxis miteinander zu vernetzen. Auch die Fachlehrerinnen sind an neuen Erfahrungen oder Materialien aus der Praxis interessiert und können – als Bindeglied zwischen Theorie und Praxis – wertvolle und motivierende Lernerfahrungen machen.

Um Motivation durch Erfolge zu vermitteln, muss die Anleiterin Kenntnisse über den aktuellen Ausbildungsstand der Schülerin haben. Sie kann dann einschätzen, welche Aufgaben sie der Schülerin übertragen kann, ohne sie zu unterfordern oder zu überfordern.

„Motivationskiller" vermeiden

Vorhandene Motivation kann durch mangelnde Anerkennung und durch sogenannte **Motivationskiller** zerstört werden. Motivationskiller führen schon während der Ausbildung zur „inneren Kündigung". Um sich selbst zu stabilisieren, sucht (und findet) die Schülerin andere Wege ihre Bedürfnisse zu befriedigen, z. B. in einer anderen Tätigkeit, bei einem anderen Arbeitgeber und nicht selten im raschen Ausstieg aus dem Beruf. Wenn die Selbststabilisierug nicht gelingt, kann Krankheit bis hin zu Suchtverhalten, Depression und Suizid die Folge sein (➤ Tab. 1.2).

Auch in vermeintlich schlechten Schülern können sehr viele positive Eigenschaften und Fähigkeiten stecken. Aufgabe von Pädagogen ist es, diese zu erkennen und zu fördern.

1.2.6 Pädagogische Kompetenz – Methodenkompetenz

Unter **Methodenkompetenz** versteht man die Fähigkeit (der Praxisanleiterin), pädagogische Beziehungen aufzubauen, Menschen zu motivieren, Motivationskiller zu erkennen und zu vermeiden, die passenden Ausbildungsinhalte auszuwählen und sie gezielt und systematisch (➤ Kap. 6, ➤ Kap. 10) zu vermitteln.

Namhafte Pädagoginnen und Pädagogen haben unterschiedliche Modelle entwickelt. Die heute aktuelle **Handlungsorientierung** reicht weit in die Geschichte der Pädagogik zurück. *Pestalozzi* (1746–1827) for-

1

derte ein – im Pflegebereich immer wieder favorisiertes – Lernen mit „Kopf, Herz und Hand“. Auch *Maria Montessori* (1870–1952) steht mit ihrem Werk für eine umfassende, lebensweltnahe Unterrichtung. *Wolfgang Klafki* prägte in den 1970er Jahren den „Bildungsbegriff“ mit Zielsetzungen, wie „sozialem Lernen“ in einem schülerorientierten Unterricht. Neuere Modelle, wie das von *Christine Möllers* (1989) beschreiben Handlungsschritte des Lehrens, die dem Regelkreis des Pflegeprozesses entsprechen (➢ Abb. 6.2).

Pädagogische Kompetenzen:

- Die Bereitschaft, immer wieder aufs Neue eine pädagogische Beziehung einzugehen
- Die Bereitschaft, immer wieder neue Schülerinnen, Praktikantinnen oder Mitarbeiterinnen anzuleiten
- Die Bereitschaft, sich immer wieder auf Neues einzulassen, Neues zu lernen
- Die Verbindung von Ausdauer, Geduld und Berechenbarkeit im Umgang mit Menschen
- Die Fähigkeit, sich selbst und die Schülerin ins Team zu integrieren
- Die Fähigkeit, Schülerinnen zu motivieren
- Die Fähigkeit, „Motivationskiller“ aufzudecken und zu vermeiden
- Aktives Mitwirken an Konfliktlösungen bei offenen oder verdeckten Konflikten

Tab. 1.2 Pädagogisch geschulte Praxisanleiterinnen erkennen und vermeiden Motivationskiller

Erkennen und Vermeiden von Motivationskillern	
Motivationskiller	Vermeidungsstrategie
Über- oder Unterforderung: • Übertragen von zu schweren oder zu leichten Aufgaben • Extremer Wechsel zwischen beidem	Aufgaben übertragen, deren Bewältigung eine Herausforderung darstellt, die jedoch aufgrund der Fähigkeiten bewältigt werden können. Bewältigung anerkennen, loben
Ausgrenzung im Team, z. B. „Du störst!“, wenn eine Schülerin Fragen oder Vorstellungen äußert, die nicht denen der Teammehrheit entsprechen	Verständnis und Integration, z. B. „Was ist dir besonders wichtig? Warum hältst du dies für richtig?“
Du-Botschaften: „Du hörst ja überhaupt nicht zu“, „Deine Beiträge und Fragen passen nicht. Sie sind unqualifiziert.“	Ich-Botschaften: „Ich habe den Eindruck, dass …“, „Auf mich wirkt dein Verhalten …“ Oder eine kurze Pause machen: „Was hat deine Frage/dein Beitrag mit dem Thema zu tun?“
Nicht wenige Menschen und Anleiterinnen leben in einer Welt von „Gut und Böse“. Ihr Gleichgewicht ist erst dann hergestellt, wenn sie Menschen, in diesem Fall Schülerinnen, in diese Kategorien einteilen können. Sich selbst und Menschen, die ihre Vorstellungen teilen, sehen die als die „Guten“ und Menschen, die von ihrer „Norm“ abweichen, als die „Bösen“, die „bekämpft“ werden müssen. So werden eigene negative Anteile abgespalten und beim Anderen „bekämpft“	Erkennen, dass alle Menschen positive und negative Anteile haben. Es gilt, diese Anteile in uns zu erkennen, sie anzunehmen und als Teil unserer Persönlichkeit zu integrieren. So entwickelt sich Verständnis für die Schwächen der Schülerinnen. Wer in seiner Schwäche angenommen wird und erfährt, dass auch die Anleiterin zu ihren Schwächen steht und daran arbeitet, ist meist auch bereit, selbst an sich zu arbeiten
Mobbing (➢ 13.5) oder sogenannte Killerphrasen: • Falsche Behauptungen und Unterstellungen in Umlauf bringen • Androhen von arbeitsrechtlichen Konsequenzen wegen Bagatellen • Dauerhafter Druck durch „verstärkte Beobachtung“ und Fehlersuche • Für „unpassend“ erklären, wenn sich der andere einbringt nach dem Motto: „Mach erst einmal deine Aufgaben richtig …“	Persönliche Angriffe, wie Mobbing, sind als „Gewalt“ am Arbeitsplatz zu bewerten und zu ahnden. Wer „Mobbing“ ausübt, oder ausgeübt hat, hat die Beziehung zu einem Menschen und dessen Gesundheit erheblich belastet oder zerstört. Eine neutral gelenkte Aussprache kann helfen, aggressive Potenziale und Emotionen zu visualisieren. Dies ist eine Chance, ungewolltes Mobbing zu erkennen und zu ändern. Einen Fehler zuzugeben, zeugt von Charakterstärke
Nicht beachten von Leistungen, weder negative noch positive Stellungnahmen	Gesamtleistung würdigen, besondere Erschwernisse verbalisieren, Achtung für die Bewältigung ausdrücken, besonders gelungene Teilaspekte hervorheben

- Die Bereitschaft, Wissen und eigene Erfahrungen weiterzugeben und damit auch Macht zu teilen
- Die Fähigkeit, auf mehreren „Ebenen" gleichzeitig aufmerksam zu sein, z. B. während der Handlung die Aufmerksamkeit der Schülerin durch sinnvolle Lernaufträge lenken, psychosoziale Aspekte erkennen und situationsgerecht und präzise kommunizieren
- Die Bereitschaft, sich selbst beobachten zu lassen und damit sich selbst in Frage stellen zu lassen
- Die Fähigkeit und Bereitschaft zur selbstkritischen Reflexion der eigenen Kompetenzen
- Die Bereitschaft und Fähigkeit, an einer positiven Atmosphäre im Team und der Integration der Schülerin mitzuwirken

1.3 Das Team

Auch wenn die Praxisanleiterin die wichtigste Ansprechpartnerin der Schülerin ist, gestaltet das **Team** den Ausbildungsprozess mit. Hierzu ist es erforderlich, dass Erwartungen an die Schülerinnen auch im Team konkret benannt und formuliert werden.

1.3.1 Atmosphäre und Integration

Als Atmosphäre wird in diesem Zusammenhang die Qualität der zwischenmenschlichen Beziehungen in einem Team verstanden. Praxisanleiterin und Schülerin sind Teile dieses Teams. Teams sind Gruppen, in denen sich **gruppendynamischen Prozesse** abspielen (➤ 12.3). Jedes Teammitglied nimmt eine bestimmte Rolle innerhalb des Teams ein. Diese Rollen sind mit individuellen Rechten und Pflichten, aber auch mit Ansehen und Verantwortung verbunden. Durch die sogenannte Amtsautorität, z. B. Stationsschwester, aber auch durch persönliche Beziehungen, z. B. „guter Freund des Chefs" oder „Gruppensprecher" erhalten einzelne Mitglieder „Macht". Diese Macht bedeutet entweder Weisungsbefugnis oder Einfluss, z. B. auf Mehrheiten, oder beides. Auf diese Weise prägen die Inhaber dieser Rollen die Atmosphäre im Team. Die Atmosphäre im Team ist an folgenden Merkmalen zu erkennen (➤ Tab. 1.3).

Mit diesem Kriterienkatalog kann jeder die Atmosphäre in seinem Team einschätzen. Der Katalog enthält gleichzeitig Vorschläge zur Veränderung. Durch Rollenzuschreibungen oder Rivalitäten um eine Rolle wird die Atmosphäre negativ beeinflusst. Auch Freundschaften oder Cliquen innerhalb des Teams

Tab. 1.3 Merkmale zur Beurteilung der Atmosphäre im Team

Negative Atmosphäre und Integration	Positive Atmosphäre und Integration
Ignorieren ☹	Akzeptieren ☺
Abweisende Aufnahme, nichts oder wenig wird erklärt, Gleichgültigkeit untereinander, man bleibt sich selbst überlassen	Offene freundliche Aufnahme jedes neuen Mitglieds, vorstellen der Teammitglieder, erläutern der Aufgaben anhand von Plänen
Gegenseitige Erwartungen und Ziele werden nicht geklärt und dokumentiert	Gegenseitige Erwartungen und Ziele werden geklärt
Du-Botschaften: „Du machst ein griesgrämiges Gesicht", „Du bist unmotiviert"	Freundlicher, humorvoller Umgang, Ich-Botschaften
Fragen werden als Störung, als „unpassend" und „unqualifiziert" oder „Hindernis bei der Arbeit" bewertet – Aufforderung, lieber schnell zu arbeiten als viel zu fragen oder Tätigkeiten zu hinterfragen	Aufforderung zum Fragen, Fragen evtl. begründen lassen – Beantwortung von Fragen, Hilfestellung bei der eigenen Lösung von Fragen. TZI-Grundregel: „Störungen haben Vorrang" *(Ruth Cohn)*
Mehrheitsbeschlüsse zu Lasten von Minderheiten, oder um diese bloßzustellen	Integration durch Diskussion und Kompromissfindung bei Vorschlägen und Beiträgen von Schülerinnen oder Minderheiten
Suche nach und Herausstellen von Fehlern und Schwächen – Ignorieren oder Negativbewertung von Stärken, z. B. Bezeichnung als „Streber", „Besserwisser", „Nörgler"	Suche nach Stärken, Herausstellen der Stärken des Anderen und der eigenen Stärken (gesundes Selbstbewusstsein!), eigene Probleme und Schwächen eingestehen

Tab. 1.3 Merkmale zur Beurteilung der Atmosphäre im Team *(Forts.)*

Negative Atmosphäre und Integration	**Positive Atmosphäre und Integration**
Aggression ☹	Wertschätzung ☺
Vorwürfe, Interpretationen, Unterstellungen, Drohungen, verbale Gewalt, nach Schuldigen und „Sündenböcken" suchen, jemanden absichtlich bloßstellen	Wertschätzung wird durch Lob und Anerkennung ausgedrückt – Aufforderung zum gegenseitigen Suchen nach positiven Seiten
Wissen für sich behalten, Informationen absichtlich nicht weitergeben	Einbringen von Wissen und Fähigkeiten, damit jeder profitieren kann
Belastende Aufgaben an rangniedriges oder „unangepasstes" Teammitglied, Privilegien an ranghöhere und „angepasste" Teammitglieder delegieren. „Opfermentalität", um sich aufzuwerten und andere abzuwerten	Belastungen werden dem Ausbildungsstand/der Arbeitszeit entsprechend gleichmäßig auf alle Mitglieder verteilt
Arbeitsaufträge, die aufgrund der Fähigkeiten und Schwächen des Mitarbeiters Unterforderung oder Überforderung mit sich bringen	Über Vorkenntnisse und Fähigkeiten informieren, den Fähigkeiten angemessene, fördernde und herausfordernde Arbeitsaufträge erteilen
„Mobbing" (➤ 13.5)	Sachliche Kritik bei Wertschätzung der Person geben und annehmen

können sich dann negativ auswirken, wenn sie eine Ausgrenzung einzelner Teammitglieder mit sich bringen. Die Praxisanleiterin befindet sich aufgrund ihrer Rolle in einer exponierten Position.

Herrschen Rollenkonflikte zwischen Praxisanleiterin und Team, wird auch die Schülerin in diese Konflikte, die häufig mit dem Versuch einhergehen, möglichst viele Gruppenmitglieder „auf eine Seite" zu bringen, hineingezogen. Besonders negativ für die Schülerin und die Lernsituation ist es, wenn sie die Rolle des „Blitzableiters" zugeschrieben bekommt. Die Fürsorgepflicht der Praxisanleiterin und der Stationsleitung gebieten es, diese gruppendynamischen Prozesse zu erkennen und auf eine Atmosphäre der „Offenheit, Akzeptanz und Wertschätzung" hinzuwirken. Dies beinhaltet, dass es in der Gruppe „Regeln" geben sollte, die von allen akzeptiert werden und an die sich alle halten. Von unschätzbarem Vorteil für das Lernklima ist es, wenn Praxisanleiterin und Stationsleitung die gleichen positiven Ziele verfolgen.

Sind die Rollen der Teammitglieder so verteilt, dass jeder sich mit seiner Rolle identifizieren kann und sich mit seinen Stärken und Schwächen angenommen fühlt, wird auch die Schülerin sich angenommen fühlen. Die positive Atmosphäre im Team beeinflusst das Lernklima positiv. In einem Klima von Akzeptanz und Wertschätzung lebt und lernt es sich leichter.

1.3.2 Die Leitung

Es ist eine Aufgabe der **Stationsleitung,** die Prozesse im Team positiv zu beeinflussen. Sie ist dafür verantwortlich, dass die Ziele der Einrichtung, die im Leitbild festgeschrieben sind, auch gelebt werden. Hierzu müssen in der Einrichtung oder der Station Regeln erstellt, festgeschrieben und eingehalten werden. Diese Regeln haben für alle, von der Stationsleitung bis zur Schülerin, verbindlichen Charakter. Nimmt die Leitung diese Pflichten nicht oder nur ungenügend wahr oder wird die Einhaltung der Regeln nur von einigen, aber nicht von allen Teammitgliedern konsequent eingefordert, kann dies negative Auswirkungen auf die gesamte Pflegequalität, auf die Atmosphäre in der Einrichtung oder Station und auf die Ausbildung der Schülerinnen haben. So wird die Praxisanleitung nicht zuletzt durch die Leitung einer Station und die Leitung der Einrichtung beeinflusst.

Beispiele für Regeln:
- Wir geben der Versorgung der pflegebedürftigen Menschen Vorrang.
- Wir beantworten Fragen freundlich und verständlich.
- Für Wünsche von alten Menschen oder Kolleginnen, die aufgrund von Prioritätensetzung erst später erfüllt werden können, nennen wir diesen einen voraussichtlichen Termin. Wir halten diesen ein oder vereinbaren einen neuen Termin.

- Wir halten uns an die Pflegestandards, Abweichungen dokumentieren wir im Dokumentationssystem.
- Pflegerische Probleme versuchen wir im Teamgespräch zeitnah zu lösen (Ursachen erforschen, realistische Ziele setzen, Überprüfung festlegen).
- Wir sprechen die alten Menschen freundlich und repektvoll mit Namen und per „Sie“ an.
- Wir sprechen uns im Kollegenkreis freundlich und respektvoll an.
- Wir äußern uns nicht negativ über Abwesende.
- Zwischenmenschliche Probleme sprechen wir als „Ich-Botschaft“ an und lösen sie im gemeinsamen Gespräch (Problem genau beschreiben, Ursachen, Ziele, Überprüfung klären ➢ 10.1.1).
- Wir lassen den Gesprächspartner immer ausreden.
- Bei Gruppengesprächen achten wir darauf, dass immer nur einer spricht.
- Schülerinnen bereiten sich auf gezielte Anleitungen inhaltlich vor. Sie reflektieren ihre Lernfortschritte bezogen auf den theoretischen Unterricht und die letzte Anleitung. Sie benennen ihre Ziele im Hinblick auf die kommende Anleitung.

1.4 Die Schule

Ziel des aktuellen Altenpflegegesetzes ist die Vernetzung von Theorie und Praxis und das Erfassen von Zusammenhängen. Das in der Schule Gelernte muss dem allgemein anerkannten Stand pflegerischer und medizinischer Erkenntnisse entsprechen. In § 3 das Altenpflegegesetzes (➢ 2.1) sind die Ziele der Ausbildung vorgegeben. AltPflG § 15 (1) regelt auch, dass der Träger der Ausbildung die Ausbildungsmittel, Instrumente und Apparate kostenlos zur Verfügung zu stellen hat. Die inhaltliche Struktur der theoretischen und praktischen Ausbildung ist in der Altenpflege-Ausbildungs- und Prüfungsverordnung vorgegeben (➢ 2.1).

1.4.1 Kontakt und Austausch

„... Aufgabe der Praxisanleiterin ist es, den Kontakt mit der Altenpflegeschule zu halten.“ (§ 2 Abs. 2 AltPflAPrV)

Die Zusammenarbeit zwischen den Verantwortlichen am **Lernort Schule** (Fachlehrerin) und am **Lernort Praxis** (Praxisanleiterin) hat die größtmögliche Übereinstimmung in der Ausbildung zum Ziel. Als Instrumente dienen der Praxisbesuch durch die Fachlehrerin und gemeinsame Treffen mit allen an der Ausbildung beteiligten Praxisanleiterinnen. Besonders die gemeinsame Beobachtung der Schülerin beim Praxisbesuch bietet eine Möglichkeit, sich über Pflege-, Lehr- und Lernmethoden auszutauschen.

Besonders effektiv ist der Austausch in **gemeinsamen fachlichen Fortbildungen.** Hier ist zu empfehlen, dass die Schule einmal im Jahr die Einrichtungen zur (kostenneutralen) Fortbildung einlädt und die Einrichtungen im Gegenzug ihre internen Fortbildungsveranstaltungen als (kostenneutrales) Angebot an die Schule richten.

1.4.2 Beurteilung

„Zum Ende eines Ausbildungsjahres erteilt die Altenpflegeschule der Schülerin oder dem Schüler ein Zeugnis über die Leistungen im Unterricht und in der praktischen Ausbildung. Die Note für die praktische Ausbildung wird im Benehmen mit dem Träger der praktischen Ausbildung festgelegt.“ (§ 3 Abs. 1) AltPf APrV)

Die Praxisanleiterin erteilt Noten für den jeweiligen Einsatz und ggf. die jeweilige Aufgabe für den Praxiseinsatz. Die Beobachtungen und Beurteilungen durch die Praxisanleiterin haben in erster Linie die Funktion von Feedback und Förderung der Schülerin (➢ Kap. 8). Sie sind eine wertvolle Hilfe bei der Notenfindung durch die Schule. Der Vorteil einer Gesamtbenotung durch die Schule liegt darin, dass bei der Bewertung der schulische Ausbildungsstand bei allen Schülerinnen gleichermaßen Berücksichtigung findet. So kann nicht verlangt werden, dass eine Schülerin schon zu Beginn ihrer Ausbildung alle Beurteilungskriterien im höchsten Ausprägungsgrad erfüllt, dennoch kann sie, dem Ausbildungsstand entsprechend, eine sehr gute Leistung zeigen. Neben den schriftlichen Beurteilungen sollte auch das austauschende Gespräch zwischen der Praxisanleiterin und der Fachlehrerin wichtige Hinweise für die Benotung geben.

1.4.3 Die Fachlehrerin

„Die Altenpflegeschule stellt durch Lehrkräfte für die Zeit der praktischen Ausbildung die Praxisbegleitung der Schülerinnen und Schüler in den Einrichtungen sicher. Aufgabe der Lehrkräfte ist es, die Schülerinnen und Schüler durch begleitende Besuche in den Einrichtungen zu betreuen und zu beurteilen sowie die Praxisanleiterinnen oder die Praxisanleiter zu beraten." (§ 2 Abs. 3 AltPflAPrV)

Die **Fachlehrerin** erstellt Lernaufträge, die das selbstständige Lernen fördern sollen. Sie erteilt Projektaufgaben sowie Arbeitsaufträge für den Praxisbesuch. Zu ihren Aufgaben gehört die Bewertung der Leistungen ihrer Schülerinnen in der Praxis zusammen mit der Praxisanleiterin. Im Rahmen von Kontakt und Austausch kann die Praxisanleiterin, wie im Altenpflegegesetz gefordert, von der Fachlehrerin „beraten" werden. Umgekehrt wird auch die Praxisanleiterin beratend tätig. Sie ist die Person, die sehr viele Aspekte zur Beurteilung der Schülerin einbringen kann. Daneben ist der pflegefachliche Austausch sehr wichtig und hilfreich. Die Praxisanleiterin informiert die Fachlehrerin über neue Pflegeprodukte und ihre Anwendung, über Standards der Einrichtung und ihre Erfahrungen in der Pflege.

1.4.4 Das Lernfeldkonzept

Aus dem grundlegenden Strukturwandel in der beruflichen Arbeitswelt, mit steigenden Anforderungen an Flexibilität, Effektivität und Anpassung an veränderte Arbeitsformen, haben sich gravierende Veränderungen für die Berufsausbildung ergeben. Die neuen Anforderungen in Wirtschaft und Dienstleistungsgesellschaft erfordern eine berufliche Ausbildung, die diesen Erfordernissen gerecht wird. Moderne Dienstleitungsunternehmen setzen auf „Klientenorientierung" und „Rationalisierung".

Das Lernfeldkonzept hat seinen Ursprung in den „Handreichungen für die Erarbeitung von Rahmenlehrplänen" für berufsbildende Schulen der KMK (Kultusministerkonferenz) von 1996 und 2000. Das Leitziel beruflicher Ausbildung besteht heute in der Vermittlung von **Handlungskompetenz** (➤ 3.1). Nicht mehr das Erlernen einzelner Tätigkeiten und einzelner Krankheitsbilder ist für das Erreichen des Ausbildungsziels von Bedeutung, sondern das Bewältigen von komplexen beruflichen Lernsituationen in der Praxis. Das bedeutet, dass im Rahmen von Lernfeldern in Kooperation zwischen Schule und Betrieb **komplexe Lernsituationen** definiert werden, an denen erforderliche Kenntnisse, Fähigkeiten und Fertigkeiten sowie Kompetenzen zur Bewältigung erlernt, eingeübt und reflektiert werden können. Hierzu werden im schulischen Unterricht nicht mehr einzelne Fächer isoliert voneinander unterrichtet. Die erforderlichen Inhalte zur Bewältigung einer Lernsituation werden miteinander verknüpft, indem fächerübergreifend und vernetzt unterrichtet wird.

Das Bearbeiten der Lernsituationen, die Vermittlung und das Einüben der Kompetenzen geschehen durch **Lernaufgaben.** Wenngleich auch durch bloßes Zusehen viele Dinge erlernt werden können, so bleibt es bei dieser Methode doch dem Zufall überlassen, was gelernt und verstanden wird. Auch das gezielte Beobachten einer Situation erfordert eine Aufgabenstellung und anschließende Reflexion. So wird aus dem „zufälligen" Beobachten die aktive Mitarbeit an einer Lernsituation. Nur so kann überprüft werden, was gelernt und was verstanden wurde. In Kooperation von Praxisanleiterin und Fachlehrerin können Lernsituationen und Lernaufgaben gemeinsam definiert und formuliert werden, um dann unter Anleitung der Praxisanleiterin durchgeführt, geübt und reflektiert zu werden. Die Fachlehrerin der Schule hat die Aufgabe, hierbei zu beraten und das Ergebnis zu überprüfen (➤ Abb. 1.1).

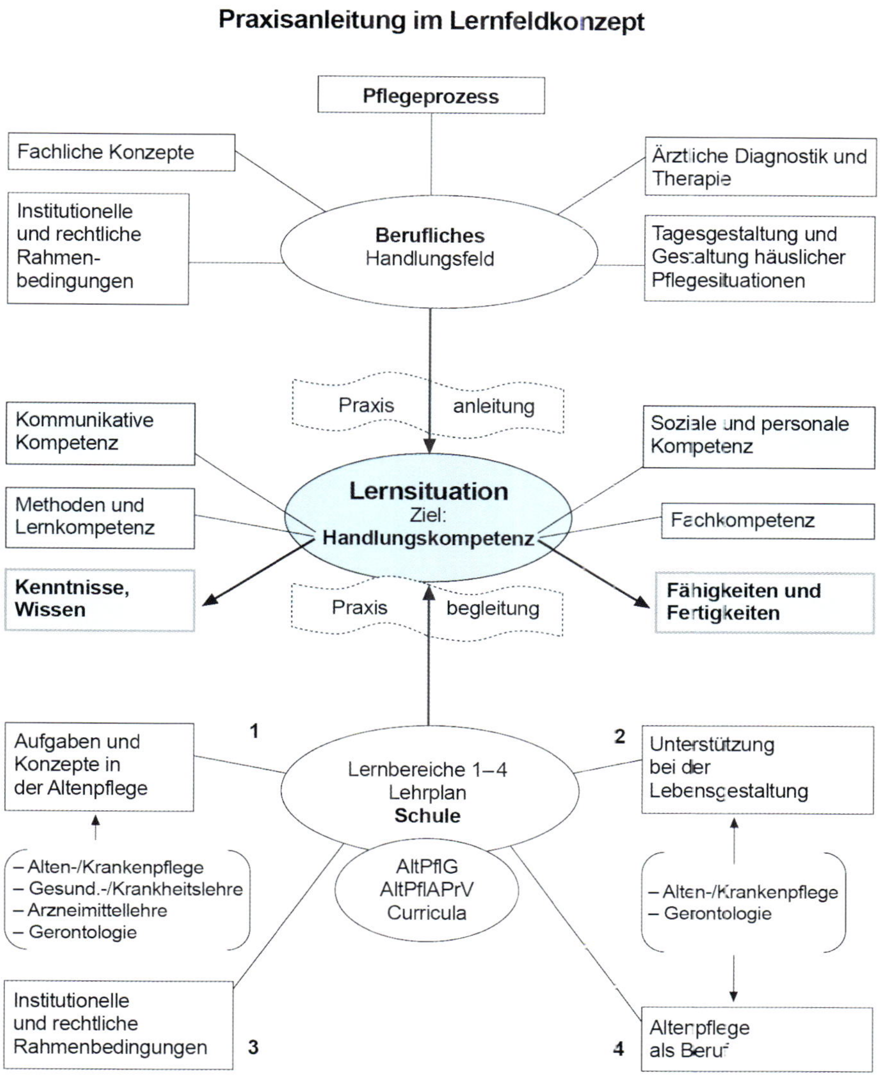

Abb. 1.1 Praxisanleitung im Lernfeldkonzept [M992]

KAPITEL

2 Berufsgesetze der Pflegeberufe berücksichtigen

Praxisanleitung wird durch eine Vielzahl von gesetzlichen Vorgaben und strukturellen Bedingungen beeinflusst. Die Umsetzung dieser Rahmenbedingung wirkt auf die Organisation, den Prozess und das Ergebnis der Anleitung und bildet damit die sogenannte Strukturqualität der Praxisanleitung

2.1 Altenpflegegesetz und Altenpflege-Ausbildungs- und Prüfungsverordnung

Im November 2002 wurde die **Altenpflege-Ausbildungs- und Prüfungsverordnung (AltPflAPrV) vom 26. November 2002** ausgegeben.

Zum **1. August 2003** trat das Gesetz über die Berufe in der Altenpflege **(Altenpflegegesetz – AltPflG)** in Kraft. Das Gesetz sieht eine qualitätsorientierte Ausbildung vor, in der „Lernort Schule" und „Lernort Praxis" eng miteinander verknüpft sind. Dies erfordert von den Lehrenden in der Schule und der Praxis intensive Kooperation sowie von den Schülerinnen und Schülern aktive Mitarbeit an der Ausbildung.

www.gesetze-im-internet.de/bundesrecht/altpflaprv/gesamt.pdf und www.gesetze-im-internet.de/bundesrecht/altpflg/gesamt.pdf (letzter Zugriff 25.2.2015)

Wichtige Eckpunkte:

- Die Umsetzung von Forschungsergebnissen sind Grundlage des Unterrichts.
- Der theoretische und praktische Unterricht in der Altenpflege ist aufgeteilt in vier Lernbereiche. Die praktische Prüfung bezieht sich auf die Lernbereiche 1 und 2.
- Die Anleitung von Pflegenden, die nicht Pflegefachkräfte sind, ist Ausbildungsinhalt.
- Die Gesamtverantwortung für die Ausbildung zur Altenpflegerin trägt die Schule. Sie hat hierbei folgende Aufgaben:
  - Auswahl geeigneter Einrichtungen und Abschluss eines Kooperationsvertags im Hinblick auf die praktische Ausbildung
  - Inhaltliche und organisatorische Abstimmung der Ausbildungspläne
  - Begleitung der Schülerinnen während der Ausbildung
  - Beratung der Praxisanleiterinnen
  - Beurteilung der Leistungen der Schülerinnen in der praktischen Ausbildung nach Rücksprache mit den Praxisanleiterinnen in den Einrichtungen

Pflegeforschung und Umsetzung von Forschungsergebnissen

Pflege, die wissenschaftliche Erkenntnisse integriert, nennt man auch „evidenzbasierte" Pflege. *Evidence-based Nursing* ist die Integration der derzeit besten wissenschaftlichen Belege in die tägliche Pflegepraxis unter Einbezug theoretischen Wissens und der Erfahrungen der Pflegenden, der Vorstellungen des Patienten und der vorhandenen Ressourcen. [2]

Expertenstandards in der Pflege

Im Februar 2000 führte das *Deutsche Netzwerk für Qualitätsentwicklung in der Pflege (DNQP)* erstmals eine Konsensus-Konferenz zum Thema „Dekubitusprophylaxe" durch. Weitere Konsensus-Konferenzen folgten. Die Basis dieser Konferenzen bildeten Expertenstandard-Entwürfe und eine fach- und gesundheitspolitische Diskussion der Pflegeberufe unter Einbeziehung von Vertreterinnen der Spitzenorganisationen und Verbänden im Gesundheitswesen.

Im Jahr 2009 wurde die Entwicklung von Expertenstandards neu geregelt. Grundlage ist seither eine Verfahrensordnung (Vereinbarung nach § 113a Abs. 2 Satz 2 SGB XI), mit deren Hilfe die Vertragsparteien die methodische und pflegefachliche Qualität des

Verfahrens sicherstellen. Vertragspartner sind der Medizinische Dienst des Spitzenverbandes Bund der Krankenkassen (MDS), der Verband der privaten Krankenversicherung e. V., die Verbände der Pflegeberufe auf Bundesebene, die maßgeblichen Organisationen für die Wahrnehmung der Interessen und der Selbsthilfe der pflegebedürftigen und behinderten Menschen auf Bundesebene sowie unabhängige Sachverständige. Die Vertragspartner schlagen vor, zu welchen Themen neue Expertenstandards entwickelt bzw. aktualisiert werden sollen und erteilen nach einem Ausschreibungsverfahren den Auftrag. (www.sozialgesetzbuch-sgb.de/sgbxi/113a.html zuletzt geändert durch Art. 1 G v. 17.12.2014, letzter Zugriff 4.3.2015)

Nach der Konferenz wird der Expertenstandard mit wissenschaftlicher Begleitung in verschiedenen Einrichtungen des Gesundheitswesens und der Altenhilfe über einen Zeitraum von sechs Monaten modellhaft eingeführt und anschließend ausgewertet. Die mittlerweile zahlreichen Expertenstandards werden auf der Grundlage von Forschungsergebnissen entwickelt. Ihre Berücksichtigung ist zwingend erforderlich, weil sie unter anderem auch die Grundlage für die haftungsrechtliche Fragen bilden. Zu beziehen über:

Deutsches Netzwerk für Qualitätsentwicklung
in der Pflege (DNQP)
Fachhochschule Osnabrück
Postfach 1940
49009 Osnabrück
www.dnqp.de (letzter Zugriff 25.2.2015)

Lernbereiche und Lernfelder im theoretischen und praktischen Unterricht

Die Aufteilung des theoretischen und praktischen Unterrichts erfolgt in „Lernbereiche" und „Lernfelder" (➤ 1.4.4). Diese orientieren sich an den Handlungsabläufen in der Altenpflege. Ziel ist die Vernetzung des Lernens, zum einen zwischen verschiedenen Unterrichtsfächern und zum anderen zwischen Schule und Betrieb, in Form eines Gesamtkonzepts zum handlungsorientierten Lernen. Es soll an konkreten Lernsituationen und lernortübergreifenden Projekten gearbeitet werden.

Ein **lernortübergreifendes Projekt** könnte z. B. die Pflege eines Menschen mit Apoplex sein:

- Die Schülerinnen erhalten den **Lernauftrag für die Praxis,** betroffene Menschen während ihres Praxiseinsatzes zu beobachten, deren Erleben einzuschätzen, Strategien zur Selbsthilfe, Symptome und Einschränkungen zu beschreiben, Pflegediagnosen zu formulieren und einzuordnen, Rehabilitationsziele zu erarbeiten, pflegerische Maßnahmen zur Prävention (Prophylaxen) und Rehabilitation durchzuführen und zu begründen.
- In der Schule bekommen sie den **Arbeitsauftrag,** Informationen über das Krankheitsbild Schlaganfall und Grundsätze der Rehabilitation anhand von Fachliteratur und modernen Medien selbstständig zu erarbeiten und das in der Praxis Erlernte theoretisch und praktisch zu präsentieren. Dies kann einzeln oder in Gruppen erfolgen.

Ebenso kann dieses Beispiel als konkrete **Lernsituation** dienen (➤ Kap. 4). Hier werden die Lernaufträge von der Praxisanleiterin erteilt und kontrolliert. Beobachtungen und Ausprägungsgrade der gezeigten Kompetenzen können dabei beurteilt, dokumentiert und rückgemeldet werden. Dies kann jedoch nur im zeitlich verfügbaren Rahmen geschehen. Auch hier müssen Prioritäten gesetzt werden. **Ziel** des Lernens anhand von komplexen Lernsituationen ist das Vernetzen von Kenntnissen und Wissen aus verschiedenen Fachgebieten und das zeitnahe Anwenden in der Praxis. Selbstständiges Lernen und Verständnis für Zusammenhänge soll dadurch gefördert werden.

Zur weiteren Ausgestaltung der Lernfelder wurden in den einzelnen Bundesländern Lehrpläne und Curricula erarbeitet. Die Verteilung der Lernfelder auf die drei Ausbildungsjahre richtet sich nach diesen Lehrplänen und ist nicht bundeseinheitlich vorgeschrieben. Es ist die Aufgabe der Schule, in diesem Rahmen einzelne Lernsituationen zu erarbeiten und handlungsorientiert, z. B. in Form von Lernaufgaben, Projekten, Rollenspielen oder Selbsterfahrung zu unterrichten. Ziel ist, Handlungskompetenz zu vermitteln (➤ Kap. 3). Im Rahmen der Kooperation ist es erforderlich, dass die Schule diese Zuordnung der ausbildenden Einrichtung mitteilt. Aufgabe der Schülerin ist es, der Praxisanleiterin anhand des Praxishandbuches oder eines Formulars den aktuellen individuellen Ausbildungsstand nachzuweisen.

Die **Praxisanleitung** erfordert nach den gesetzlichen Vorgaben folgende Voraussetzungen:

- Die Ausbildung muss individuell geplant, durchgeführt und dokumentiert werden.
- Die Praxisanleiterin muss geeignet und qualifiziert sein.
- Die Praxisanleiterin muss der Schülerin und der Schule namentlich benannt sein.
- Die Ausbildung muss sich an Zielen und pflegewissenschaftlichen Erkenntnissen orientieren.
- Die Vernetzung von Theorie und Praxis muss anhand von konkreten Lernsituationen und lernortübergreifenden Projekten nachvollziehbar sein.

Volltext des Altenpflegegesetzes (Quelle: Bundesgesetzblatt Jahrgang 2003 Teil I Nr. 44, ausgegeben zu Bonn, 4. September 2003) und der Altenpflege-Ausbildungs- und Prüfungsverordnung (Quelle: Bundesgesetzblatt Jahrgang 2002 Teil I Nr. 81, ausgegeben zu Bonn am 29. November 2002).

2.2 Ausbildung in der Altenpflegehilfe

Die im Altenpflegegesetz enthaltenen Regelungen zur **Altenpflegehilfeausbildung** wurden durch ein Urteil des Bundesverfassungsgerichts vom 24.10.2002 aufgehoben. Die Zuständigkeit für die Bestimmungen über die Ausbildung in der Altenpflegehilfe liegt nach Feststellung des Gerichts bei den **Bundesländern.** Diese legen z. B. in Lehrplanrichtlinien die organisatorischen Rahmenbedingungen und die Stundentafel fest. Altenpflegehelferinnen dürfen nur unter Aufsicht von Fachkräften tätig werden.

2.3 Krankenpflegegesetz und Ausbildungs- und Prüfungsverordnung

Das aktuelle **Krankenpflegegesetz (KrPflG)** und die **Ausbildungs- und Prüfungsverordnung für die Berufe in der Krankenpflege (KrPflAPrV)** traten am 1.1.2004 in Kraft.

www.gesetze-im-internet.de/bundesrecht/krpflg_2004/gesamt.pdf und www.gesetze-im-internet.de/bundesrecht/krpflaprv_2004/gesamt.pdf (letzter Zugriff 25.2.2015)

Berufsziele sind die Berufe: „Gesundheits- und Krankenpflegerin“, „Gesundheits- und Krankenpfleger“, „Gesundheits- und Kinderkrankenpflegerin“ oder „Gesundheits- und Kinderkrankenpfleger“.

Wie in der Altenpflege erfolgt der Unterricht auf der Basis von Lernbereichen. In diesen Lernbereichen werden Kernaufgaben vermittelt. Diese Kernaufgaben entsprechen in weiten Teilen den Ausbildungsinhalten der Altenpflege. Die praktische Ausbildung findet unter anderem auch in Einrichtungen der Altenpflege statt. Hier sollen die Schülerinnen in die Gegebenheiten der Einrichtung eingeführt werden und Einblick in die besonderen Belange der Pflege alter Menschen gewinnen. So haben Praxisanleiterinnen in der Altenpflege auch die Aufgabe, Schülerinnen der Gesundheits- und Krankenpflege anzuleiten.

Langfristig wird eine gemeinsame Ausbildung aller pflegerischen Berufe angestrebt. Einige Schulen bieten heute schon die integrierte Ausbildung für Pflegeberufe als Modellprojekt an.

2.4 Haftungsrechtliche Grundsätze

Bevor eine Schülerin oder eine Praktikantin bei der Pflege „mitwirkt“ oder eine Tätigkeit „selbstständig unter Aufsicht“ durchführt, muss sie das erforderliche Wissen und die erforderlichen Fähigkeiten und Fertigkeiten erlernt haben. Dies setzt das für das Handeln erforderliche Wissen auf der Grundlage von pflegewissenschaftlichen Erkenntnissen und ein schrittweises Heranführen an das praktische Handeln voraus.

Grundsätzlich gilt:

- Die Praxisanleiterin trägt die haftungsrechliche Verantwortung für die sichere Pflege gegenüber dem pflegebedürftigen Menschen.
- Die Schülerin wird nur auf Weisung, unter Anleitung und Aufsicht einer verantwortlichen Pflegekraft tätig.

- Die Schülerin muss stets die erforderliche Sorgfalt walten lassen.
- Die Schülerin haftet dem Ausbildungsstand entsprechend für ihr Handeln.
- Die rechtliche Beurteilung eines Falles erfolgt immer individuell unter Berücksichtigung des Ausbildungsstandes der Schülerin.

KAPITEL

3 Zur Handlungskompetenz anleiten

Die Praxisanleiterin hat die Aufgabe, die Schülerinnen und Schüler in Kooperation mit der Altenpflegeschule zu **Handlungskompetenz** in beruflichen Situationen zu führen. Sie steuert maßgeblich den Prozess der praktischen Anleitung und Ausbildung.

3.1 Handlungskompetenz

Handlungskompetenz ist die „Bereitschaft und Befähigung des Einzelnen, sich in beruflichen, gesellschaftlichen und privaten Situationen sachgerecht, durchdacht sowie individuell und sozial verantwortlich zu verhalten. Handlungskompetenz entfaltet sich in den Dimensionen von Fachkompetenz, Selbstkompetenz und Sozialkompetenz." Wesentlicher Bestandteil dieser Kompetenzen sind des Weiteren Methodenkompetenz, kommunikative Kompetenz und Lernkompetenz. (Kultusministerkonferenz: Handreichung für die Erarbeitung von Rahmenlehrplänen der Kultusministerkonferenz für den berufsbezogenen Unterricht in der Berufsschule und ihre Abstimmung mit Ausbildungsordnungen des Bundes für anerkannte Ausbildungsberufe. Berlin, 2011)

In der theoretischen und praktischen Ausbildung werden Kenntnisse, Fähigkeiten, Fertigkeiten und Kompetenzen vermittelt und beurteilt (➤ Kap. 8).

3.1.1 Kenntnisse, Fähigkeiten und Fertigkeiten vermitteln

Kenntnisse

Kenntnisse umfassen das Wissen, das erforderlich ist, um das Ausbildungsziel zu erreichen. Die Lehrpläne für die theoretische Ausbildung, differenzierte Lerninhalte für die praktische Ausbildung und Lernfelder (➤ 1.4.4) bieten hierfür Orientierung. Sie sollten für Anleiterinnen und Schülerinnen transparent sein.

Kenntnisse sind Wissensbestände, welche

- als professionelles Wissen dem aktuellen Stand der wissenschaftlichen Erkenntnisse entsprechen.
- sinngemäß wiedergegeben werden können.
- auf unterschiedliche Situationen übertragen werden können (Transfer).
- mit weiterem Wissen und weiteren Situationen verknüpft werden können.
- professionelles Handeln leiten.
- wesentlicher Teil der Lern-, Fach-, Selbst- und sozialen Kompetenz sind (➤ 3.1.2).

Fähigkeiten und Fertigkeiten

Fähigkeiten sind die geistigen, körperlichen und psychischen Voraussetzungen für Fertigkeiten: die Merkmale des professionellen Handelns in einer konkreten Pflege- oder Lernsituation.

3.1.2 Kompetenzen

Als Voraussetzung zum Erwerb von Kenntnissen, Wissen, Fähigkeiten und Fertigkeiten in der Praxis benötigen die Schülerinnen folgende Kompetenzen:

Instrumentelle Kompetenzen

Instrumentelle Kompetenzen sind Kompetenzen, die als Hilfsmittel oder Instrument dazu dienen, weitere Kompetenzen wie Fach- oder Selbstkompetenz zu erwerben.

Methoden- und Lernkompetenz

Lern- und Methodenkompetenz zu haben bedeutet, das erforderliche aktuelle Wissen selbstständig zu erlernen, Pflege als Prozess zu planen, Prioritäten zu setzen, zu organisieren, Arbeitsaufgaben selbstständig und effektiv zu bearbeiten und zu gestalten. Auch Lösungswege für Probleme zu finden, zu erproben und umzusetzen gehört zu dieser Kompetenz. Weitere Beispiele: Lerntechniken anwenden, Informationen selbstständig beschaffen und auswerten (Medienkompetenz), Informationen auswerten, Situationen schnell und richtig einschätzen.

Kompetenzdimensionen

Kompetentes Handeln in der Pflege ist gekennzeichnet durch verschiedene Erscheinungsformen.

Fachkompetenz

Fachkompetenz meint die Fähigkeit und Bereitschaft Wissen aufzunehmen, es sich anzueignen und anzuwenden. Dies erfordert den sicheren Umgang mit modernen Medien, z. B. um aktuelle Informationen recherchieren und aufbereiten zu können. Fachkompetenz hat zum Ziel, auf der Basis eines humanistischen Menschenbilds Aufgaben selbstständig, zielorientiert, fachlich und methodisch richtig durchführen und bewerten zu können. Hierzu gehört auch die Fähigkeit, über die Ergebnisse des eigenen Handelns reflektieren und argumentieren zu können.

Weitere Beispiele: hygienische Prinzipien anwenden, Lernbereitschaft und Lernfähigkeit, aktive Mitarbeit, Wissensquellen erschließen, gezielt beobachten, Beobachtungen weitergeben und dokumentieren, Skalen fachgerecht einsetzen und auswerten, Rückschlüsse ziehen, Zusammenhänge erkennen. Voraussetzung hierzu ist Lern- und Informationskompetenz.

Kommunikative Kompetenz

Kommunikative Kompetenz bedeutet, mit alten Menschen und deren Angehörigen, im Team und mit anderen Berufsgruppen, auf der Basis von Akzeptanz, Wertschätzung und Echtheit situationsgerecht zu kommunizieren und Beobachtungen wertfrei und präzise zu formulieren und weiterzuleiten. Weitere Beispiele: Kontakt aufnehmen, zuhören, beobachten, wertschätzen, akzeptieren, sich mündlich und schriftlich ausdrücken können, informieren, argumentieren, beraten, reflektieren.

Selbstkompetenz und Sozialkompetenz

Selbstkompetenz und **Sozialkompetenz** bedeuten, auf der Basis von Einfühlungsvermögen, Reflexionsfähigkeit, Kritikfähigkeit und Konfliktfähigkeit ein professionelles berufliches Verhalten zu entwickeln. Weitere Beispiele: Teamfähigkeit, Verantwortungsbewusstsein, Ressourcen erkennen und fördern, Eigeninitiative zeigen, aktiv mitarbeiten, Offenheit, sich einfühlen, gezielt an Problemlösungen arbeiten, hilfreiche Rückmeldungen geben, mit Kritik konstruktiv umgehen, aus Erfahrungen lernen, Konflikte erkennen und Konfliktlösungen anstreben, Belastbarkeit, Zuverlässigkeit, Fähigkeit zur eigenen Gesundheitspflege, selbst Hilfe annehmen können.

!

Da mit diesen Kompetenzen viele Lebensbereiche erschlossen werden können, nennt man sie auch **Schlüsselqualifikationen.** Das angestrebte Ergebnis ist Handlungskompetenz. Sie dienen auch als Grundlage und Kriterien zur Beurteilung (➤ Kap. 8).

Erwerb von Kompetenzen

Um die Ausbildungsziele zu erreichen, muss die Schülerin die im Ausbildungsplan definierten Fähigkeiten und Fertigkeiten sowie die im Beurteilungsbogen definierten Kompetenzen erwerben. Die **Ausprägungsgrade** der einzelnen Kompetenzen sind abhängig von fachlichen und persönlichen Voraussetzungen. Sie bilden den „Ist-Zustand" zu einem bestimmten Zeitpunkt ab. In ihrer Veränderung spiegelt sich der individuelle Lernfortschritt.

3.2 Handlungskompetenz in vollständigen Handlungen und Lernsituationen lernen

„Berufliche Handlungssituationen/Abläufe erfassen die institutionelle Arbeitspraxis mit ihren Aufgabenstellungen einschließlich der zukünftigen Entwicklungen." (Rahmenkonzept der beruflichen Schulen Baden-Württemberg)

Ziel der theoretischen wie praktischen Ausbildung in der Altenpflege ist es, im Rahmen der individuellen

Pflege **vollständige Handlungen** auf dem Stand der aktuellen pflegewissenschaftlichen Erkenntnisse zu planen, durchzuführen und zu evaluieren. Vollständige Handlungen in der Pflege sind demzufolge entsprechend dem Pflegeprozess strukturiert. Vollständige Handlungen können je nach Ausbildungsstand und Anleitungszeit in **Teilen, den sogenannten Lernsituationen** (➤ Kap. 4) vermittelt werden. Die Dokumentation der bearbeiteten Lernsituationen ermöglicht es, im Laufe der Ausbildung an einer vollständigen Handlung weiterzuarbeiten sowie die Aufgaben und Beurteilungskriterien individuell festzulegen (➤ Abb. 3.1)

!

- Es empfiehlt sich, die für das jeweilige Ausbildungsjahr relevanten „vollständigen Handlungen" immer zu Beginn des Schuljahres der Schülerin und der Ausbildungsstätte auszuhändigen. An den vollständigen Handlungen sollte sowohl in der Theorie als auch in der Praxis gearbeitet werden (Lernortkooperation ➤ 3.3).
- **Lernaufträge** zu den vollständigen Handlungen sollten sowohl im Pflegeunterricht als auch in der Praxis erteilt und bearbeitet werden. Die Dokumentation, welche Teile bearbeitet wurden, kann auf dem „Protokoll über die gezielte praktische Anleitung" (➤ 7.1.3) erfolgen.
- In der Praxis ist es sinnvoll, die hauseigenen Standards hinzuzuziehen. Hilfreich ist es, wenn die Standards für prüfungsrelevante Handlungen inhaltlich den Unterrichtsinhalten entsprechen.

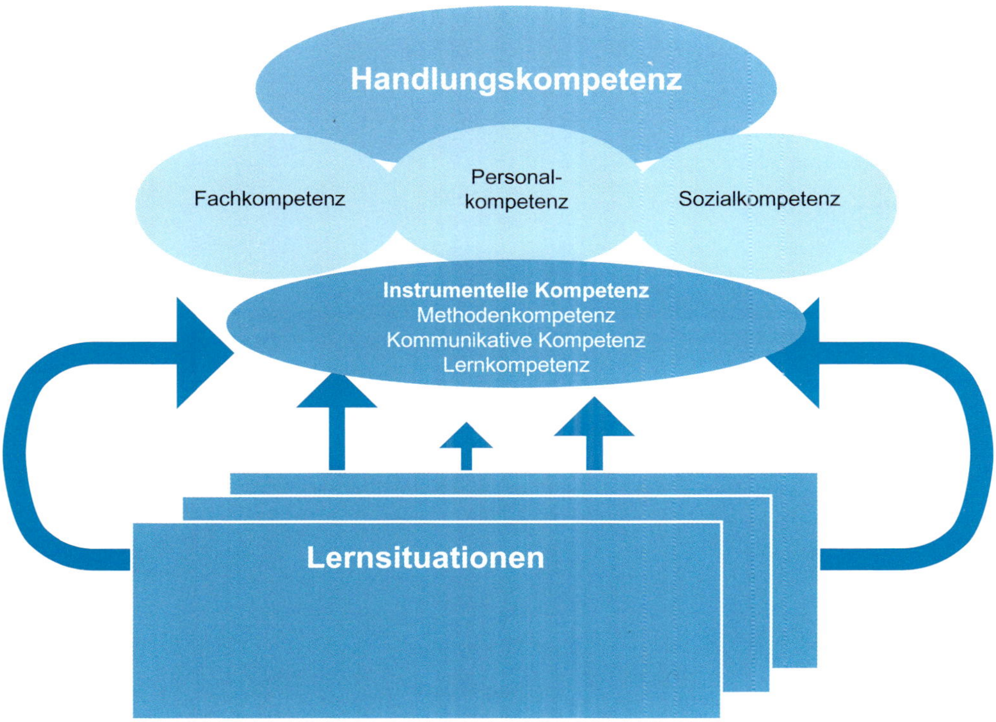

Abb. 3.1 Lernsituationen und Kompetenzen (Rahmenkonzept der beruflichen Schulen Baden-Württemberg. LEU H 02–40) [V492]

3.3 Lernortkooperation: Vollständige Handlungen als Schnittstelle zwischen Theorie und Praxis

Lernortkooperation bedeutet:

- Theorie und Praxis arbeiten zur gleichen Zeit an ähnlichen beruflichen Handlungssituationen.
- Problemlösungsorientierter Unterricht durch Bearbeitung von realen Pflegesituationen zu den Handlungen.
- Das Wissen ist gegliedert in Lernbereiche und Lernfelder (➤ Abb. 1.1).
- Handlungsbasierte, lernfeldübergreifende Klassenarbeiten in der Theorie.
- Selbstständiges Lernen durch die Schülerin.
- Kompetenzerweiterung durch Lernen in Lernsituationen, d. h. komplexe Handlungssituationen (➤ Abb. 3.2) z. B. Pflege eines Menschen mit Diabetes mellitus oder einzelne Lernsituationen z. B. s. c. Injektion.

!

Lernortkooperation setzt voraus, dass „Theorie" und „Praxis" eine Sprache sprechen.

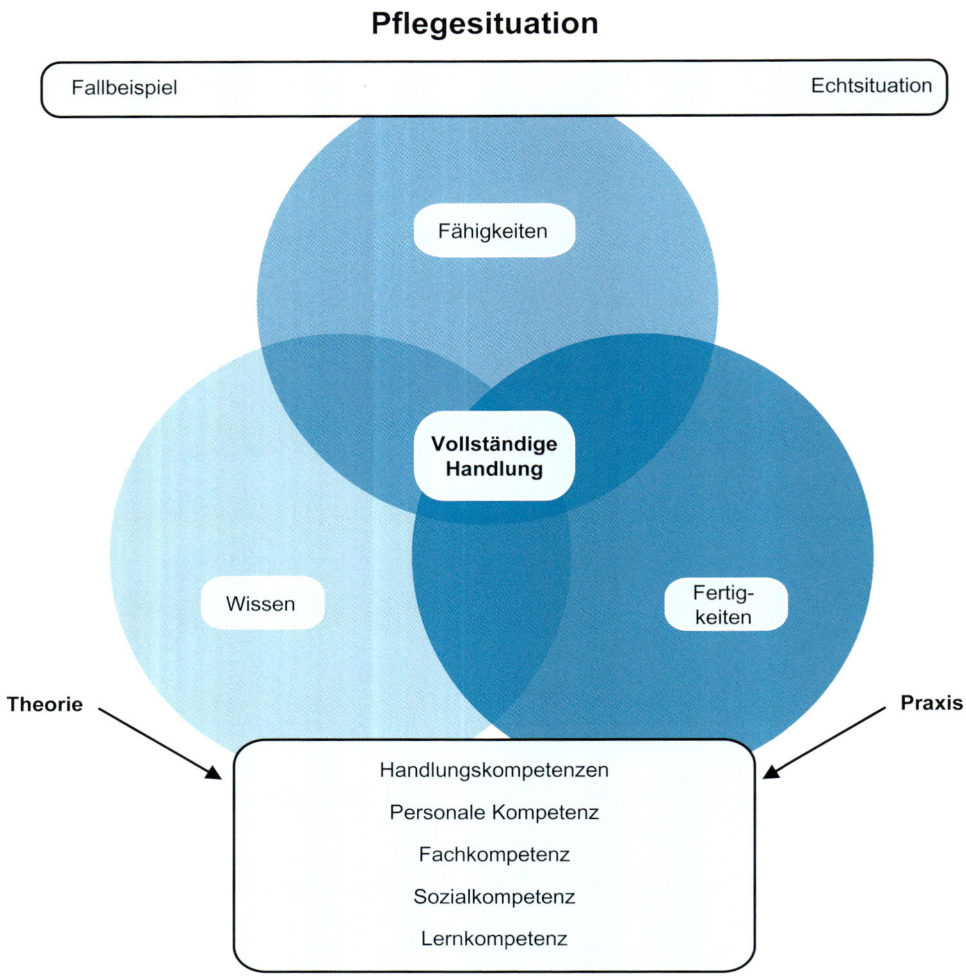

Abb. 3.2 Vollständige Handlungen verbinden Theorie und Praxis [M992]

KAPITEL

4 Lernsituationen

In der herkömmlichen Form der Anleitung beschränkte sich die gezielte Anleitung überwiegend auf die Fachkompetenz (➤ 3.1.2). Die anderen Kompetenzen wurden je nach Qualifikation der Anleiterin eher zufällig mitvermittelt oder angesprochen.

Kennzeichen **professioneller Anleitung** im Sinne der aktuellen Ausbildungs- und Prüfungsverordnung ist eine **kontinuierliche gezielte Kompetenzvermittlung in Lernsituationen auf der Grundlage vollständiger Handlungen** über drei Ausbildungsjahre. Lernen an vollständigen Handlungen ermöglicht professionelles, bewohnerorientiertes Handeln und Kompetenzzuwachs entsprechend dem Ausbildungsstand. Die Inhalte werden durch die Ausbildungs- und Prüfungsverordnung AltPflAPrV (2002) in den Lernbereichen und Lernfeldern definiert. Die **Lernsituationen** orientieren sich an diesen Inhalten. Sie beinhalten vollständige Handlungen und haben die Handlungskompetenz zum Ziel (➤ Kap. 3). Der Weg zur Handlungskompetenz wird beeinflusst durch wissenschaftliche Erkenntnisse (theoriegeleitetes Lernen und Handeln), durch Kompetenzen der Praxisanleiterin sowie durch Fähigkeiten und Motivation der Schülerin.

Vollständige Handlungen schrittweise erlernen

Vollständige Handlungen beinhalten Lernsituationen. Zusammen mit den *Pflegestandards* der Einrichtung können sie Grundlage für die gezielte praktische Anleitung der Schülerin sein (➤ Abb. 1.1).

Anleiten und Prüfen anhand vollständiger Handlungen auf der Grundlage von Lernsituationen

Folgendes Vorgehen ist zum **Anleiten und Überprüfen** anhand von vollständigen Handlungen auf der Grundlage von Lernsituationen sinnvoll:

- Die Praxisanleiterin plant in Kooperation mit dem Team und der Schülerin den Termin für das Vorgespräch.
- Die Schülerin bereitet das Vorgespräch mittels Formular (➤ 5.2) vor und informiert die Praxisanleiterin über Ausbildungsstand und individuelle Lernziele.
- Die Praxisanleiterin legt im Vorgespräch das Lernangebot fest und erteilt die Lernaufträge zu den festgelegten Lernsituationen. Sie lenkt die Wahrnehmung der Schülerin durch gezielte Aufgaben und Hinweise.
- Die Schülerin überprüft z. B. anhand des Formulars der entsprechenden Lernsituation allein oder mit Unterstützung der Praxisanleiterin ihre Kenntnisse und ihr Wissen.
- Die Schülerin erarbeitet sich selbstständig fehlendes Wissen und fehlende Kenntnisse.
- Die Anleiterin überprüft die Durchführung der Lernaufträge durch die Schülerin.
- Die Anleiterin leitet je nach individuellem Ausbildungsstand an, z. B. in Form von Vormachen oder einem Auftrag zur Mitwirkung.
- Die Schülerin handelt unter Anleitung und Aufsicht der Praxisanleiterin.
- Die Praxisanleiterin beobachtet die Schülerin im Hinblick auf die vorher festgelegten Kriterien, z. B. im Formular vorgeschlagene Kriterien.
- Die Schülerin reflektiert ihr Handeln und die Reaktionen der pflegebedürftigen Person.
- Die Praxisanleiterin gibt ihr anhand ihrer Beobachtungen Rückmeldungen.

- Das Ergebnis wird anhand des Anleiteprotokolls (➤ 7.1.3) oder auf dem Formular zur vollständigen Handlung dokumentiert.
- Die Schülerin heftet die bearbeiteten Formulare in ihrem Praxishandbuch ab.

!

Der Kompetenzzuwachs erfolgt in den drei Ausbildungsjahren schrittweise. Es ist fair, wenn vor einer Überprüfung mit der Schülerin festgelegt ist, an welchen Kompetenzen sie gemessen wird. Dies kann anhand des Formulars zu einer Lernsituation festgelegt werden.

Für eine effektive Ausbildung und die Beurteilung der Leistung ist es erforderlich, dass die Praxisanleiterin über den aktuellen Ausbildungsstand der Schülerin informiert ist. Die Schülerin muss hier mitarbeiten, indem sie ihren aktuellen Ausbildungsstand im Ausbildungsplan (➤ 7.2) aktualisiert. Eine zusätzliche Hilfe ist gegeben, wenn die Schülerin das Formular „Anleitungsvorbereitung durch die Schülerin" (➤ 7.1.2) bearbeitet. Die Vorbereitung einer Anleitung erfordert von der Schülerin soziale Kompetenzen und Methodenkompetenz. Sie ist somit ein wichtiger Teil der Ausbildung.

Praktische Prüfung

Der **praktische Teil der Prüfung** bezieht sich gemäß der Altenpflege Ausbildungs- und Prüfungsverordnung (AltPflAPrV) auf die Lernbereiche „Aufgaben und Konzepte der Altenpflege" und „Unterstützung alter Menschen bei der Lebensgestaltung". Die in diesem Kapitel beschriebenen Lernsituationen können als **Checklisten** für die Anleitung und die Prüfung verwendet werden. Sie können individuell angepasst, erweitert und ergänzt werden.

!

Es empfiehlt sich, dass die Praxisanleiterin als Nachweis der Anleitung und Grundlage zur Beurteilung für jede Schülerin einen „Nachweis über die gezielte Praxisanleitung" (➤ 8.3) für die eigene Akte anlegt.

Handlungskompetenz als Ergebnis des Lernprozesses

Wenn pro Monat die vollständigen Handlungen zu ein bis zwei Lernsituationen angeleitet werden, können im Verlauf der drei Ausbildungsjahre alle in der Ausbildungs- und Prüfungsverordnung definierten Inhalte vermittelt werden.

Mithilfe der 30 Lernsituationen und den damit verbundenen vollständigen Handlungen können sich Schülerin und Praxisanleiterin informieren, welches Wissen und welche Kompetenzen, Fähigkeiten und Fertigkeiten in einer Lernsituation erlernt werden können. Die Aufgaben sind Vorschläge, wie sich die Schülerin die Lernsituation zum schrittweisen Erlernen vollständiger Handlungen durch selbstverantwortliches Lernen erschließen kann.

!

Die Schülerin kann Erwartungen besser erfüllen, wenn diese zuvor konkret benannt wurden. Die hier beschriebenen Kompetenzen und Erwartungen sind Anregungen und können je nach individueller Situation verändert, erweitert oder konkretisiert werden.

Für eine Überprüfung und Beurteilung können auch die Beurteilungsformulare zu den Kompetenzen (➤ 8.3) verwendet werden. Die folgenden Lernsituationen beziehen sich auf den Lernbereich 1. Hierbei handelt es sich um Pflegesituationen, die geeignet sind, die Lernziele zu überprüfen. Richtungsweisend für die konkrete Handlung sind Expertenstandards (www.dnqp.de/38029.html letzter Zugriff 25.2.2015) und der jeweilige Pflegestandard der Einrichtung.

4.1 Lernsituationen anhand einer Pflegeplanung planen und durchführen

Möchte die Anleiterin mit der Schülerin eine **praktische** Lernsituation anhand einer Pflegeplanung planen und durchführen, muss die Schülerin im ersten Schritt eigenständig Informationen über die Bewohnerin sammeln. Dabei sollte sie über umfassende Kenntnisse zum jeweiligen Krankheitsbild, dessen Ursachen und Symptome verfügen und die Grundsätze der Krankenbeobachtung beherrschen. Die Schülerin muss Probleme, Ursachen, Symptome und Ressourcen benennen und Ziele und Maßnahmen planen können. Im zweiten Schritt erstellt sie die Pflegeplanung und führt die Pflege anhand dieser Pflegeplanung durch. Nach der Durchführung der Pflege ist eine Evaluation möglich. Dies richtet sich danach, ob Nah- oder Fernziele beschrieben und welche Maßnahmen durchgeführt wurden.

Ist die Schülerin in ihrer Ausbildung noch nicht so weit fortgeschritten, dass sie fähig ist, eine komplexe Pflegeplanung zu schreiben, kann die Anleiterin dies mit der Schülerin zusammen tun oder sie dabei unterstützen.

Pflegeplanung nach dem PESR-System

Aus: *Grundsatzstellungnahme Pflegeprozess und Dokumentation, Medizinischer Dienst der Spitzenverbände, Essen 2005, S. 21 ff.* (modifiziert durch S. Lunk)

Das **PESR-System** beinhaltet folgende Elemente für eine vollständige Problembeschreibung:

1. Was ist das **P**roblem? = **P**
2. Welches sind die Einflussfaktoren für dieses Problem (**E**tiology, Ursache)? = **E**
3. Wie zeigt sich das Problem = **Symptom** konkret? (Beobachtungen oder Aussagen des Pflegebedürftigen) = **S**
4. Welche **R**essourcen sind beim Pflegebedürftigen und seiner sozialen Umgebung vorhanden = **R**

Beispiel:

1. **Problem:** Bewohnerin leidet unter Adipositas
2. **Etiology:** Bewohnerin nimmt mehr Kalorien zu sich als sie benötigt und bewegt sich zu wenig
3. **Symptom:** BMI liegt bei 32,7
4. **Ressourcen:** Bewohnerin versteht die Notwendigkeit einer Gewichtsreduktion und ist bereit abzunehmen

Bei der Problembeschreibung nach dem PESR-System wird das Problem allumfassend betrachtet und besonderes Augenmerk auf die Ressourcen der Bewohnerin gelegt. Nach der Problembeschreibung werden, gemeinsam mit der Bewohnerin und deren Bezugspersonen, Ziele erarbeitet und ein Maßnahmenkatalog erstellt. Hierbei sind besonders die Ressourcen der Bewohnerin und wissenschaftliche Erkenntnisse zu berücksichtigen. [3]

4

4.2 Unterstützung alter Menschen bei der Selbstpflege

4.2.1 Sich pflegen und kleiden können

Tab. 4.1 Sich pflegen und kleiden können

Kenntnisse, Wissen	**Lernaufträge**	**Kompetenzen, Fähigkeiten, Fertigkeiten**
Informationssammlung und Pflegediagnostik	Beobachtung	Die Schülerin
• Aufbau der Haut und Hautanhangsgebilde, Altershaut • Beobachtungskriterien zur Beobachtung der Haut • Haut- und Geschlechtskrankheiten • Individuelle Gewohnheiten • Ressourcen **Pflegediagnosen, z. B.** • Selbstversorgungsdefizit bei der Körperpflege • Hautschädigung • Gefahr der Hautschädigung • Selbstversorgungsdefizit beim An- u. Auskleiden • Intertrigoprophylaxe • Hygieneregeln, Desinfektion	• Was kann der alte Mensch im Zusammenhang mit der Körperpflege und dem An- und Auskleiden selbst? • Welche Gewohnheiten und Reaktionen zeigt er im Zusammenhang mit der Körperpflege? • Welche biografischen Gewohnheiten, Wünsche und Erfordernisse sind hinsichtlich der Bekleidung zu beachten? • Warum benötigt der alte Mensch Unterstützung bei der Körperpflege und beim Kleiden? • Liegen Anhaltspunkte vor, dass die Seniorin gefährdet ist, Schädigungen der Haut zu bekommen? • Hautfarbe, Turgor, Pflegezustand der Haut, Ödeme, druckgefährdete Stellen, sonstige Veränderungen? • Reaktionen auf Berührung und Verhalten? • Reaktion auf verschiedene Hautpflegemittel? • Reaktionen wie schwitzen oder frieren?	• Informiert sich über Besonderheiten und Wünsche in der Dokumentation • Beobachtet gezielt und schätzt die Situation richtig und schnell ein • Setzt Skalen fachgerecht ein • Zieht Rückschlüsse • Erkennt Zusammenhänge (2./3. AJ) • Formuliert Pflegediagnosen nach dem PESR-System (Problem, Entstehungsursache, Symptome, Ressourcen ➤ 4.1) • Verhält sich einfühlend, akzeptierend, wertschätzend • Respektiert Grenzen (fremde und eigene) • Nimmt Kontakt auf und hält diesen • Hört zu und beobachtet • Erschließt Wissensquellen (z. B. Expertenstandard zur Dekubitusprophylaxe bzw. zur Versorgung chronischer Wunden) • Wertet Informationen aus
Pflegeplanung	Erstellen der Planung	Die Schülerin
• Pflegeziele • Pflegemaßnahmen	Beschreibe oder überprüfe auf der Basis von Ressourcen, Problemen und Pflegediagnosen die individuellen Pflegeziele und den Pflegeplan	• Setzt realistische, konkrete, erreichbare Ziele • Löst, mindert Probleme • Bezieht Ressourcen ein • Plant Handlungen und Arbeitsabläufe fachkompetent und strukturiert

Tab. 4.1 Sich pflegen und kleiden können *(Forts.)*

Kenntnisse, Wissen	**Lernaufträge**	**Kompetenzen, Fähigkeiten, Fertigkeiten**
Vorbereitung, Durchführung, Nachsorge	Wahrnehmung und Beurteilung	Die Schülerin
• Umgang mit Intimität und Tabuzonen • Hygienische Prinzipien • Prinzipien der Basalen Stimulation® • Prinzip des Bobath-Konzepts® • Prinzipien der Kinästhetik® • Aromapflege • Hilfestellung bei Ganzkörperwäsche, Duschen, Baden, Teilwäsche, Intimpflege, Haarwäsche, Kämmen, Nagelpflege, Rasur • Bedeutung von Ernährung und Flüssigkeitszufuhr für die Haut • Medikamente, z. B. Antimykotika, Virustatika • Auftragen von Medikamenten auf die Haut	**Achte auf** • Günstigen Standort der Pflegenden während der Pflege • Reaktion der Seniorin auf die Berührung (Eincremen ohne Handschuhe, mit Handschuhen, raue Materialien, verschiedene Wassertemperaturen) • Handlungsablauf/-schritte • Reaktion der Seniorin • Fähigkeiten der Seniorin **Führe durch** • Unterstütze einen alten Menschen bei der Körperpflege und beim An- und Auskleiden • Unterstütze entsprechend der Einschränkungen und berücksichtige individuelle Bedürfnisse • Hilfestellung je nach Bedürfnis und Einschränkung **Berate und leite an** • Eine Seniorin mit Verwirrtheit • Eine Seniorin mit eingeschränkter Sehfähigkeit • Weitere	• Handelt bedürfnisorientiert und situationsbezogen • Organisiert und handelt rationell • Hält hygienische Prinzipien ein • Handelt wirtschaftlich • Fordert/fördert Fähigkeiten • Handelt fachgerecht (Standard z. B. Ganzkörperwäsche, Teilwäsche, Intimpflege, Haarwäsche, Kämmen, Nagelpflege, Rasur) • Inspiziert Haut (druckgefährdete Stellen) • Handelt umsichtig und sichernd • Dokumentiert präzise • Verhält sich einfühlend, akzeptierend, wertschätzend • Wahrt Intimsphäre • Handelt flexibel, trifft Entscheidungen, setzt Prioritäten • Handelt verantwortungsbewusst • Nimmt Kontakt auf und hält diesen • Hört zu und beobachtet • Informiert und argumentiert • Kennt fachliche Prinzipien und wendet diese an
Hilfsmittel	Vergleich und Einschätzung	Die Schülerin
• Hautpflegemittel • Ankleidehilfen • Weitere Hilfsmittel • Beschaffung von Hilfsmitteln	• Verschiedene Standards (einrichtungsintern/einrichtungsextern) • Welche Mittel werden häufig eingesetzt? • Wirkung von verschiedenen Hilfsmitteln?	• Geht mit Hilfsmitteln situationsgerecht um • Setzt Materialien wirtschaftlich ein • Berät die Seniorin zu Hilfsmitteln
Evaluationskriterien	Reflexion	Die Schülerin
• Intakte und gepflegte Haut • Individuelle Bekleidung, die Sicherheit und Schutz bietet • Wahrung der Intimsphäre • Wahrung der Grundrechte, z. B. Menschenwürde	• Die Pflegesituation aus der Sicht der Seniorin • Das eigene Pflegeverhalten • Die Pflegesituation unter fachlichen Gesichtspunkten • Persönliche Stärken • Persönliche Schwächen • Persönliche konkrete Nahziele	• Schätzt Wirksamkeit der Pflege richtig ein • Aktualisiert Ziele und Pflegeplan • Reflektiert Stärken und Schwächen, setzt neue Ziele • Geht mit Rückmeldungen konstruktiv um

4.2.2 Sich Mund und Zähne pflegen können

Tab. 4.2 Sich Mund und Zähne pflegen können

Kenntnisse, Wissen	Lernaufträge	Kompetenzen, Fähigkeiten, Fertigkeiten
Informationssammlung und Pflegediagnostik	Beobachtung	Die Schülerin
• Aufbau von Mundhöhle, Zunge, Zähnen, Speicheldrüsen und deren Funktionen • Mundkrankheiten • Beobachtungskriterien zur Beobachtung der Mundschleimhaut • Ressourcen **Pflegediagnosen, z. B.** • Selbstversorgungsdefizit bei der Mundpflege • Schädigung der Mundschleimhaut • Gefahr von Schädigung der Mundschleimhaut • Aspirationsgefahr	• Mundschleimhaut, Zunge und Lippen, z. B. feucht, trocken, entzündet, vorhandene Beläge? • Reaktionen auf Berührung? • Reaktion auf verschiedene Mundpflegemittel? • Speisereste? • Speichelfluss? • Schmerzen? • Was kann der alte Mensch im Zusammenhang mit der Mundpflege selbst? • Welche Gewohnheiten und Reaktionen zeigt er im Zusammenhang mit Mund und Zahnpflege? • Warum benötigt der alte Mensch Unterstützung bei der Mundpflege? • Ist die Seniorin gefährdet, Schädigungen an Mundschleimhaut, Zunge oder Lippen zu bekommen?	• Informiert sich über Besonderheiten und Wünsche in der Dokumentation • Beobachtet Reaktionen der Seniorin und geht darauf ein • Erfasst Bedürfnisse, Biografie und Ressourcen des pflegebedürftigen Menschen und seiner Bezugspersonen • Beobachtet Einschränkungen und schätzt Hilfebedarf ein • Formuliert Pflegediagnosen nach dem PESR-System (Problem, Entstehungsursache, Symptome, Ressourcen ➤ 4.1) • Beobachtet Veränderungen und dokumentiert fachgerecht
Pflegeplanung	Erstellen der Planung	Die Schülerin
• Pflegeziele • Pflegemaßnahmen	Beschreibe oder überprüfe auf der Basis von Ressourcen, Problemen und Pflegediagnosen die individuellen Pflegeziele und den Pflegeplan	• Formuliert Ziele und Pflegemaßnahmen konkret und realistisch • Formuliert ressourcen- und problemorientiert

Tab. 4.2 Sich Mund und Zähne pflegen können *(Forts.)*

Kenntnisse, Wissen	Lernaufträge	Kompetenzen, Fähigkeiten, Fertigkeiten
Vorbereitung, Durchführung, Nachsorge	Wahrnehmung und Beurteilung	Die Schülerin
• Umgang mit Tabuzonen • Hygienische Prinzipien • Prinzipien der Basalen Stimulation® (Geschmack, Wahrnehmung) • Prinzip des Bobath-Konzepts® • Zahnprothese annehmen, entfernen • Zähne/Zahnprothese wirksam und sicher reinigen • Zahnprothese einsetzen • Mund ausspülen • Speisereste/Speichel entfernen • Mundpflegeset vorbereiten • Mundhöhle reinigen • Soor- und Parotitisprophylaxe durchführen	**Achte auf** • Günstigen Standort der Pflegenden während der Mundpflege • Reaktionen der Seniorin bei Berührung im Mundbereich • Reaktionen der Seniorin auf Gerüche und Geschmack von Mundpflegemitteln • Möglichkeiten der Geschmacksvermittlung an eine Seniorin mit PEG **Führe durch** • Unterstütze einen alten Menschen bei der Mund- und Zahnpflege • Reinige die Zahnprothese (Wasserspiegel im Waschbecken) und reiche sie an oder setze sie ein • Mund- und Zahnpflege einschließlich Zunge und Lippen bei einer Seniorin • Mundpflege bei einer Seniorin mit PEG **Berate und leite an** • Eine Seniorin bei der Pflege der „dritten Zähne" anleiten und beraten	• Handelt bedürfnisorientiert • Hält hygienische Prinzipien ein • Fördert Selbstständigkeit • Fordert/fördert Fähigkeiten • Fördert Wahrnehmung • Informiert und kommuniziert • Pflegt situationsbezogen • Handelt umsichtig • Bereitet Materialien zur Mundpflege/Zahnpflege vollständig vor • Führt Lagewechsel fachgerecht • Bewahrt Material/Zahnprothese fachgerecht auf • Handelt organisiert und fachgerecht • Handelt wirtschaftlich • Entsorgt benötigtes Material vollständig • Dokumentiert präzise
Hilfsmittel	Vergleich und Einschätzung	Die Schülerin
• Mundpflegetablett, Mundpflegemittel, z. B. Tee, Rosenhonig • Haftcreme und -pulver • Medikamente bei Zahnfleischentzündung	• Materialien für ein Mundpflegetablett • Materialien zur Pflege und besseren Haftung der „dritten Zähne" • Welche Mittel werden häufig eingesetzt? • Wirkung von verschiedenen Mitteln?	• Setzt Hilfsmittel situationsgerecht ein; wendet sie sicher an • Setzt Materialien wirtschaftlich ein • Berät die Seniorin zu Hilfsmitteln • Beschafft Hilfsmittel
Evaluationskriterien	Reflexion	Die Schülerin
• Intakte und gepflegte Mundschleimhaut, Mundhöhle, Zunge, Lippen • Richtiger Sitz der Zahnprothese • Richtige Aufbewahrung der Zahnprothese • Zufriedenheit der Seniorin • Wahrung der Grundrechte, z. B. Menschenwürde	• Die Pflegesituation aus der Sicht der Seniorin • Das eigene Pflegeverhalten • Die Pflegesituation unter fachlichen Gesichtspunkten • Persönliche Stärken • Persönliche Schwächen • Persönliche konkrete Nahziele	• Überprüft Erreichen der Pflegeziele • Schätzt Wirksamkeit der Pflege richtig ein • Schätzt eigene Pflege richtig ein • Arbeitet fachlich korrekt • Verhält sich der Situation angemessen • Aktualisiert Ziele und Pflegeplan

4.2.3 Sich bewegen können

Tab. 4.3 Sich bewegen können

Kenntnisse, Wissen	Lernaufträge	Kompetenzen, Fähigkeiten, Fertigkeiten
Informationssammlung und Pflegediagnostik	**Beobachtung**	**Die Schülerin**
• Beweglichkeit und beeinflussende Faktoren • Fähigkeiten und Möglichkeiten durch den Einsatz von Hilfsmitteln • Aufbau und Steuerung des Bewegungsapparates • Erkrankungen, z. B. Hemiplegie, Morbus Parkinson, Multiple Sklerose, Rheuma, Osteoporose, Frakturen • Gefahr von Hautschädigung • Dekubitusrisikoerfassung • Individuelle Gewohnheiten • Ressourcen **Pflegediagnosen, z. B.** • Eingeschränkte Beweglichkeit • Gefahr der Immobilität	• Beurteile die erhaltene Beweglichkeit und Selbstständigkeit eines alten Menschen • Welche Einschränkungen hat der alte Mensch? • Ermittle die vorhandenen Fähigkeiten oder möglichen Hilfsmittel zum Erhalt der Beweglichkeit • Was bedeutet Bewegung im Leben des alten Menschen (Biografie)? • Welche Gewohnheiten und Reaktionen hat er im Zusammenhang mit bewegen, stehen, gehen • Haltung und Fehlhaltungen? • Muskelspannung und Schmerzäußerungen? • Blockierungen, z. B durch Unfälle, Verletzungen? • Einschätzung der Dekubitusgefahr, z. B. mit Braden-Skala • Einschätzung der Kontrakturengefahr • Einschätzung der Thrombosegefahr • Beobachte die Haut (druckgefährdete Stellen)	• Strukturiert Handlung nach dem Pflegeprozess • Informiert sich über Besonderheiten und Wünsche in der Dokumentation • Beobachtet Reaktionen der Seniorin und geht darauf ein • Erfasst Bedürfnisse, Biografie und Ressourcen des pflegebedürftigen Menschen und seiner Bezugspersonen • Beobachtet Einschränkungen und schätzt Hilfebedarf ein • Formuliert Pflegediagnosen nach dem PESR-System (Problem, Entstehungsursache, Symptome, Ressourcen ➤ 4.1) • Beobachtet Veränderungen und dokumentiert fachgerecht
Pflegeplanung	**Erstellen der Planung**	**Die Schülerin**
• Pflegeziele • Pflegemaßnahmen	Beschreibe oder überprüfe auf der Basis von Ressourcen, Problemen und Pflegediagnosen die individuellen Pflegeziele und den Pflegeplan	• Formuliert Ziele und Maßnahmen konkret und realistisch • Formuliert ressourcen- und problemorientiert

Tab. 4.3 Sich bewegen können *(Forts.)*

Kenntnisse, Wissen	Lernaufträge	Kompetenzen, Fähigkeiten, Fertigkeiten
Vorbereitung, Durchführung, Nachsorge	Wahrnehmung und Beurteilung	Die Schülerin
• Umgang mit körperbehinderten Menschen • Prinzipien der Basalen Stimulation® • Prinzipien des Bobath-Konzepts® • Prinzipien der Kinästhetik® • Rechte von schwerbehinderten Menschen • Expertenstandard Dekubitusprophylaxe • Bewegungsförderungsplan erstellen • Weitere Prophylaxen • Unterstützen, Anleiten • Lagerung/Positionierung nach Plan • Bewegungsübungen (passiv/aktiv/isometrisch) • „Höherlagern", Aufsetzen im Bett • Transfer, Sitzen/Fahren im/mit Rollstuhl • Gehen, Stehen, Treppensteigen	**Achte auf** • Beweglichkeit und Einschränkungen • Haltung und Fehlhaltungen • Muskelspannung • Blockierungen, z. B. durch Unfälle, Verletzungen • Sonstige Äußerungen • Fähigkeiten • Handlungsablauf/-schritte • Berührungspunkte, Art der Berührung • Bewegungs-/Berührungsrichtung • Reaktion der Seniorin • Fähigkeiten der Seniorin • „Pushen" bei Hemiplegie **Führe durch** • Dekubitusprophylaxe nach Standard • Bewegungsübungen (aktiv/passiv/isometrisch) • Unterstütze bei Einschränkungen und fördere die Ressourcen des alten Menschen • Unterstütze einen alten Menschen beim Bewegen im Bett, Transfer, Stehen, Gehen, oder Treppensteigen • Erstelle einen individuellen Bewegungsplan **Berate und leite an** • Zum Gebrauch der Hilfsmittel • Erläutere Pflege und Wartung von Hilfsmitteln oder führe sie durch	• Kommuniziert angemessen • Handelt bedürfnisorientiert • Fördert Selbstständigkeit • Fordert/fördert Fähigkeiten • Fördert Wahrnehmung • Pflegt situationsbezogen • Handelt umsichtig, sichernd • Handelt rückenschonend • Bereitet die Materialien zur Unterstützung vor und organisiert Umgebung • Erstellt Bewegungsförderungsplan • Lagert fachgerecht nach Plan • Hilfestellung nach Standard der Einrichtung (Bewegungsübungen, Mobilisation, Transfer) • Inspiziert Haut (druckgefährdete Stellen) • Handelt organisiert • Nachsorge vollständig • Dokumentiert Handeln präzise Expertenstandard Sturzprophylaxe www.dnqp.de/fileadmin/users/774/upload/Expertenstandard Sturzprophylaxe.pdf (letzter Zugriff 3.3.2015)
Hilfsmittel	Vergleich und Einschätzung	Die Schülerin
• Lagerungsmaterialien • Lifter, Haltegriffe • Transferhilfsmittel (Rutschbrett, Drehscheibe) • Rollstuhl, Rollator, Gehstöcke, Rutschhemmer	• Verschiedene Standards (einrichtungsintern/einrichtungsextern) • Verschiedene Mittel im Hinblick auf Förderung der Selbstständigkeit der Seniorin	• Berät und beschafft Hilfsmittel • Setzt Hilfsmittel situationsgerecht und sicher ein, wendet sie sicher an • Führt Pflege und Wartung der Hilfsmittel durch
Evaluationskriterien	Reflexion	Die Schülerin
• Seniorin ist beweglich, mobil • Seniorin ist frei von Folgeschäden durch eingeschränkte Beweglichkeit	• Die Pflegesituation aus der Sicht der Seniorin • Das eigene Pflegeverhalten • Die Pflegesituation unter fachlichen Gesichtspunkten • Persönliche Stärken • Persönliche Schwächen • Persönliche konkrete Nahziele	• Überprüft Pflegeziele sorgfältig • Schätzt Wirksamkeit der Pflege richtig ein • Schätzt eigene Pflege richtig ein • Arbeitet fachlich korrekt • Verhält sich der Situation angemessen • Aktualisiert Ziele und Pflegeplan

4.2.4 Essen und Trinken können

Tab. 4.4 Essen und Trinken

Kenntnisse, Wissen	Lernaufträge	Kompetenzen, Fähigkeiten, Fertigkeiten
Informationssammlung und Pflegediagnostik	Beobachtung	Die Schülerin
• Flüssigkeitszufuhr • Ernährungszustand • Fähigkeiten zur Selbstversorgung • Beeinträchtigungen der Selbstversorgung • Individuelle Ernährungsgewohnheiten und Wünsche • Aufbau, Funktion und Erkrankungen des Verdauungstrakts • Ressourcen **Pflegediagnosen, z. B.** • Selbstversorgungsdefizit bei der Ernährung • Schluckstörungen • Gefahr des Flüssigkeitsmangels und der Austrocknung • Gefahr der Überernährung	• Trinkmenge, Hautturgor? • Dehydration und Verwirrtheitszeichen? • Körpergewicht, BMI, Appetit, ggf. Blutzucker? • Individuelle Vorlieben, Abneigungen? • Kulturelle oder religiöse Besonderheiten? • Diätempfehlungen hinsichtlich der Erkrankung? • Ärztlich angeordnete Diät? • Speisereste? Speichelfluss? • Schmerzen? • Schluckakt, Schluckstörung? • Übelkeit, Erbrechen? • Fähigkeiten und Hilfsmittel zur Nahrungs- und Flüssigkeitsaufnahme? • Welche Einschränkungen beeinflussen die Fähigkeit zur selbstständigen Ernährung? • Welche Erkrankungen haben zur vermehrten oder verminderten Ernährung geführt? • Welche Erkrankungen haben zur verminderten Flüssigkeitszufuhr geführt? • Errechnen des Ernährungs- und Flüssigkeitsbedarfs mit aktuellen Formeln	• Informiert sich über Besonderheiten und Wünsche in der Dokumentation • Beurteilt Ernährungszustand und Flüssigkeitszufuhr der Seniorin • Erfasst Bedürfnisse, Biografie und Ressourcen des pflegebedürftigen Menschen und seiner Bezugspersonen • Erfasst Zusammenhänge zwischen Austrocknung und Folgeerkrankungen • Beobachtet Einschränkungen und schätzt Hilfebedarf ein • Formuliert Pflegediagnosen nach dem PESR-System (Problem, Entstehungsursache, Symptome, Ressourcen ➤ 4.1) • Beobachtet Veränderungen und dokumentiert fachgerecht • Erfasst die Pflegesituation als Gesamtes
Pflegeplanung	Erstellen der Planung	Die Schülerin
• Pflegeziele • Pflegemaßnahmen	Beschreibe oder überprüfe auf der Basis von Ressourcen, Problemen und Pflegediagnosen die individuellen Pflegeziele und den Pflegeplan	• Formuliert Ziele und Maßnahmen konkret und realistisch • Formuliert ressourcen- und problemorientiert

Tab. 4.4 Essen und Trinken *(Forts.)*

Kenntnisse, Wissen	Lernaufträge	Kompetenzen, Fähigkeiten, Fertigkeiten
Vorbereitung, Durchführung, Nachsorge	Wahrnehmung und Beurteilung	Die Schülerin
• Akzeptanz von kulturellen und individuellen Ernährungsgewohnheiten • Hygienische Prinzipien • Prinzipien der Basalen Stimulation® • Prinzip des Bobath-Konzepts® • Zubereitung des Essens • Nahrung für PEG lagern, bereitstellen • Essen servieren, eingeben • Anleiten und überwachen der Essens- und Flüssigkeitseinnahme • Ernährungsberatung • Rechtliche Aspekte zur Zwangsernährung • Verabreichung über PEG • Komplikationen vermeiden	**Achte auf** • Günstigen Standort der Pflegenden während des Anreichens von Nahrung • Einfluss von Ambiente, Hygiene, Geräuschen, Gerüchen, kulturellen Besonderheiten • Aussehen, Temperatur, Gerüche und Geschmack der Nahrung • Tempo des Eingebens • Essen mit Serviette, Kleiderschutz **Führe durch** • Berechnung des Nahrungs- und Flüssigkeitsbedarfs • Entsorgung verdorbener Lebensmittel • Erstellung eines Ernährungs- und Trinkprotokolls • Beurteilung der Nahrungs- und Flüssigkeitszufuhr • Eingabe von Nahrung und Flüssigkeit • Verabreichung von Nahrung, Flüssigkeit und Medikamenten über PEG • Erklärung der Ernährungspumpe **Berate und leite an** • Seniorin mit Dehydrationsgefahr, Schluckstörungen • Eine untergewichtige Seniorin • Eine übergewichtige Seniorin • Aufbewahrung oder Anhäufung von Lebensmitteln	• Handelt bedürfnisorientiert • Berücksichtigt individuelle und kulturelle Gewohnheiten • Hält hygienische Prinzipien ein • Fördert Selbstständigkeit • Fordert/fördert Fähigkeiten • Fördert Wahrnehmung • Informiert und kommuniziert • Pflegt situationsbezogen • Handelt umsichtig • Berät über situationsgerechte Ernährung und Flüssigkeitszufuhr • Bereitet Mahlzeit zu • Gestaltet Umfeld • Serviert Mahlzeiten und Getränke • Bietet Getränke „zwischendurch" an • Leitet an, überprüft • Gibt Essen ein • Verabreicht Flüssigkeit, Nahrung und Medikamente über PEG • Dokumentiert und handelt präzise Expertenstandard Ernährungsmanagement www.dnqp.de/fileadmin/users/774/upload/Expertenstandard Ernaehrungsmanagement.pdf (letzter Zugriff 3.3.2015)
Hilfsmittel	Vergleich und Einschätzung	Die Schülerin
• Systeme zur Sondenkost • Verabreichung, Sondennahrung • Andickungsmittel für Flüssigkeiten • Spezielles Ess- und Trinkgeschirr	• Welche Systeme werden zur Verabreichung von Sondenkost häufig eingesetzt? • Welche Sondenkost wird wann verabreicht? • Vorteile und Nachteile von Andickungsmitteln • Spezielles Essgeschirr und Trinkhilfen	• Setzt Hilfsmittel situationsgerecht ein, wendet sie sicher an • Setzt Materialien wirtschaftlich ein • Berät und beschafft Hilfsmittel
Evaluationskriterien	Reflexion	Die Schülerin
• Ernährung und Flüssigkeitszufuhr entsprechend Größe, Gewicht, körperlicher Aktivität und Erkrankung • Befinden	• Die Pflegesituation aus der Sicht der Seniorin • Das eigene Pflegeverhalten • Die Pflegesituation unter fachlichen Gesichtspunkten • Persönliche Stärken • Persönliche Schwächen • Persönliche konkrete Nahziele	• Überprüft Pflegeziele sorgfältig • Schätzt Wirksamkeit der Pflege richtig ein • Schätzt eigene Pflege richtig ein • Arbeitet fachlich korrekt • Verhält sich der Situation angemessen • Aktualisiert Ziele und Pflegeplan

4.2.5 Ausscheiden können

Tab. 4.5 Ausscheiden können

Kenntnisse, Wissen	Lernaufträge	Kompetenzen, Fähigkeiten, Fertigkeiten
Informationssammlung und Pflegediagnostik	Beobachtung	Die Schülerin
• Ausscheidungsgewohnheiten und -veränderungen • Flüssigkeitsbilanz, Ernährung • Selbstversorgungsfähigkeit und mögliche oder vorhandene Hilfsmittel • Aufbau und Funktion von Nieren und ableitenden Harnwegen, Verdauungstrakt • Erkrankungen und Therapie • Pharmakologie, z. B. Diuretika, Laxanzien • Ressourcen **Pflegediagnosen, z. B.** • Selbstversorgungsdefizit bei der Ausscheidung • Harninkontinenz (Formen, Schweregrade) • Harnverhalt • Stuhlinkontinenz • Obstipation • Diarrhö	• Was kann der alte Mensch im Zusammenhang mit der Ausscheidung selbst und welche Probleme hat er? • Welche Ausscheidungsgewohnheiten hat bzw. hatte er? • Beobachte Stuhl, Urin, Sputum, Fluor, Schweiß im Hinblick auf Farbe, Menge, Häufigkeit, Beschaffenheit, Beimengungen, Geruch • Kann der alte Mensch seinen Stuhl- oder Urindrang mitteilen? • Kann er Toilette oder Toilettenstuhl benutzen? Orientierung? Bewegungseinschränkung? • Obstipationsgefahr? • Bestehende Obstipation/Diarrhö? • Welche Gefahren drohen bei Obstipation oder Diarrhö?	• Informiert sich über Besonderheiten und Wünsche in der Dokumentation • Beobachtet Reaktionen der Seniorin und geht darauf ein • Berücksichtigt Bedürfnisse und Ressourcen des pflegebedürftigen Menschen und seiner Bezugspersonen • Beobachtet Einschränkungen und schätzt Hilfebedarf ein • Erstellt und bewertet Flüssigkeitsbilanz • Beobachtet Ausscheidungen und mögliche Veränderungen und zieht Rückschlüsse • Formuliert Pflegediagnosen nach dem PESR-System (Problem, Entstehungsursache, Symptome, Ressourcen ➤ 4.1) • Erfasst und beschreibt mögliche Inkontinenzformen gemäß Expertenstandard „Förderung der Harnkontinenz in der Pflege" • Dokumentiert Veränderungen fachgerecht
Pflegeplanung	Erstellen der Planung	Die Schülerin
• Pflegeziele • Pflegemaßnahmen	Beschreibe oder überprüfe auf der Basis von Ressourcen, Problemen und Pflegediagnosen die individuellen Pflegeziele und den Pflegeplan	• Formuliert Ziele und Maßnahmen konkret und realistisch • Formuliert ressourcen- und problemorientiert

Tab. 4.5 Ausscheiden können *(Forts.)*

Kenntnisse, Wissen	Lernaufträge	Kompetenzen, Fähigkeiten, Fertigkeiten
Vorbereitung, Durchführung, Nachsorge	Wahrnehmung und Beurteilung	Die Schülerin
• Umgang mit Tabubereich • Hygienische Prinzipien • Begleitung zur Toilette, Toilettentraining • Kontinenzförderndes Umfeld • Handhabung und Hygiene von Toilettenstuhl, Ausscheidungsgefäßen und Inkontinenzhilfsmitteln • Umgang mit Blasenkatheter und Urinbeutel: Komplikationen und Vermeidung • Zystitisprophylaxe • Intim- und Hautpflege bei Inkontinenz	**Achte auf** • Reaktion der Seniorin • Fähigkeit der Seniorin **Führe durch** • Erstelle ein Miktionsprotokoll für einen pflegebedürftigen Menschen • Erstelle eine Flüssigkeitsbilanz • Unterstütze einen alten Menschen bei der Ausscheidung bzw. beim Toilettentraining • Gestalte das Umfeld kontinenzfördernd • Erkläre und demonstriere die professionelle Pflege und hygienische Richtlinien in Verbindung mit transurethralen Blasenverweilkathetern und suprapubischen Kathetern • Leite zur professionellen Intim- und Hautpflege bei Inkontinenz an oder führe sie durch • Erstelle einen individuellen Plan zur Inkontinenzversorgung entsprechend Schweregrad der Inkontinenz **Berate und leite an** • Eine inkontinente Seniorin • Eine Seniorin mit Obstipation und ergreife erforderliche Maßnahmen (Obstipationsprophylaxe) • Eine Seniorin mit Diarrhö und ergreife erforderliche Maßnahmen	• Handelt bedürfnisorientiert • Gestaltet Umfeld kontinenzfördernd • Wahrt Intimsphäre • Hält hygienische Prinzipien ein, z. B. Händehygiene nach Toilettengang • Fördert Selbstständigkeit • Informiert und kommuniziert • Handelt wirtschaftlich • Leitet an und überwacht • Berät bei Einschränkungen • Dokumentiert und handelt präzise
Hilfsmittel	Vergleich und Einschätzung	Die Schülerin
• Toilettensitzerhöhung, Haltegriffe • Toilettenstuhl • Steckbecken, Urinflasche • Inkontinenzhilfsmittel	• Besteht Beratungsbedarf? • Entsprechen die Hilfsmittel den Bedürfnissen und Problemen des pflegebedürftigen Menschen?	• Setzt Hilfsmittel situationsgerecht ein, wendet sie sicher an • Setzt Materialien wirtschaftlich ein • Berät und beschafft Hilfsmittel
Evaluationskriterien	Reflexion	Die Schülerin
• Angemessene Hilfe zur Problemlösung • Ausscheidungsgewohnheiten berücksichtigt • Intimsphäre gewahrt • Selbstständiger Toilettengang • Gebrauch von Hilfsmitteln ist angemessen • Haut ist intakt • Ausscheidung normal	• Die Pflegesituation aus der Sicht der Seniorin • Das eigene Pflegeverhalten • Die Pflegesituation unter fachlichen Gesichtspunkten • Persönliche Stärken • Persönliche Schwächen • Persönliche konkrete Nahziele	• Überprüft Pflegeziele sorgfältig • Schätzt Wirksamkeit der Pflege richtig ein • Schätzt eigene Pflege richtig ein • Arbeitet fachlich korrekt • Verhält sich der Situation angemessen • Aktualisiert Ziele und Pflegeplan

Tab. 4.6 Inkontinenz

Kenntnisse, Wissen	**Lernaufträge**	**Kompetenzen, Fähigkeiten, Fertigkeiten**
Informationssammlung und Pflegediagnostik	Beobachtung	Die Schülerin
• Ausscheidungsgewohnheiten • Ernährung • Ursächliche Erkrankungen • Inkontinenzformen und Schweregrade gemäß „Expertenstandard Förderung der Harnkontinenz in der Pflege" • Aufbau und Funktion des Verdauungstrakts • Flüssigkeitsbilanz • Individuelle Gewohnheiten • Ressourcen **Pflegediagnosen, z. B.** • Selbstversorgungsdefizit bei der Ausscheidung • Verwirrtheit • Harninkontinenz (Formen, Schweregrade) • Gefahr der Hautschädigung • Soziale Isolation	• Welche Ursache könnte der Inkontinenz zugrunde liegen? • Beeinflussende Faktoren (Umgebung oder existenzielle Erfahrungen, z. B. Trauer, Verwirrtheit, Angst) • Art und Schweregrad der Inkontinenz? • Beobachte Stuhl und Urin, im Hinblick auf Farbe, Menge, Häufigkeit, Beschaffenheit, Beimengungen, Geruch? • Erstelle ein Miktionsprotokoll für einen pflegebedürftigen Menschen • Kann der alte Mensch seinen Stuhl- oder Urindrang mitteilen? • Kann er Toilette oder Toilettenstuhl benutzen? • Wenn nein, warum nicht?	• Informiert sich über Gewohnheiten, Besonderheiten und Wünsche in der Dokumentation und im persönlichen Gespräch • Beobachtet Reaktionen der Seniorin und geht darauf ein • Erfasst psychische Situation, Biografie und Ressourcen des pflegebedürftigen Menschen • Beobachtet Einschränkungen und schätzt Hilfebedarf ein • Ermittelt und bewertet beeinflussende Faktoren • Beobachtet Ausscheidungen und mögliche Veränderungen und zieht Rückschlüsse • Formuliert Pflegediagnosen nach dem PESR-System (Problem, Entstehungsursache, Symptome, Ressourcen ➤ 4.1) • Dokumentiert Veränderungen fachgerecht
Pflegeplanung	Erstellen der Planung	Die Schülerin
• Pflegeziele • Pflegemaßnahmen	Beschreibe oder überprüfe auf der Basis von Ressourcen, Problemen und Pflegediagnosen die individuellen Pflegeziele und den Pflegeplan	• Formuliert Ziele und Pflegemaßnahmen konkret und realistisch • Formuliert ressourcen- und problemorientiert

Tab. 4.6 Inkontinenz *(Forts.)*

Kenntnisse, Wissen	**Lernaufträge**	**Kompetenzen, Fähigkeiten, Fertigkeiten**
Vorbereitung, Durchführung, Nachsorge	Wahrnehmung und Beurteilung	Die Schülerin
• Wahrung der Intimsphäre • Toilettentraining • Beckenbodentraining • Orientierungshilfen • Handhabung und Hygiene von Toilettenstuhl, Ausscheidungsgefäßen und Inkontinenzhilfsmitteln • Hygienische Prinzipien • Intim- und Hautpflege bei Inkontinenz	**Achte auf** • Reaktionen der Seniorin • Fähigkeiten der Seniorin **Führe durch** • Erstelle einen individuellen Plan zur Inkontinenzversorgung entsprechend Schweregrad der Inkontinenz • Intim- und Hautpflege bei Inkontinenz • Begründe die hygienischen Regeln im Umgang mit Ausscheidungen • Unterstütze einen alten Menschen bei der Ausscheidung bzw. beim Toilettentraining **Berate und leite an** • Einen alten Menschen zu Beckenbodentraining • Eine inkontinente Seniorin über kontinenzförderndes Verhalten und mögliche Inkontinenzhilfsmittel	• Handelt bedürfnisorientiert, wertschätzend und akzeptierend • Gestaltet Umfeld sicher und orientierend • Wahrt Intimsphäre • Hält hygienische Prinzipien ein, z. B. Händehygiene nach Toilettengang • Fördert Selbstständigkeit • Informiert und kommuniziert, berät • Handelt wirtschaftlich • Leitet an, überwacht • Dokumentiert und handelt präzise Expertenstandard Kontinenzförderung www.dnqp.de/fileadmin/groups/607/Kontinenz_Akt_Auszug.pdf (letzter Zugriff 3.3.2015)
Hilfsmittel	Vergleich und Einschätzung	Die Schülerin
• Toilettensitzerhöhung, Haltegriffe • Toilettenstuhl, • Steckbecken, Urinflasche • Inkontinenzhilfsmittel • Kostenzuschuss im Rahmen von SGB V, SGB XI und BSHG	• Informiere dich über Kostenübernahme für Inkontinenzhilfsmittel • Entsprechen die Hilfsmittel den Bedürfnissen und Problemen des pflegebedürftigen Menschen? • Besteht Beratungsbedarf?	• Setzt Hilfsmittel situationsgerecht ein, wendet sie sicher an • Setzt Materialien wirtschaftlich ein • Berät und beschafft Hilfsmittel
Evaluationskriterien	Reflexion	Die Schülerin
• Angemessene Hilfe zur Problemlösung • Intimsphäre gewahrt • Psychische Situation berücksichtigt • Selbstständigkeit gefördert • Gebrauch von Hilfsmitteln ist angemessen • Haut ist intakt • Ausscheidung normal (Menge, Beschaffenheit)	• Die Pflegesituation aus der Sicht der Seniorin • Das Pflegeverhalten • Die Pflegesituation unter fachlichen Gesichtspunkten • Persönliche Stärken • Persönliche Schwächen • Persönliche konkrete Nahziele	• Überprüft Pflegeziele sorgfältig • Schätzt Wirksamkeit der Pflege richtig ein • Schätzt eigene Pflege richtig ein • Arbeitet fachlich korrekt • Verhält sich der Situation angemessen • Aktualisiert Ziele und Pflegeplan

4.3 Pflege alter Menschen mit eingeschränkter Funktion von Sinnesorganen

Tab. 4.7 Eingeschränkte Funktion der Sinnesorgane

Kenntnisse, Wissen	Lernaufträge	Kompetenzen, Fähigkeiten, Fertigkeiten
Informationssammlung und Pflegediagnostik	Beobachtung	Die Schülerin
• Beobachten von Kommunikationsfähigkeit und Einschränkungen • Erfassen von möglichen oder vorhandenen Hilfsmitteln • Aufbau, Funktion und Erkrankungen der Sinnesorgane • Ressourcen **Pflegediagnosen, z. B.** • Eingeschränkte Sprachfähigkeit • Eingeschränkte Sehfähigkeit • Eingeschränkte Hörfähigkeit • Eingeschränkte Tastfähigkeit • Halbseitige Vernachlässigung (Neglect)	• Welche Mittel oder Möglichkeiten hat der alte Mensch, um zu kommunizieren? Sprache, Schrift, Mimik, Gestik? • Unterstützungsbedarf beim Kommunizieren? • Erhaltene Kommunikationsfähigkeit, z. B. sehen, hören, tasten, schreiben, zeigen, verstehen, Mimik, Gestik • Weitere Ressourcen • Welchen Gefahren ist der alte Mensch mit eingeschränkter Sinnesfunktion ausgesetzt? • Reaktionen auf Geräusche und Ansprache • Reaktion auf Berührungsreize • Reaktion auf Verhalten	• Informiert sich über Besonderheiten und Wünsche in der Dokumentation • Beobachtet Reaktionen der Seniorin und geht darauf ein • Erfasst Bedürfnisse, Biografie und Ressourcen des pflegebedürftigen Menschen und seiner Bezugspersonen • Beobachtet Ressourcen und Einschränkungen und schätzt Hilfebedarf ein • Formuliert Pflegediagnosen nach dem PESR-System (Problem, Entstehungsursache, Symptome, Ressourcen ➤ 4.1) • Kann Gefahren durch eingeschränkte Kommunikationsfähigkeit einschätzen und ihnen entgegenwirken • Beobachtet Veränderungen und dokumentiert fachgerecht
Pflegeplanung	Erstellen der Planung	Die Schülerin
• Pflegeziele • Pflegeplan	Beschreibe oder überprüfe auf der Basis von Ressourcen, Problemen und Pflegediagnosen die individuellen Pflegeziele und den Pflegeplan	• Formuliert Ziele und Maßnahmen konkret und realistisch • Formuliert ressourcen- und problemorientiert

Tab. 4.7 Eingeschränkte Funktion der Sinnesorgane *(Forts.)*

Kenntnisse, Wissen	Lernaufträge	Kompetenzen, Fähigkeiten, Fertigkeiten
Vorbereitung, Durchführung, Nachsorge	Wahrnehmung und Beurteilung	Die Schülerin
• Umgang mit kommunikationseinsgeschränkten Menschen • Prinzipien der Basalen Stimulation® • Prinzip des Bobath-Konzepts® bei der Raumgestaltung und Wahrnehmungsförderung • Materialien zur Unterstützung bei Einschränkungen der Sinnesfunktion • Hilfestellungen wie Brille reinigen, anreichen, Anleiten zum Umwelt ertasten, führen, Hörgerät einsetzen, Hörgerät reinigen, warten, Schreibzeug bereitstellen, mittels Zeigetafel kommunizieren • Einbringen von Medikamenten in die Augen	**Achte auf** • Handlungsablauf/-schritte • Reaktion der Seniorin • Fähigkeiten der Seniorin **Führe durch** • Hilfestellung je nach Bedürfnis und Einschränkung • Unterstütze einen pflegebedürftigen alten Menschen mit eingeschränkter Funktion von Sinnesorganen • Begegne dem pflegebedürftigen Menschen einfühlsam, akzeptierend und wertschätzend • Bereite auf die Pflegesituation vor und erkläre • Übe den fördernden Umgang mit Menschen mit eingeschränkter Sprachfähigkeit, Sehfähigkeit, Hörfähigkeit, Tastfähigkeit und halbseitiger Vernachlässigung (Neglect) **Berate und leite an** • Zum Gebrauch der Zeigetafel • Eine Seniorin mit eingeschränkter Sehfähigkeit • Eine Seniorin mit Hörgerät • Eine sehbehinderte Seniorin	• Handelt bedürfnisorientiert • Kommuniziert einfühlsam, wertschätzend, akzeptierend • Hält Balance zwischen Nähe und Distanz • Nutzt und fördert erhaltene Kommunikationsfähigkeit • Fördert Selbstständigkeit • Fördert Wahrnehmung • Pflegt situationsbezogen • Handelt umsichtig und sichernd • Führt erforderliche Hilfestellungen fachgerecht durch • Handelt organisiert • Setzt Materialien sachgerecht ein • Entsorgt benötigtes Material vollständig • Dokumentiert präzise
Hilfsmittel	Vergleich und Einschätzung	Die Schülerin
• Zeigetafel • Brille, Lupe, Lesegerät • Hörgerät	• Verschiedene Standards (einrichtungsintern/einrichtungsextern) • Welche Mittel werden häufig eingesetzt? • Wirkung von verschiedenen Mitteln?	• Berät und beschafft Hilfsmittel • Setzt Hilfsmittel situationsgerecht ein und wendet sie sicher an • Leitet zum Gebrauch an
Evaluationskriterien	Reflexion	Die Schülerin
Der alte Mensch • kann sich verständigen • versteht Informationen • nimmt nonverbale Signale wahr	• Die Pflegesituation aus der Sicht der Seniorin • Das Pflegeverhalten • Die Pflegesituation unter fachlichen Gesichtspunkten? • Persönliche Stärken • Persönliche Schwächen • Persönliche konkrete Nahziele	• Überprüft Pflegeziele sorgfältig • Schätzt Wirksamkeit der Pflege richtig ein • Schätzt eigene Pflege richtig ein • Arbeitet fachlich korrekt • Verhält sich der Situation angemessen • Aktualisiert Ziele und Pflegeplan

4.4 Pflege alter Menschen mit akuten und chronischen Erkrankungen

4.4.1 Herz-Kreislauf- und Gefäßerkrankungen

Tab. 4.8 Herz-Kreislauf- und Gefäßerkrankungen

Kenntnisse, Wissen	**Lernaufträge**	**Kompetenzen, Fähigkeiten, Fertigkeiten**
Informationssammlung und Pflegediagnostik	Beobachtung	Die Schülerin
• Anatomische und physiologische Zusammenhänge und Grundkenntnisse • Erkrankungen, Therapie, Prävention und Rehabilitation • Herz-, Kreislauf- und Blutdruckmedikamente • Individuelle Gewohnheiten • Ressourcen **Pflegediagnosen, z. B.** • Verminderte Herzleistung • Flüssigkeitsüberschuss • Atemnot • Eingeschränkte Beweglichkeit • Selbstversorgungsdefizite • Akute Verwirrtheit • Gefahr von Sturz • Wissensdefizit	• Welche Informationen zum Krankheitsverlauf und zur Therapie lassen sich in der Krankenakte bzw. im Dokumentationssystem sammeln? • Befinden, Leistungsfähigkeit? • Existenzielle Erfahrungen und Probleme, z. B. Angst? • Blutdruck, Puls? • Hautfarbe, Durchblutung? • Schmerz? • Ressourcen? • Einschränkungen? • Gefahren? • Flüssigkeitsbilanz? • Schwellungen? • Ödeme? • Körpergewicht? • Belastbarkeit? • Unterstützungsbedarf?	• Strukturiert Handlung nach dem Pflegeprozess • Informiert sich über Besonderheiten und Wünsche in der Dokumentation • Beobachtet Reaktionen und Befinden der Seniorin und geht darauf ein • Erfasst Bedürfnisse, Biografie und Ressourcen des pflegebedürftigen Menschen und seiner Bezugspersonen • Beobachtet Einschränkungen und schätzt Hilfebedarf ein • Formuliert Pflegediagnosen nach dem PESR-System (Problem, Entstehungsursache, Symptome, Ressourcen ➤ 4.1) • Beobachtet Veränderungen und dokumentiert fachgerecht • Erfasst Pflegesituation als Ganzes und kann Zusammenhänge und Gefahren richtig beurteilen
Pflegeplanung	Erstellen der Planung	Die Schülerin
• Pflegeziele • Pflegeplanung	Beschreibe oder überprüfe auf der Basis von Ressourcen, Problemen und Pflegediagnosen die individuellen Pflegeziele und den Pflegeplan	• Formuliert Ziele und Maßnahmen konkret und realistisch • Formuliert ressourcen- und problemorientiert

Tab. 4.8 Herz-Kreislauf- und Gefäßerkrankungen *(Forts.)*

Kenntnisse, Wissen	Lernaufträge	Kompetenzen, Fähigkeiten, Fertigkeiten
Vorbereitung, Durchführung, Nachsorge	Wahrnehmung und Beurteilung	Die Schülerin
• RR-, Pulsmessung • Medikation • Beratung, z. B. Lebensweise • Selbsthilfegruppen • Beobachtung von Aussehen, Befinden, Atmung	**Achte auf** • Hautzustand • Körpergewicht • Flüssigkeitsbilanz **Führe durch** • Blutdruck messen • Puls messen • Flüssigkeitsbilanz • Körpergewichtsmessung • Unterstütze bei Einschränkungen in den Lebensaktivitäten • Welche Wirkungen und unerwünschte Wirkungen der ärztlich angeordneten Medikation gibt es und welche Beobachtungskriterien, Einnahmeregeln und begleitende Pflegemaßnahmen lassen sich daraus ableiten? **Berate und leite an** • Berate zum Erkennen von Notfallsituationen und richtigem Verhalten • Berate zu Lebensweise, Ernährung, Selbsthilfegruppen • Berate zur richtigen Lebensweise und zur Änderung der Ernährungsgewohnheiten	• Verhält sich einfühlsam, bedürfnisorientiert, akzeptierend und wertschätzend • Fördert Selbstständigkeit • Beobachtet gezielt • Handelt umsichtig und sichernd • Handelt wirtschaftlich • Berät situationsbezogen • Handelt organisiert und rationell • Bereitet die Materialien vor • Führt Pflegemaßnahmen sicher und organisiert durch • Entsorgt benötigtes Material vollständig • Handelt in Notfällen sicher und prioritätsbewusst
Hilfsmittel	Vergleich und Einschätzung	Die Schülerin
• Medikamente • Blutdruckmessgerät	• Wirkung von Medikamenten • Blutdruckwerte	• Beobachtet und beurteilt Wirksamkeit von Medikamenten • Erkennt unerwünschte Wirkungen, dokumentiert diese und leitet sie weiter • Schätzt Kreislaufwerte richtig ein
Evaluationskriterien	Reflexion	Die Schülerin
• Selbstversorgung und Sicherheit sind gewährleistet • Vitalwerte im Normbereich • Veränderungen werden erkannt • Alter Mensch ist informiert über Gefahren und verhält sich gesundheitsfördernd	• Die Pflegesituation aus der Sicht der Seniorin • Das Pflegeverhalten • Die Pflegesituation unter fachlichen Gesichtspunkten • Persönliche Stärken • Persönliche Schwächen • Persönliche konkrete Nahziele	• Überprüft Pflegeziele sorgfältig • Schätzt Wirksamkeit der Pflege richtig ein • Schätzt eigene Pflege richtig ein • Arbeitet fachlich korrekt • Verhält sich der Situation angemessen • Aktualisiert Ziele und Pflegeplan

4.4.2 Diabetes mellitus

Tab. 4.9 Diabetes mellitus

Kenntnisse, Wissen	Lernaufträge	Kompetenzen, Fähigkeiten, Fertigkeiten
Informationssammlung und Pflegediagnostik	**Beobachtung**	**Die Schülerin**
• Anatomische und physiologische Zusammenhänge und Grundkenntnisse • Krankheitsbild, Diagnostik Therapie, Spätfolgen • Orale Antidiabetika • Verschiedene Insulinpräparate • Diät, Bewegung • Zeichen von Hyper- bzw. Hypoglykämie, BZ-Werte • Schwerbehindertenrecht • Diabetikerbund • Individuelle Gewohnheiten • Ressourcen **Pflegediagnosen, z. B.** • Übergewicht • Flüssigkeitsmangel • Selbstversorgungsdefizit bei der Ernährung • Mangelernährung • Infektionsgefahr • Gefahr der Hautschädigung • Eingeschränkter Tastsinn • Eingeschränkte Sehfähigkeit • Wissensdefizit	• Welche Informationen zum Krankheitsverlauf und zur Therapie lassen sich in der Krankenakte bzw. im Dokumentationssystem sammeln? • Bewusstsein, Orientierung, Befinden? • Existenzielle Erfahrungen und Probleme? • Wahrnehmung, Sensibilität, insbesondere an den Füßen? • Sehfähigkeit, Hörfähigkeit? • Haut und Schleimhäute? • Ressourcen, Einschränkungen, Gefahren? • Flüssigkeitszufuhr • Ausscheidungen • Blutdruck, Blutzucker • Fähigkeit zur Selbstversorgung, diabetesgerechter Lebensführung und Selbstbeobachtung • Beobachte und dokumentiere: Selbstversorgungsfähigkeit und Unterstützungsbedarf bei einer Seniorin	• Informiert sich über Besonderheiten und Wünsche in der Dokumentation • Beobachtet gezielt und schätzt die Situation richtig und schnell ein • Zieht Rückschlüsse • Erkennt Zusammenhänge (2./3. AJ) • Verhält sich einfühlend, akzeptierend, wertschätzend • Respektiert Grenzen (fremde und eigene) • Nimmt Kontakt auf und hält diesen • Hört zu und beobachtet • Baut Beziehung in der Pflege auf und aus • Erschließt Wissensquellen • Wertet Informationen aus • Formuliert Pflegediagnosen nach dem PESR-System (Problem, Entstehungsursache, Symptome, Ressourcen ➤ 4.1)
Pflegeplanung	**Erstellen der Planung**	**Die Schülerin**
• Pflegeziele • Pflegemaßnahmen	Beschreibe oder überprüfe auf der Basis von Ressourcen, Problemen und Pflegediagnosen die individuellen Pflegeziele und den Pflegeplan	• Setzt realistische, konkrete, erreichbare Ziele • Löst, mindert Probleme • Bezieht Ressourcen ein • Plant Handlungen und Arbeitsabläufe fachkompetent und strukturiert

Tab. 4.9 Diabetes mellitus *(Forts.)*

Kenntnisse, Wissen	**Lernaufträge**	**Kompetenzen, Fähigkeiten, Fertigkeiten**
Vorbereitung, Durchführung, Nachsorge	Wahrnehmung und Beurteilung	Die Schülerin
• BZ-Messung • Insulininjektion • Beratung • Beobachtung und Pflege von Haut, Füßen • RR-Kontrolle • Evtl. Verbandswechsel (➤ 4.10.1)	**Achte auf** • Hautzustand • Ausscheidungen • Blutdruck **Führe durch** • Verabreiche Antidiabetika • Führe Insulininjektion durch • Erstelle einen Diätplan • Führe Haut- und Fußpflege durch • Führe Verbandswechsel (diabetischer Fuß) und Wunddokumentation durch • Führe ggf. weiteres Wundmanagement durch **Berate und leite an** • Leite zur Selbstbeobachtung und Blutzuckermessung an • Leite zur Selbstmedikation an bzw. verabreiche die ärztlich verordneten Medikamente • Berate zur Vorbeugung von Folgeerkrankungen • Begründe die Pflegemaßnahmen • Berate zu Lebensweise, Ernährung, Vermeidung von Spätfolgen, Bekleidung, Schuhwerk, Selbsthilfegruppen	• Handelt bedürfnisorientiert und situationsbezogen • Organisiert und handelt rationell • Hält hygienische Prinzipien ein • Handelt wirtschaftlich • Fordert/fördert Fähigkeiten • Erkennt Zusammenhänge zwischen Diät, Bewegung, Blutzuckerwerten und Folgeerkrankungen • Erfasst Pflegesituation als Ganzes und erkennt kritische Situationen und Notfallsituationen • Handelt fachgerecht, umsichtig und sichernd • Dokumentiert präzise • Verhält sich einfühlend, akzeptierend, wertschätzend • Berät einfühlsam und kompetent • Handelt flexibel, trifft Entscheidungen, setzt Prioritäten • Handelt verantwortungsbewusst • Nimmt Kontakt auf und hält diesen • Hört zu und beobachtet • Informiert und argumentiert • Beschafft und strukturiert erforderliches Wissen • Löst Aufgaben eigenständig • Kennt fachliche Prinzipien und wendet diese an
Hilfsmittel	Vergleich und Einschätzung	Die Schülerin
• Blutzuckermessgerät • Antidiabetika, Insulinpräparate • Materialien zur Wundbehandlung	• Verschiedene Insulinarten • Materialien zur Behandlung des diabetischen Fußes	• Geht sicher mit BZ-Messgeräten um • Kennt Insulinarten • Kennt Materialien zur Wundbehandlung
Evaluationskriterien	Reflexion	Die Schülerin
• Blutzucker im Normbereich • Blutzuckerveränderungen werden erkannt • Alter Mensch kennt Gefahren und Spätfolgen und verhält sich gesundheitsfördernd • Haut ist intakt	• Die Pflegesituation aus der Sicht der Seniorin • Das Pflegeverhalten • Die Pflegesituation unter fachlichen Gesichtspunkten • Persönliche Stärken • Persönliche Schwächen • Persönliche konkrete Nahziele	• Schätzt Wirksamkeit der Pflege richtig ein • Aktualisiert Ziele und Pflegeplan • Reflektiert Stärken und Schwächen, setzt neue Ziele • Geht mit Rückmeldungen konstruktiv um

4.4.3 Apoplex

Tab. 4.10 Apoplex

Kenntnisse, Wissen	**Lernaufträge**	**Kompetenzen, Fähigkeiten, Fertigkeiten**
Informationssammlung und Pflegediagnostik	Beobachtung	Die Schülerin
• Anatomische und physiologische Zusammenhänge und Grundkenntnisse • Krankheitsbild • Psychische Störungen und Hilfen • Ressourcen **Pflegediagnosen, z. B.** • Sprachstörungen • Eingeschränktes Tast- und Berührungsempfinden • Halbseitige Vernachlässigung (Neglect) • Wissensdefizit • Eingeschränkte Beweglichkeit • Gefahr einer Hautschädigung (Dekubitusgefahr) • Schluckstörungen • Inkontinenz, Sturzgefahr • Schlafstörungen, Schmerz • Machtlosigkeit • Eingeschränkte Beschäftigungsfähigkeit • Körperbildstörung • Soziale Isolation	• Welche Informationen zum Krankheitsverlauf und zur Therapie lassen sich in der Krankenakte bzw. im Dokumentationssystem sammeln? • Ressourcen, Selbstversorgungsfähigkeit? • Befinden, existenzielle Erfahrungen? • Ausmaß der Paresen (Lähmungen)? • Wahrnehmung und Störungen, z. B. Inkontinenz? • Kommunikationsfähigkeit und Störungen, z. B. Aphasie? • Schluckfähigkeit? • Schmerz, z. B. Schulterschmerz? • Blutdruck, Puls? • Gefahren, z. B. Dekubitus, Kontrakturen, Thrombose? • Sturzgefahr, Aspirationsgefahr, Verletzungsgefahr? • Ausscheidung, Selbstständigkeit, Veränderungen? • Ödem der betroffenen Extremität? • Einschränkungen und Unterstützungsbedarf in den Selbstpflegefähigkeiten?	• Erschließt Informations- und Wissensquellen, z. B. Bobath-Konzept®, Standards, Dokumentationssystem, Team, Pflegebedürftige, Angehörige • Hört zu, erfasst Biografie • Beobachtet und beurteilt zielgerichtet und sicher • Schätzt Situation schnell und richtig ein • Erkennt Zusammenhänge • Zieht Rückschlüsse • Formuliert Pflegediagnosen nach dem PESR-System (Problem, Entstehungsursache, Symptome, Ressourcen ➤ 4.1)
Pflegeplanung	Erstellen der Planung	Die Schülerin
• Pflegeziele • Pflegemaßnahmen	Beschreibe oder überprüfe auf der Basis von Ressourcen, Problemen und Pflegediagnosen die individuellen Pflegeziele und den Pflegeplan	• Formuliert Ziele und Pflegemaßnahmen konkret und realistisch • Formuliert ressourcen- und problemorientiert

Tab. 4.10 Apoplex *(Forts.)*

Kenntnisse, Wissen	**Lernaufträge**	**Kompetenzen, Fähigkeiten, Fertigkeiten**
Vorbereitung, Durchführung, Nachsorge	Wahrnehmung und Beurteilung	Die Schülerin
• Fördernde Raumgestaltung • Kommunizieren • Positionieren und Bewegen nach Bobath-Konzept® • Berühren und Waschen entsprechend Basaler Stimulation® und Bobath-Konzept® • Mobilisation entsprechend Bobath-Konzept® • Maßnahmen bei Schluckstörungen, Sprachstörungen • Esstraining • Anziehtraining • Kontinenztraining	**Achte auf** • Reaktion der Seniorin • Fähigkeiten der Seniorin **Führe durch** • Unterstütze bei der Wohnraumgestaltung • Kommuniziere entsprechend der Sprachstörungen verbal und nonverbal und zeige dabei Einfühlungsvermögen und Wertschätzung • Bewege und positioniere spastikhemmend • Setze Prioritäten, z. B. Spastikhemmung oder Dekubitusprophylaxe • Wasche nach Prinzipien von Bobath® und Basaler Stimulation® • Mobilisiere nach Bobath-Konzept® • Unterstütze und leite an zur Wahrnehmungsförderung • Unterstütze bei Schluckstörungen • Unterstütze bei der Tagesgestaltung und selbst gewählten Aktivitäten • Vermeide Aspiration, Spastik, Kontrakturen, Verletzungen **Berate und leite an** • Leite an zum An- und Auskleiden • Berate zu Lebensweise und Selbsthilfegruppen • Berate über Hilfsmittel und deren Beschaffung • Leite zum Gebrauch von Hilfsmitteln an	• Gestaltet den Wohnraum wahrnehmungsfördernd • Handelt einfühlsam und bedürfnisorientiert • Kommuniziert situationsgerecht, akzeptierend und wertschätzend • Fördert Selbstständigkeit • Setzt Prioritäten • Trifft Entscheidungen • Handelt umsichtig, sichernd und verantwortungsvoll • Handelt wirtschaftlich • Berät situationsbezogen • Handelt organisiert und rationell • Führt Handlungen professionell aus • Wendet hygienische Prinzipien an • Verhindert Gefahren und Folgeerkrankungen • Entsorgt benötigtes Material vollständig
Hilfsmittel	Vergleich und Einschätzung	Die Schülerin
• Medikamente • Hilfsmittel, z. B. Igelbälle, raue Waschlappen, Lagerungshilfsmittel, Zeigetafel, Essbesteck, Alltagshilfen, Rollstuhl	• Beobachte und beurteile die Wirkung und unerwünschte Wirkung von Medikamenten • Wende Hilfsmittel ordnungsgemäß an	• Beobachtet und beurteilt Wirksamkeit von Medikamenten • Berät über fördernde Hilfsmittel und deren Beschaffung • Leitet zum Gebrauch von Hilfsmitteln an oder wendet sie professionell an
Evaluationskriterien	Reflexion	Die Schülerin
• Wahrnehmung von Sinnesreizen • Wahrnehmung der Körpermitte, Gleichgewicht • Intakte Haut, Sicherheit und Selbstversorgung	• Die Pflegesituation aus der Sicht der Seniorin • Das Pflegeverhalten • Die Pflegesituation unter fachlichen Gesichtspunkten • Persönliche Stärken • Persönliche Schwächen • Persönliche konkrete Nahziele	• Überprüft Pflegeziele sorgfältig • Schätzt Wirksamkeit der Pflege richtig ein • Schätzt eigene Pflege richtig ein • Arbeitet fachlich korrekt • Verhält sich der Situation angemessen • Aktualisiert Ziele und Pflegeplan

4.4.4 Morbus Parkinson

Tab. 4.11 Morbus Parkinson

Kenntnisse, Wissen	Lernaufträge	Kompetenzen, Fähigkeiten, Fertigkeiten
Informationssammlung und Pflegediagnostik	Beobachtung	Die Schülerin
• Anatomische und physiologische Zusammenhänge und Grundkenntnisse • Krankheitsbild und Therapie • Psychische Auswirkungen • Ressourcen **Pflegediagnosen, z. B.** • Eingeschränkte Beweglichkeit • Selbstversorgungsdefizite • Sprachstörungen • Wissensdefizit • Inkontinenz • Sturzgefahr • Angst • Eingeschränkte Beschäftigungsfähigkeit • Soziale Isolation	• Welche Informationen zum Krankheitsverlauf und zur Therapie lassen sich in der Krankenakte bzw. im Dokumentationssystem sammeln? • Welche Informationen sind von Kolleginnen, während der Übergabe oder im Gespräch mit Team, Angehörigen und Bezugspersonen zu erhalten? • Ressourcen, Selbstversorgungsfähigkeit? • Befinden, existenzielle Erfahrungen? • Ausmaß von Rigor, Tremor, Akinese? • Morgendliche Bewegungssituation? • Gefahren, z. B. Dekubitus, Kontrakturen, Thrombose? • Sturzgefahr, Schluckstörungen, Inkontinenz? • Einschränkungen und Unterstützungsbedarf in den Selbstpflegefähigkeiten?	• Erschließt Informations- und Wissensquellen, z. B. neueste Erkenntnisse, Standards, Dokumentationssystem, Team, Pflegebedürftige, Angehörige • Hört zu, erfasst Biografie • Beobachtet und beurteilt zielgerichtet und sicher • Schätzt Situation schnell und richtig ein • Erkennt Zusammenhänge • Zieht Rückschlüsse • Formuliert Pflegediagnosen nach dem PESR-Prinzip (Problem, Entstehungsursache, Symptome, Ressourcen ➢ 4.1)
Pflegeplanung	Erstellen der Planung	Die Schülerin
• Pflegeziele • Pflegemaßnahmen	Beschreibe oder überprüfe auf der Basis von Ressourcen, Problemen und Pflegediagnosen die individuellen Pflegeziele und den Pflegeplan	• Formuliert Ziele und Pflegemaßnahmen konkret und realistisch • Formuliert ressourcen- und problemorientiert

Tab. 4.11 Morbus Parkinson *(Forts.)*

Kenntnisse, Wissen	Lernaufträge	Kompetenzen, Fähigkeiten, Fertigkeiten
Vorbereitung, Durchführung, Nachsorge	Wahrnehmung und Beurteilung	Die Schülerin
• Fördernde Raumgestaltung • Sicherung der Umgebung, Aufsichtspflicht, Sorgfaltspflicht • Kommunikation bei motorischer Aphasie • Prinzipen der Mobilisation • Übungen zur Mobilisation • Berühren und Waschen entsprechend Basaler Stimulation® • Maßnahmen bei Speichelfluss und fettiger Haut • Maßnahmen bei Schluckstörungen, Sprachstörungen • Esstraining, Anziehtraining • Prophylaxen • Selbsthilfegruppen • Schwerbehindertenrecht • Fördernde Beschäftigung	**Achte auf** • Reaktionen der Seniorin • Fähigkeiten der Seniorin **Führe durch** • Unterstütze bei der Wohnraum- und Wohnumfeldgestaltung • Kommuniziere entsprechend der Sprachstörungen verbal und nonverbal und zeige dabei Einfühlungsvermögen und Wertschätzung • Unterstütze bei der Tagesgestaltung und selbst gewählten Aktivitäten **Berate und leite an** • Leite zu Bewegungs- und Gleichgewichtsübungen, evtl. Schreibübungen (in Absprache mit den entsprechenden Therapeuten) an • Leite an bei der aktivierenden, basal stimulierenden Körperpflege • Leite an zur selbstständigen Wahrnehmungsförderung • Berate zu Schutz bei Speichelfluss, Hautpflege und Bekleidung • Berate zu Lebensweise und Selbsthilfegruppen • Informiere über Rechte bei Schwerbehinderung • Berate über Hilfsmittel und deren Beschaffung • Leite zum Gebrauch von Hilfsmitteln an	• Gestaltet den Raum sicher • Verhält sich einfühlsam, bedürfnisorientiert, wertschätzend und akzeptierend • Berücksichtigt nonverbale Kommunikation • Fördert Selbstständigkeit • Mobilisiert, leitet zu Übungen an • Setzt Prioritäten, trifft Entscheidungen • Handelt umsichtig, sichernd, verantwortungsvoll • Handelt wirtschaftlich • Berät situationsbezogen • Handelt organisiert und rationell • Führt Handlungen professionell aus • Wendet hygienische Prinzipien an • Vollständige Nachsorge
Hilfsmittel	Vergleich und Einschätzung	Die Schülerin
• Medikamente • Sitzhilfen, Rollator, Rollstuhl • Ess- und Trinkgeschirr • Ankleide- und Alltagshilfen	• Die Wirkung von Medikamenten • Wende Hilfsmittel ordnungsgemäß an	• Beobachtet und beurteilt Wirksamkeit von Medikamenten • Berät über fördernde Hilfsmittel und deren Beschaffung • Leitet zum Gebrauch von Hilfsmitteln an oder wendet sie professionell an
Evaluationskriterien	Reflexion	Die Schülerin
• Sicherheit und Selbstversorgung sind gewährleistet • Alter Mensch kann Hilfsmittel benützen • Ist über Erkrankung und Medikamenteneinnahme informiert • Kennt Übungen zur Rehabilitation und erfährt Unterstützung • Erhält soziale Kontakte und sinnvolle Beschäftigung	• Die Pflegesituation aus der Sicht der Seniorin • Das Pflegeverhalten • Die Pflegesituation unter fachlichen Gesichtspunkten • Persönliche Stärken • Persönliche Schwächen • Persönliche konkrete Nahziele	• Überprüft Pflegeziele sorgfältig • Schätzt Wirksamkeit der Pflege richtig ein • Schätzt eigene Pflege richtig ein • Arbeitet fachlich korrekt • Verhält sich der Situation angemessen • Aktualisiert Ziele und Pflegeplan

4

4.5 Pflege alter Menschen mit chronischen Schmerzen

Tab. 4.12 Chronische Schmerzen

Kenntnisse, Wissen	Lernaufträge	Kompetenzen, Fähigkeiten, Fertigkeiten
Informationssammlung und Pflegediagnostik	Beobachtung	Die Schülerin
• Expertenstandard Schmerzmanagement • Zusammenhänge und Grundkenntnisse zum Krankheitsbild • Schmerzursachen, -entstehung • Schmerzwahrnehmung • Schmerzstillende Medikamente und andere Verfahren • Ressourcen **Pflegediagnosen, z. B.** • Schmerzen, chronisch • Eingeschränkte Beweglichkeit • Selbstversorgungsdefizite • Schlafstörung • Wissensdefizit • Angst • Hoffnungslosigkeit • Eingeschränkte Beschäftigungsfähigkeit • Soziale Isolation	• Welche Informationen zum Krankheitsverlauf und zur Therapie lassen sich in der Krankenakte bzw. im Dokumentationssystem sammeln? • Welche Informationen sind von Kolleginnen, während der Übergabe oder im Gespräch mit Team, Angehörigen und Bezugspersonen zu erhalten? • Ressourcen? • Befinden, psychische Situation? • Schmerzart, -empfinden? • Schmerzintensität anhand einer Skala? • Schmerzort? • Schmerzhäufigkeit und Zeitpunkt? • Reaktion auf Medikamente? • Bewegungssituation? • Gefahren, z. B. Dekubitus, Kontrakturen, Thrombose? • Sturzgefahr? • Soziale und psychische Folgen? • Einschränkungen und Unterstützungsbedarf in den Selbstpflegefähigkeiten?	• Erschließt Informations- und Wissensquellen, z. B. neueste Erkenntnisse, Expertenstandard Schmerzmanagement, Schmerztagebuch, Skalen zur Schmerzerfassung, Dokumentationssystem, Team, Pflegebedürftige, Angehörige • Hört zu, erfasst Biografie • Beobachtet und beurteilt zielgerichtet und sicher • Schätzt Situation schnell und richtig ein • Erkennt Zusammenhänge • Zieht Rückschlüsse • Formuliert Pflegediagnosen nach dem PESR-System (Problem, Entstehungsursache, Symptome, Ressourcen ➤ 4.1) Expertenstandard chronische Schmerzen www.dnqp.de/fileadmin/groups/607/Schmerz-chron_Auszug.pdf (Zugriff am 3.3.2015)
Pflegeplanung	Erstellen der Planung	Die Schülerin
• Pflegeziele • Pflegemaßnahmen	Beschreibe oder überprüfe auf der Basis von Ressourcen, Problemen und Pflegediagnosen die individuellen Pflegeziele und den Pflegeplan	• Formuliert Ziele und Pflegemaßnahmen konkret und realistisch • Formuliert ressourcen- und problemorientiert
Vorbereitung, Durchführung, Nachsorge	Wahrnehmung und Beurteilung	Die Schülerin
• Entspannende Raumgestaltung • Kommunizieren • Schonendes Bewegen • Berühren und Waschen entsprechend Basaler Stimulation® • Alternative (nichtmedikamentöse) Methoden zur Schmerzlinderung	**Achte auf** • Reaktionen der Seniorin • Fähigkeiten der Seniorin **Führe durch** • Gestalte die Umgebung entspannend und sicher • Kommuniziere verbal und nonverbal und zeige dabei Einfühlungsvermögen und Wertschätzung • Positioniere entspannend und schmerzlindernd • Unterstütze bei der aktivierenden, basal stimulierenden Körperpflege • Unterstütze bei der Tagesgestaltung und selbst gewählten Aktivitäten	• Arbeitet einfühlsam, bedürfnisorientiert, akzeptierend und wertschätzend • Berücksichtigt nonverbale Kommunikation • Fördert Selbstständigkeit • Setzt Prioritäten • Trifft Entscheidungen • Handelt umsichtig, sichernd, verantwortungsvoll • Handelt wirtschaftlich • Berät situationsbezogen • Handelt organisiert und rationell • Führt Handlungen professionell aus • Wendet hygienische Prinzipien an

Tab. 4.12 Chronische Schmerzen *(Forts.)*

Kenntnisse, Wissen	**Lernaufträge**	**Kompetenzen, Fähigkeiten, Fertigkeiten**
Vorbereitung, Durchführung, Nachsorge	Wahrnehmung und Beurteilung	Die Schülerin
	Berate und leite an • Leite zur selbstständigen Entspannung an • Berate und führe in Absprache mit dem alten Menschen und dem Arzt alternative Methoden der Schmerzlinderung durch, z. B. Wärmeanwendungen, Düfte • Leite in Absprache mit der Physiotherapeutin zu Bewegungsübungen an • Informiere über Selbsthilfegruppen • Leite zum Führen des Schmerztagebuches an • Leite zur Anwendung einer Schmerzskala an • Berate über Hilfsmittel und deren Beschaffung	• Entsorgt benötigtes Material vollständig
Hilfsmittel	Vergleich und Einschätzung	Die Schülerin
• Medikamente • Entspannende Öle, Wickel, Düfte • Schmerztagebuch • Lagerungshilfsmittel • Verschiedene Schmerzskalen	• Die Wirkung von Medikamenten • Die Wirkung von alternativen Maßnahmen • Wende Hilfsmittel ordnungsgemäß an	• Beobachtet und beurteilt Wirksamkeit von Medikamenten • Wendet Schmerzskala korret an • Berät über alternative Methoden der Schmerzlinderung und wendet sie professionell an • Leitet zum Führen des Schmerztagebuches an
Evaluationskriterien	Reflexion	Die Schülerin
Der alte Mensch • Kennt schmerzauslösende Faktoren und kann sie vermeiden • Kennt schmerzlindernde Maßnahmen und kann sie einsetzen • Ist schmerzfrei bzw. Schmerz ist reduziert • Erhält soziale Kontakte und sinnvolle Beschäftigung aufrecht	• Die Pflegesituation aus der Sicht der Seniorin • Das Pflegeverhalten • Die Pflegesituation unter fachlichen Gesichtspunkten • Persönliche Stärken • Persönliche Schwächen • Persönliche konkrete Nahziele	• Überprüft Pflegeziele sorgfältig • Schätzt Wirksamkeit der Pflege richtig ein • Schätzt eigene Pflege richtig ein • Arbeitet fachlich korrekt • Verhält sich der Situation angemessen • Aktualisiert Ziele und Pflegeplan

4

4.6 Pflege gerontopsychiatrisch veränderter alter Menschen

Tab. 4.13 Gerontopsychiatrie

Kenntnisse, Wissen	Lernaufträge	Kompetenzen, Fähigkeiten, Fertigkeiten
Informationssammlung und Pflegediagnostik	Beobachtung	Die Schülerin
• Anatomische und physiologische Zusammenhänge und Grundkenntnisse • Gesundheits- und Krankheitslehre, Psychologie • Ressourcen **Pflegediagnosen, z. B.** • Hoffnungslosigkeit • Trauer • Angst • Geringes Selbstwertgefühl • Suizidgefahr • Schlafstörung • Wissensdefizit • Eingeschränkte Beschäftigungsfähigkeit • Soziale Isolation	• Welche Informationen zum Krankheitsverlauf und zur Therapie lassen sich in der Krankenakte bzw. im Dokumentationssystem sammeln? • Welche Informationen sind von Kolleginnen, während der Übergabe oder im Gespräch mit Team, Angehörigen und Bezugspersonen zu erhalten? • Ressourcen? • Befinden, psychische Situation, Selbstwertgefühl? • Stimmung, Antrieb? • Schlaf? • Gefahren, z. B. Verletzungsgefahr, Vergiftungsgefahr, Suizidgefahr? • Einschränkungen und Unterstützungsbedarf in den Selbstpflegefähigkeiten?	• Erschließt Informations- und Wissensquellen, z. B. neueste Erkenntnisse, Standards, Dokumentationssystem, Team, Pflegebedürftige, Angehörige • Hört zu, erfasst Biografie • Beobachtet und beurteilt zielgerichtet und sicher • Schätzt Situation schnell und richtig ein • Erkennt Zusammenhänge • Zieht Rückschlüsse • Formuliert Pflegediagnosen nach dem PESR-System (Problem, Entstehungsursache, Symptome, Ressourcen ➤ 4.1)
Pflegeplanung	Erstellen der Planung	Die Schülerin
• Pflegeziele • Pflegemaßnahmen	Beschreibe oder überprüfe auf der Basis von Ressourcen, Problemen und Pflegediagnosen die individuellen Pflegeziele und den Pflegeplan	• Formuliert Ziele und Pflegemaßnahmen konkret und realistisch • Formuliert ressourcen- und problemorientiert
Vorbereitung, Durchführung, Nachsorge	Wahrnehmung und Beurteilung	Die Schülerin
• Sichere und fördernde Umgebungsgestaltung • Kommunizieren • Entspannungstechniken • Berühren und Waschen entsprechend Basaler Stimulation® • Maßnahmen bei Schlafstörungen • Umgang mit aggressivem Verhalten • Umgang mit depressivem Verhalten • Pflegerische Interventionen entsprechend der Pflegediagnosen	**Achte auf** • Reaktionen der Seniorin • Fähigkeiten der Seniorin **Führe durch** • Unterstütze bei der Wohnraum- und Wohnumfeldgestaltung • Kommuniziere entsprechend der Biografie und des Befindens verbal und nonverbal und zeige dabei Einfühlungsvermögen, Akzeptanz und Wertschätzung seiner Gedanken und Sichtweisen	• Gestaltet die Umgebung sicher und fördernd • Verhält sich einfühlsam, bedürfnisorientiert, akzeptierend und wertschätzend • Berücksichtigt nonverbale Kommunikation • Fördert Selbstständigkeit • Setzt Prioritäten • Trifft Entscheidungen • Handelt umsichtig, sichernd, verantwortungsvoll

Tab. 4.13 Gerontopsychiatrie *(Forts.)*

Kenntnisse, Wissen	Lernaufträge	Kompetenzen, Fähigkeiten, Fertigkeiten
Vorbereitung, Durchführung, Nachsorge	Wahrnehmung und Beurteilung	Die Schülerin
	• Ermögliche das Aussprechen von Ängsten und suizidalen Gedanken und suche gemeinsam mit altem Menschen nach positiven Sichtweisen • Unterstütze bei der aktivierenden, basal stimulierenden Körperpflege • Begegne aggressiven, depressiven und ängstlichen Menschen mit Verständnis und Einfühlung • Unterstütze bei der Tagesgestaltung und selbst gewählten Aktivitäten **Berate und leite an** • In Absprache mit dem therapeutischen Team zur Entspannung und sinnvollen Beschäftigung • Zu Lebensweise und Selbsthilfegruppen	• Handelt wirtschaftlich • Berät situationsbezogen • Handelt organisiert und rationell • Führt Handlungen professionell aus • Wendet hygienische Prinzipien an • Dokumentiert präzise und wertfrei
Hilfsmittel	Vergleich und Einschätzung	Die Schülerin
• Zur Therapie, z. B. Malen, Werken, Bewegungstherapie, Musiktherapie • Medikamente, z. B. Psychopharmaka, Neuroleptika, Antidepressiva	• Die Wirkung von Medikamenten • Mitwirkung bei Therapieformen, z. B. Gesprächstherapie, Einzeltherapie, Gruppentherapie, Körpertherapie, Maltherapie, Musiktherapie, Autogenes Training, Muskelentspannung nach Jacobson, Ergotherapie, Bewegungstherapie	• Beobachtet und beurteilt Wirksamkeit von Medikamenten • Erkennt und dokumentiert unerwünschte Wirkungen von Medikamenten • Ergreift Pflegemaßnahmen aufgrund der Medikation, z. B. Mundpflege bei Mundtrockenheit • Plant Handlungen und Arbeitsabläufe • Leitet an und begleitet sachkundig und einfühlsam
Evaluationskriterien	Reflexion	Die Schülerin
• Selbstversorgung und Sicherheit sind gewährleistet • Selbstständigkeit ist gefördert • Alter Mensch ist entspannt und angstfrei	• Die Pflegesituation aus der Sicht der Seniorin • Das Pflegeverhalten • Die Pflegesituation unter fachlichen Gesichtspunkten • Persönliche Stärken • Persönliche Schwächen • Persönliche konkrete Nahziele	• Überprüft Pflegeziele sorgfältig • Schätzt Wirksamkeit der Pflege richtig ein • Schätzt eigene Pflege richtig ein • Arbeitet fachlich korrekt • Verhält sich der Situation angemessen • Aktualisiert Ziele und Pflegeplan

4

4.7 Pflege dementer alter Menschen

Tab. 4.14 Demenz

Kenntnisse, Wissen	Lernaufträge	Kompetenzen, Fähigkeiten, Fertigkeiten
Informationssammlung und Pflegediagnostik	Beobachtung	Die Schülerin
• Demenzformen, Ursachen, Diagnostik, Therapie • Demenzstadien • Medikamentöse und nichtmedikamentöse Therapie • Ressourcen **Pflegediagnosen, z. B.** • Akute Verwirrtheit • Chronische Verwirrtheit • Angst • Verletzungsgefahr • Vergiftungsgefahr • Schlafstörung • Eingeschränkte Beschäftigungsfähigkeit • Soziale Isolation	• Welche Informationen zum Krankheitsverlauf und zur Therapie lassen sich in der Krankenakte bzw. im Dokumentationssystem sammeln? • Welche Informationen erhält man von Kolleginnen, während der Übergabe oder im Gespräch mit Team, Angehörigen und Bezugspersonen? • Ressourcen? • Wahrnehmungsfähigkeit? • Orientierung zu Zeit, Ort, Person, Situation? • Stimmung, Antrieb, Schlaf? • Gefahren, z. B. Hinlauf-/Weglaufgefahr, Verletzungsgefahr, Vergiftungsgefahr? • Einschränkungen und Unterstützungsbedarf in den Selbstpflegefähigkeiten?	• Erschließt Informations- und Wissensquellen, z. B. neueste Erkenntnisse, Standards, Dokumentationssystem, Team, Pflegebedürftige, Angehörige • Hört zu, erfasst Biografie • Beobachtet und beurteilt zielgerichtet und sicher • Schätzt Situation schnell und richtig ein • Erkennt Zusammenhänge • Zieht Rückschlüsse • Formuliert Pflegediagnosen nach dem PESR-System (Problem, Entstehungsursache, Symptome, Ressourcen ➢ 4.1)
Pflegeplanung	Erstellen der Planung	Die Schülerin
• Pflegeziele • Pflegemaßnahmen	Beschreibe oder überprüfe auf der Basis von Ressourcen, Problemen und Pflegediagnosen die individuellen Pflegeziele und den Pflegeplan	• Formuliert Ziele und Pflegemaßnahmen konkret und realistisch • Formuliert ressourcen- und problemorientiert
Vorbereitung, Durchführung, Nachsorge	Wahrnehmung und Beurteilung	Die Schülerin
• Fördernde Umgebungsgestaltung • Validation® • Entspannungstechniken • Berühren und Waschen entsprechend Basaler Stimulation® • Maßnahmen bei Schlafstörungen • Schwerbehindertenrecht • Selbsthilfegruppen • Rechtliche Voraussetzungen im Hinblick auf Einweisung, freiheitseinschränkende Maßnahmen	**Achte auf** • Reaktionen der Seniorin • Fähigkeiten der Seniorin • Führe durch • Unterstütze bei der Wohnraum- und Wohnumfeldgestaltung • Kommuniziere entsprechend der Biografie und des Befindens verbal und nonverbal und zeige dabei Einfühlungsvermögen und Wertschätzung	• Gestaltet Umgebung sicher und fördernd • Handelt umsichtig, sichernd, verantwortungsvoll • Handelt wirtschaftlich • Berät situationsbezogen • Handelt organisiert und rationell • Führt Handlungen professionell aus • Wendet hygienische Prinzipien an • Dokumentiert präzise und wertfrei

Tab. 4.14 Demenz *(Forts.)*

Kenntnisse, Wissen	**Lernaufträge**	**Kompetenzen, Fähigkeiten, Fertigkeiten**
Vorbereitung, Durchführung, Nachsorge	Wahrnehmung und Beurteilung	Die Schülerin
	• Ermögliche das Aussprechen von Ängsten • Validiere verwirrtes Verhalten • Unterstütze und leite an bei der aktivierenden, basal stimulierenden Körperpflege und beim An- und Auskleiden • Begegne aggressiven Menschen situationsgerecht **Berate und leite an** • Leite in Absprache mit dem therapeutischen Team zur Entspannung und sinnvollen Beschäftigung an und unterstütze bei der Tagesgestaltung • Unterstütze oder leite an entsprechend der Einschränkungen und Selbstversorgungsdefizite • Berate zu Lebensweise und Selbsthilfegruppen	• Verhält sich einfühlsam, bedürfnisorientiert, akzeptierend und wertschätzend • Kommuniziert verbal und nonverbal situationsbezogen • Fördert Selbstständigkeit • Setzt Prioritäten • Trifft Entscheidungen
Hilfsmittel	Vergleich und Einschätzung	Die Schülerin
• Medikamente insbesondere Psychopharmaka und Neuroleptika • Zur Tagesstrukturierung, z. B. Malen, Werken, Musik, Seniorengymnastik • Zur Orientierung und Angstminderung, z. B. große Kalender, Symbole, Puppen, Kuscheltiere	• Die Wirkung von Medikamenten • Planung und Mitwirkung an tagesstrukturierenden Maßnahmen, z. B. Vorleserunde, Gedächtnistraining, Malen, Musizieren, Singen Werken, Gestalten, Seniorengymnastik, Seniorentanz, 10-Minuten-Aktivierung • Gestalte ein orientierungsförderndes Umfeld • Gestalte ein angstminderndes, biografisch orientiertes Umfeld	• Beobachtet und beurteilt Wirksamkeit von Medikamenten • Erkennt und dokumentiert unerwünschte Wirkungen von Medikamenten • Ergreift Pflegemaßnahmen aufgrund der Medikation, z. B. Mundpflege bei Mundtrockenheit • Plant Handlungen und Arbeitsabläufe • Leitet an und begleitet sachkundig und einfühlsam
Evaluationskriterien	Reflexion	Die Schülerin
• Selbstversorgung und Sicherheit sind gewährleistet • Selbstständigkeit ist gefördert • Orientierung wird gefördert • Verwirrtes Verhalten wird validiert • Alter Mensch ist entspannt und angstfrei	• Die Pflegesituation aus der Sicht der Seniorin • Das Pflegeverhalten • Die Pflegesituation unter fachlichen Gesichtspunkten • Persönliche Stärken • Persönliche Schwächen • Persönliche konkrete Nahziele	• Überprüft Pflegeziele sorgfältig • Schätzt Wirksamkeit der Pflege richtig ein • Schätzt eigene Pflege richtig ein • Arbeitet fachlich korrekt • Verhält sich der Situation angemessen • Aktualisiert Ziele und Pflegeplan

4.8 Pflege infektionskranker alter Menschen

Tab. 4.15 Infektionskranke Menschen

Kenntnisse, Wissen	Lernaufträge	Kompetenzen, Fähigkeiten, Fertigkeiten
Informationssammlung und Pflegediagnostik	Beobachtung	Die Schülerin
• Ressourcen • Zusammenhänge und Grundkenntnisse zu Mikrobiologie, Infektionskrankheiten, Infektionsquellen, Übertragungswege, Immunsystem, Impfung, Arzneimittel, z. B. Antibiotika, Virustatika, Antimykotika, Desinfektionsmittel **Pflegediagnosen, z. B.** • Infektionsgefahr • Soziale Isolation • Fieber	• Welche Informationen zum Krankheitsverlauf und zur Therapie lassen sich in der Krankenakte bzw. im Dokumentationssystem sammeln? • Welche Informationen erhält man von Kolleginnen, während der Übergabe oder im Gespräch mit Team, Angehörigen und Bezugspersonen? • Ressourcen? • Befinden? • Vitalzeichen? • Gefahren, z. B. Infektionsgefahr für weitere alte Menschen? • Einschränkungen und Unterstützungsbedarf in den Selbstpflegefähigkeiten? • Wirkung und unerwünschte Wirkung von Medikamenten?	• Informiert sich über Besonderheiten und Wünsche in der Dokumentation • Beobachtet Reaktionen der Seniorin und geht darauf ein • Erfasst psychische Situation, Biografie und Ressourcen des pflegebedürftigen Menschen • Beobachtet Einschränkungen und schätzt Hilfebedarf ein • Beobachtet Befinden, Vitalzeichen und zieht Rückschlüsse • Formuliert Pflegediagnosen nach dem PESR-System (Problem, Entstehungsursache, Symptome, Ressourcen ➤ 4.1) • Dokumentiert Veränderungen fachgerecht
Pflegeplanung	Erstellen der Planung	Die Schülerin
• Pflegeziele • Pflegemaßnahmen	Beschreibe oder überprüfe auf der Basis von Ressourcen, Problemen und Pflegediagnosen die individuellen Pflegeziele und den Pflegeplan	• Formuliert Ziele und Pflegemaßnahmen konkret und realistisch • Formuliert ressourcen- und problemorientiert

Tab. 4.15 Infektionskranke Menschen *(Forts.)*

Kenntnisse, Wissen	**Lernaufträge**	**Kompetenzen, Fähigkeiten, Fertigkeiten**
Vorbereitung, Durchführung, Nachsorge	Wahrnehmung und Beurteilung	Die Schülerin
• Hygieneplan • Hygienische Prinzipien • Schutzkleidung • Wäschedesinfektion • Isolierung	**Achte auf** • Reaktionen der Seniorin • Fähigkeiten der Seniorin **Führe durch** • Erstelle einen individuellen Pflegeplan je nach Schweregrad der Erkrankung • Führe Isolierungs- und Desinfektionsmaßnahmen gemäß Hygieneplan durch • Ergreife Pflege- und Überwachungsmaßnahmen bei Fieber • Führe ärztlich erforderliche Behandlungspflege durch • Führe Maßnahmen zum Selbstschutz und zum Schutz weiterer alter Menschen durch **Berate und leite an** • Berate eine infektionskranke Seniorin	• Handelt bedürfnisorientiert • Gestaltet Umfeld sicher und orientierend • Hält hygienische Prinzipien ein, z. B. Händehygiene nach Toilettengang • Fördert Selbstständigkeit • Informiert und kommuniziert, berät • Setzt Desinfektionsmittel wirksam und wirtschaftlich ein • Setzt Schutzkleidung wirksam und wirtschaftlich ein • Leitet an und überwacht die Therapie • Dokumentiert präzise
Hilfsmittel	Vergleich und Einschätzung	Die Schülerin
• Desinfektionsmittel • Dampfsterilisator • Heißluftsterilisator	• Wende verschiedene Desinfektionsmittel in verschiedenen Einsatzbereichen gemäß Hygieneplan an • Stelle eine Desinfektionslösung her • Sterilisiere verschiedene Gegenstände	• Setzt Desinfektionsmittel im richtigen Bereich wirtschaftlich ein • Beachtet Unfallverhütungsvorschriften • Beachtet Konzentration und Einwirkzeit
Evaluationskriterien	Reflexion	Die Schülerin
• Erkrankung breitet sich nicht weiter aus • Infektionswege sind unterbrochen • Umgebung und Hilfsmittel sind keimfrei bzw. keimarm • Alter Mensch bewältigt Infektionskrankheit	• Die Pflegesituation aus der Sicht der Seniorin • Das Pflegeverhalten • Die Pflegesituation unter fachlichen Gesichtspunkten • Persönliche Stärken • Persönliche Schwächen • Persönliche konkrete Nahziele	• Überprüft Pflegeziele sorgfältig • Schätzt Wirksamkeit der Pflege richtig ein • Schätzt eigene Pflege richtig ein • Arbeitet fachlich korrekt • Verhält sich der Situation angemessen • Aktualisiert Ziele und Pflegeplan

4.9 Pflege sterbender alter Menschen

Tab. 4.16 Sterbende pflegen und Versorgung eines Verstorbenen

Kenntnisse, Wissen	Lernaufträge	Kompetenzen, Fähigkeiten, Fertigkeiten
Informationssammlung und Pflegediagnostik	Beobachtung	Die Schülerin
• Zusammenhänge und Grundkenntnisse, z. B. Sterbephasen nach Kübler-Ross, Zeichen des herannahenden Todes, Sichere und unsichere Todeszeichen • Häufige Wünsche von sterbenden Menschen • Hospizbetreuung • Rechtliche und ethische Aspekte der Sterbehilfe/-begleitung • Testament, Erbrecht • Ressourcen **Pflegediagnosen, z. B.** • Gesteigerte Müdigkeit • Schmerzen • Angst • Hoffnungslosigkeit • Selbstversorgungsdefizite • Eingeschränkte Beweglichkeit	• Welche Informationen zum Krankheitsverlauf und zur Therapie lassen sich in der Krankenakte bzw. im Dokumentationssystem sammeln? • Welche Informationen erhält man von Kolleginnen, während der Übergabe oder im Gespräch mit Team, Angehörigen und Bezugspersonen? • Eigene Fähigkeiten und Möglichkeiten zur Erleichterung der Situation? • Bedürfnisse und Wünsche? • Bedürfnis nach Unterstützung, Nähe oder Distanz, z. B. durch nahestehende Personen? • Beschwerden, Schmerzen? • Vitalzeichen? • Sonstige Symptome? • Gefahren von zusätzlichem Leiden, z. B. Schmerzen, Dekubitus, Durst? • Existenzielle Erfahrungen, z. B. Angst, Hoffnungslosigkeit? • Bedürfnisse in Lebens- und Glaubensfragen? • Unterstützungsbedarf aufgrund von Einschränkungen und Selbstversorgungsdefiziten? • Erfasse individuelle Wünsche, z. B. Ruhe, Musik, Beichtgespräch, Sterbesakramente	• Erschließt Informations- und Wissensquellen, z. B. neueste Erkenntnisse, Standards, Dokumentationssystem, Team, Pflegebedürftige, Angehörige • Hört aktiv zu • Akzeptiert Verhalten entsprechend der Sterbephasen nach Kübler-Ross • Geht einfühlsam mit dem Pflegebedürftigen und seinen Angehörigen um • Beobachtet und beurteilt • Erkennt Zusammenhänge • Zieht Rückschlüsse • Erfasst die individuelle Pflegesituation • Formuliert Pflegediagnosen nach dem PESR-System (Problem, Entstehungsursache, Symptome, Ressourcen ➤ 4.1) • Setzt Prioritäten
Pflegeplanung	Erstellen der Planung	Die Schülerin
• Pflegeziele • Pflegemaßnahmen	Beschreibe oder überprüfe auf der Basis von Ressourcen, Problemen und Pflegediagnosen die individuellen Pflegeziele und den Pflegeplan	• Formuliert Ziele und Pflegemaßnahmen konkret und realistisch • Formuliert ressourcen- und problemorientiert

Tab. 4.16 Sterbende pflegen und Versorgung eines Verstorbenen *(Forts.)*

Kenntnisse, Wissen	Lernaufträge	Kompetenzen, Fähigkeiten, Fertigkeiten
Vorbereitung, Durchführung, Nachsorge	Wahrnehmung und Beurteilung	Die Schülerin
• Geborgenheit vermittelnde Umgebungsgestaltung • Gesprächsführung • Entspannungstechniken • Berühren und Waschen entsprechend Basaler Stimulation® • Maßnahmen bei Schlafstörungen • Ärztliche Therapie und Pflegemaßnahmen bei Schmerzen • Analgetika, Betäubungsmittel	• Beurteile die Möglichkeiten humaner Sterbebegleitung, z. B. durch Angehörige, Sitzwache • Kommuniziere entsprechend der Biografie und des Befindens verbal und nonverbal und zeige dabei Einfühlungsvermögen und Wertschätzung • Ermögliche das Aussprechen von Ängsten und negativen Gefühlen • Unterstütze bei Einschränkungen und Selbstversorgungsdefiziten, z. B. positioniere, biete Flüssigkeit oder Mundpflege an • Mache in Absprache mit dem Team Angebote zur Entspannung • Begegne aggressiven Menschen situationsgerecht • Erfülle, wenn möglich, die Wünsche des sterbenden Menschen • Versorge einen verstorbenen Menschen (Benachrichtigung Arzt, Dokumentation) • Berücksichtige Religion und Kultur des Verstorbenen	• Gestaltet den Wohnraum bedürfnisgerecht • Kommuniziert einfühlsam, bedürfnisorientiert, akzeptierend, wertschätzend, verbal und nonverbal situationsbezogen • Ergreift lindernde Pflegemaßnahmen erfüllt Wünsche • Handelt umsichtig, sichernd, verantwortungsvoll, professionell, situationsbezogen • Handelt organisiert und rationell • Wendet hygienische Prinzipien an • Dokumentiert präzise und wertfrei
Versorgung des Verstorbenen	Begleitung der Angehörigen	Die Schülerin
• Versorgung des Verstorbenen • Begleiten der nahestehenden Menschen • Abschied und erste Trauerreaktion • Trauerrituale, -phasen • Organisatorische Belange • Abschied vom Verstorbenen auf der Station	• Begleite die nahestehenden Menschen: Abschied ermöglichen, Ausdruck der Trauer ermöglichen • Positive Aspekte aufgreifen: Ermögliche den Menschen auf Station den Abschied vom Verstorbenen, Ermögliche die Auseinandersetzung mit dem eigenen Sterben und der eigenen Trauer	• Versorgt verstorbenen Menschen nach Standard der Einrichtung • Begleitet nahestehende Menschen sachkundig und einfühlsam • Plant Handlungen und Arbeitsabläufe
Evaluationskriterien	Reflexion	Die Schülerin
• Beschwerden gelindert • Intimsphäre gewahrt • Wünsche erfüllt • Gefühle können ausgedrückt werden	• Die Begegnung mit dem sterbenden Menschen und den ihm nahestehenden Menschen • Die Pflegesituation unter fachlichen Gesichtspunkten? • Die eigene Auseinandersetzung mit Tod und Trauer	• Schätzt eigene Pflege und Betreuung richtig ein • Erkennt und beachtet Reaktionen des sterbenden Menschen und der nahestehenden Personen • Reflektiert über eigene Verarbeitung von Tod und Sterben

4.10 Bei der medizinischen Diagnostik und Therapie mitwirken

4.10.1 Verbandswechsel

Tab. 4.17 Verbandswechsel

Kenntnisse, Wissen	Lernaufträge	Kompetenzen, Fähigkeiten, Fertigkeiten
Informationssammlung und Pflegediagnostik	Beobachtung	Die Schülerin
• Rechtliche Voraussetzungen zur Delegation • Indikationen, Zweck • Mögliche Komplikationen • Infektionsgefahr • Allergie • Verschiedene Wundarten • Wundheilungsstadien • Einflussfaktoren auf die Wundheilung • Wundassessment • Wundbeobachtung (Kriterien) • Ressourcen **Pflegediagnosen, z. B.** • Hautschädigung • Schmerzen	• Informiere dich über die ärztliche Anordnung und Besonderheiten: in Dokumentationssystem und Krankenakte, bei Kolleginnen, Übergabe, Teamgespräch, z. B. vorherige Schmerzmittelgabe erforderlich? • Ärztliche Anordnung? • Standard der Einrichtung? • Befinden des pflegebedürftigen Menschen? • Dokumentiere die Beobachtungen anhand eines Wunddokumentationsbogens	• Informiert sich über ärztliche Anordnung und Besonderheiten in der Dokumentation • Beobachtet Reaktionen der Seniorin und geht darauf ein • Berücksichtigt Bedürfnisse und Ressourcen des pflegebedürftigen Menschen und seiner Bezugspersonen • Schätzt Wunde anhand von Kriterien und eines Wunddokumentationsbogens ein • Schätzt individuelle Einflussfaktoren auf die Wundheilung ein und berücksichtigt begleitende Maßnahmen bei der Planung • Formuliert Pflegediagnosen nach dem PESR-System (Problem, Entstehungsursache, Symptome, Ressourcen ➤ 4.1)
Pflegeplanung	Erstellen der Planung	Die Schülerin
• Pflegeziele • Pflegemaßnahmen	Beschreibe oder überprüfe auf der Basis von Ressourcen, Problemen und Pflegediagnosen die individuellen Pflegeziele und den Pflegeplan	• Formuliert Ziele und Pflegemaßnahmen konkret und realistisch • Formuliert ressourcen- und problemorientiert • Findet eigenständige Lösungswege
Vorbereitung, Durchführung, Nachsorge	Wahrnehmung und Beurteilung	Die Schülerin
• Vorbereitung des Materials und der Seniorin • Kommunikation • Fachliche Vorgehensweise • Handlungskette • Grundsätze der Wundreinigung und Wundbehandlung • Hygieneregeln • Organisation	**Achte auf** • Reaktion der Seniorin • Fähigkeiten der Seniorin **Führe durch** • Bereite Seniorin und Material vor • Begegne dem pflegebedürftigen Menschen einfühlsam, akzeptierend und wertschätzend • Akzeptiere Schmerz, Angst	• Bereitet die Materialien vor • Bereitet den Raum vor • Informiert und positioniert, z. B. Unterlage, Bettschutz • Kommuniziert und handelt einfühlsam, akzeptierend und wertschätzend • Berücksichtigt Bedürfnisse

Tab. 4.17 Verbandswechsel *(Forts.)*

Kenntnisse, Wissen	**Lernaufträge**	**Kompetenzen, Fähigkeiten, Fertigkeiten**
Vorbereitung, Durchführung, Nachsorge	Wahrnehmung und Beurteilung	Die Schülerin
	• Bereite auf die Pflegesituation vor und erkläre das geplante Vorgehen • Berate die Seniorin, wo möglich und erforderlich • Führe den Verbandswechsel fachgerecht durch • Beschreibe die Wunde aussagekräftig (Art, Größe, Tiefe, Aussehen, Wundränder, Wundheilungsstadium, Heilungstendenz) • Benenne Auswirkungen von Begleitmaßnahmen • Führe erforderliche Begleitmaßnahmen, z. B. Lagerung/Positionierung, durch • Ergreife abschließende Maßnahmen • Dokumentiere die Durchführung und Beobachtungen fachgerecht **Berate und leite an** • Zur Mithilfe • Zur Selbstbeobachtung • Zu gesundheitsförderndem Verhalten und begleitenden Maßnahmen, z. B. vitaminreiche Ernährung	• Berät Seniorin fachgerecht und einfühlsam • Führt Maßnahme fachgerecht durch • Beachtet Regeln der Hygiene, z. B. Anordnung steriles/unsteriles Material, Händedesinfektion, Handschuhwechsel, Wundreinigungsrichtung • Arbeitet organisiert und konzentriert • Beobachtet gezielt • Führt Begleitmaßnahmen durch • Fördert Selbstständigkeit/Fähigkeiten • Arbeitet umsichtig und flexibel • Überwacht Seniorin im Hinblick auf Komplikationen • Erfasst Besonderheiten • Leistet Hilfe • Dokumentiert präzise und wertfrei
Hilfsmittel	Vergleich und Einschätzung	Die Schülerin
• Wundbeobachtungsbogen • Wundreinigungsmittel • Verschiedene Verbandmaterialien • Lagerungshilfsmittel	• Vergleiche den einrichtungsinternen Standard mit entsprechender Literatur • Informiere dich über Wirkung und Einsatzgebiet der verwendeten Materialien • Welche anderen Alternativen zur Wundbehandlung gibt es? • Wie wirken verschiedene Materialien zur Wundreinigung und Behandlung?	• Setzt Verbandmaterial phasengerecht ein • Setzt Materialien wirtschaftlich ein
Evaluationskriterien	Reflexion	Die Schülerin
• Wunde verkleinert sich • Wunde sauber • Wunde heilt • Haut ist intakt	• Die Pflegesituation • Kriterien zur Einschätzung von akuten und chronischen Wunden • Einsatz von Wunddokumentationsbogen • Persönliche Stärken und Schwächen • Weitere Ziele	• Überprüft Pflegeziele sorgfältig • Schätzt Wirksamkeit der Pflege richtig ein • Schätzt eigene Pflege richtig ein • Arbeitet fachlich korrekt • Verhält sich der Situation angemessen • Aktualisiert Ziele und Pflegeplan

4.10.2 Blutzuckermessung

Tab. 4.18 Blutzuckermessung

Kenntnisse, Wissen	**Lernaufträge**	**Kompetenzen, Fähigkeiten, Fertigkeiten**
Informationssammlung und Pflegediagnostik	Beobachtung	Die Schülerin
• Rechtliche Voraussetzungen zur Delegation • Indikationen, Zweck • Infektionsgefahr, z. B. durch Hepatitis oder HIV? • Blutzuckerbeurteilung • Zeichen der Hyperglykämie • Zeichen der Hypoglykämie • Maßnahmen bei veränderten Blutzuckerwerten • Ressourcen	• Informiere dich über die ärztliche Anordnung und Besonderheiten: in Dokumentationssystem und Krankenakte, bei Kolleginnen, Übergabe, Teamgespräch, über vorherige Blutzuckerwerte, Verlauf der Blutzuckerwerte, Medikation, Diät • Ärztliche Anordnung? • Codierung? • Befinden des pflegebedürftigen Menschen? • Nahrungsaufnahme, Zwischenmahlzeiten? • Lebenssituation, Bewegung? • Weitere beeinflussende Faktoren?	• Informiert sich über ärztliche Anordnung und Besonderheiten in der Dokumentation • Beobachtet Seniorin im Hinblick auf Befinden • Berücksichtigt Bedürfnisse und Ressourcen des pflegebedürftigen Menschen und seiner Bezugspersonen • Erfasst Pflegesituation • Beobachtet gezielt • Formuliert Pflegediagnosen nach dem PESR-System (Problem, Entstehungsursache, Symptome, Ressourcen ➤ 4.1)
Pflegeplanung	Erstellen der Planung	Die Schülerin
• Pflegeziele • Pflegemaßnahmen	Beschreibe oder überprüfe auf der Basis von Ressourcen, Problemen und Pflegediagnosen die individuellen Pflegeziele und den Pflegeplan	• Formuliert Ziele und Pflegemaßnahmen konkret und realistisch • Formuliert ressourcen- und problemorientiert

Tab. 4.18 Blutzuckermessung *(Forts.)*

Kenntnisse, Wissen	Lernaufträge	Kompetenzen, Fähigkeiten, Fertigkeiten
Vorbereitung, Durchführung, Nachsorge	Wahrnehmung und Beurteilung	Die Schülerin
• Beachte Entnahmestellen • Hygieneregeln • Unfallverhütungsvorschriften	**Achte auf** • Reaktionen der Seniorin • Fähigkeiten der Seniorin • Befinden des alten Menschen • Fehlerquellen **Führe durch** • Begegne dem pflegebedürftigen Menschen einfühlsam, akzeptierend und wertschätzend • Bereite auf die Pflegesituation vor und erkläre • Berücksichtige Hygieneregeln im Umgang mit Blut • Bereite die Maßnahme vor • Führe die Maßnahme durch und beobachte dabei die Einstichstelle • Dokumentiere die Durchführung und Werte fachgerecht **Berate und leite an** • Zu Selbstbeobachtung • Einhalten des Spritz-Essabstandes • Zu gesundheitsförderndem Verhalten	• Kommuniziert und handelt einfühlsam, akzeptierend und wertschätzend • Berücksichtigt Bedürfnisse • Fördert Selbstständigkeit/Fähigkeiten • Handelt umsichtig • Berücksichtigt Hygieneregeln, bereitet die Materialien vor • Führt Maßnahme nach einem organisierten Ablaufplan durch • Beachtet Regeln der Unfallverhütung, z. B. Selbstschutz, Umgang mit Lanzetten • Schätzt Blutzuckerwerte richtig ein • Berät Seniorin fachgerecht und einfühlsam • Setzt Prioritäten • Erfasst Notfallsituationen • Leistet Hilfe • Dokumentiert fachgerecht
Hilfsmittel	Vergleich und Einschätzung	Die Schülerin
• Verschiedene Lanzetten • Verschiedene Blutzuckermessgeräte mit Bedienungsanleitung • Diabetikerpass	• Informiere dich über Wirkung und Einsatzgebiet der verwendeten Materialien • Vergleiche und beurteile: Verschiedene Lanzetten, verschiedene Blutentnahmestellen, verschiedene Blutzuckermessgeräte	• Geht sachgerecht mit Stichgerät, Blutzuckermessgerät und Zubehör um • Geht wirtschaftlich mit Hilfsmitteln um
Evaluationskriterien	Reflexion	Die Schülerin
Blutzuckerschwankungen werden erkannt	• Die Pflegesituation • Einschätzung des BZ-Werts • Persönliche Stärken und Schwächen • Weitere Ziele	• Überprüft Pflegeziele sorgfältig • Schätzt Wirksamkeit der Pflege richtig ein • Schätzt eigene Pflege richtig ein • Arbeitet fachlich korrekt • Verhält sich der Situation angemessen • Aktualisiert Ziele und Pflegeplan

4

4.10.3 Medikamente verabreichen

Tab. 4.19 Medikamente verabreichen

Kenntnisse, Wissen	Lernaufträge	Kompetenzen, Fähigkeiten, Fertigkeiten
Informationssammlung und Pflegediagnostik	**Beobachtung**	**Die Schülerin**
• Beschaffung von Medikamenten – Qualitätssichernde Maßnahmen • Aufbewahrungsvorschriften für Medikamente • Betäubungsmittelgesetz • Arzneimittelformen, z. B. Tabletten, Dragees, Suppositorien, Tropfen • Besondere Vorschriften bei Tropfen • Rechtliche Voraussetzungen zur Delegation • Verabreichungsarten, per os, sublingual, rektal, s. c. • Kontrollen • Rote/gelbe Liste • Beipackzettel • SGB V, Rezeptgebühr, Zuzahlung, Befreiung • Ressourcen	• Beschreibe qualitätssichernde Maßnahmen bei der Beschaffung und Aufbewahrung von Medikamenten einschließlich Tropfen und Verbandmitteln • Informiere dich über die ärztliche Anordnung und Besonderheiten: in Dokumentationssystem und Krankenakte, bei Kolleginnen, Übergabe, Teamgespräch • Befinden des alten Menschen? • Ärztliche Anordnung? • Haltbarkeit, Lagerung, Verfall, optische Beeinträchtigungen? • Informationen auf Beipackzettel und roter Liste • Hinweise auf unerwünschte Wirkungen?	• Kann über qualitätssichernde Maßnahmen zur Beschaffung und Aufbewahrung von Medikamenten Auskunft geben • Beurteilt die korrekte ärztliche Anordnung und Besonderheiten im Zusammenhang mit der Dokumentation • Ist über Besonderheiten bei der Lagerung und Verabreichung informiert • Ist über Wirkung und unerwünschte Wirkungen des Medikaments informiert • Beobachtet Seniorin im Hinblick auf Befinden • Führt erforderliche Kontrollen durch • Beobachtet gezielt • Erfasst Pflegesituation • Formuliert Pflegediagnosen nach dem PESR-System (Problem, Entstehungsursache, Symptome, Ressource ➤ 4.1)
Pflegeplanung	**Erstellen der Planung**	**Die Schülerin**
• Pflegeziele • Pflegemaßnahmen	Beschreibe oder überprüfe auf der Basis von Ressourcen, Problemen und Pflegediagnosen die individuellen Pflegeziele und den Pflegeplan	• Formuliert Ziele und Pflegemaßnahmen konkret und realistisch • Formuliert ressourcen- und problemorientiert

Tab. 4.19 Medikamente verabreichen *(Forts.)*

Kenntnisse, Wissen	Lernaufträge	Kompetenzen, Fähigkeiten, Fertigkeiten
Vorbereitung, Durchführung, Nachsorge	Wahrnehmung und Beurteilung	Die Schülerin
• Medikamente bereitstellen und „richten" • Medikamente verabreichen • Besonderheiten bei verwirrten Menschen • Besonderheiten bei psychisch kranken Menschen • Medikamenteneinnahme • Wirkung • Dokumentation von Verabreichung, unerwünschter Wirkung, Verweigerung	**Achte auf** • Einnahme • Befinden des alten Menschen • Wirkung oder unerwünschte Wirkung **Führe durch** • Richte Medikamente unter Aufsicht • Berücksichtige Hygieneregeln • Begegne dem pflegebedürftigen Menschen einfühlsam, akzeptierend und wertschätzend • Bereite auf die Pflegesituation vor und erkläre • Verabreiche die Medikamente unter Aufsicht • Beachte Einnahmehinweise, z. B. vor dem Essen, zum Essen oder nach dem Essen • Dokumentiere die Durchführung und die Flüssigkeitseinfuhr fachgerecht **Berate und leite an** • Zu Einnahmehinweisen • Zur Wirkung des Medikaments	• Handelt verantwortungsbewusst • Stellt ablenkungsfreies Umfeld sicher • Berücksichtigt Hygieneregeln • Arbeitet konzentriert und sicher • Berät Seniorin fachgerecht und einfühlsam • Respektiert mögliche Ablehnung und Bedenken, dokumentiert und handelt sichernd • Verabreicht Arzneimittel sicher • Beobachtet Wirkung und unerwünschte Wirkungen • Setzt Prioritäten • Dokumentiert fachgerecht
Hilfsmittel	Vergleich und Einschätzung	Die Schülerin
• Arzneimittelschrank, Aufbewahrungssysteme • Arzneimitteltabletts • Systeme, z. B. verschiedenfarbige Becher • Dosierungshilfen • Mörser	• Informiere dich über die verwendeten Materialien und weitere Möglichkeiten • Gib Auskunft über die Zeit zwischen Medikamentenverabreichung und Wirkungseintritt bei verschiedenen Arzneimittelformen und Verabreichungsarten • Desinfiziere die Arzneimitteldosierhilfen fachgerecht	• Beschreibt und beurteilt verschiedene Systeme • Geht vorschriftsmäßig mit Hilfsmitteln um • Kennt Wirkungseintritt bei verschiedenen Arzneimittelformen • Desinfiziert Arzneimittelbecher, Tabletts und Dosierhilfen
Evaluationskriterien	Reflexion	Die Schülerin
• Wirksamkeit der Therapie • Hohe Compliance bei der Seniorin	• Die Pflegesituation aus der Sicht der Seniorin • Das Pflegeverhalten • Die Pflegesituation unter fachlichen Gesichtspunkten • Persönliche Stärken • Persönliche Schwächen • Persönliche konkrete Nahziele	• Überprüft Pflegeziele sorgfältig • Schätzt Wirksamkeit der Pflege richtig ein • Schätzt eigene Pflege richtig ein • Arbeitet fachlich korrekt • Verhält sich der Situation angemessen • Aktualisiert Ziele und Pflegeplan

4.10.4 s. c.-Injektion – Insulin

Tab. 4.20 s. c.-Injektion – Insulin

Kenntnisse, Wissen	**Lernaufträge**	**Kompetenzen, Fähigkeiten, Fertigkeiten**
Informationssammlung und Pflegediagnostik	Beobachtung	Die Schülerin
• Rechtliche Voraussetzungen zur Delegation • Indikationen, Zweck • Blutzuckerbeurteilung • Zeichen der Hyperglykämie • Zeichen der Hypoglykämie • Maßnahmen bei veränderten Blutzuckerwerten • Infektionsgefahr • Verschiedene Insulinarten • Injektionsorte • Injektionskanülen • Einstichwinkel • Insulinspritzen, Pens • Desinfektion bei Insulin im Vergleich zu anderen s. c.-Injektionen • Ressourcen	• Informiere dich über die ärztliche Anordnung und Besonderheiten: in Dokumentationssystem und Krankenakte, bei Kolleginnen, Übergabe, Teamgespräch • Blutzuckerwerte? • Befinden des alten Menschen? • Ärztliche Anordnung: IE, Insulinart, Zeit • Haltbarkeit, Lagerung, Verfall, optische Beeinträchtigungen • Einstichstelle, z. B. Verhärtungen, Ödeme, Hämatome • Nahrungsaufnahme, Zwischenmahlzeiten • Bewegung • Weitere beeinflussende Faktoren	• Informiert sich über ärztliche Anordnung Besonderheiten in der Dokumentation • Beobachtet Seniorin im Hinblick auf Befinden • Berücksichtigt Bedürfnisse und Ressourcen des pflegebedürftigen Menschen und seiner Bezugspersonen • Führt erforderliche Kontrollen durch • Beobachtet gezielt • Formuliert Pflegediagnosen nach dem PESR-System (Problem, Entstehungsursache, Symptome, Ressourcen ➤ 4.1)
Pflegeplanung	Erstellen der Planung	Die Schülerin
• Pflegeziele • Pflegemaßnahmen	Beschreibe oder überprüfe auf der Basis von Ressourcen, Problemen und Pflegediagnosen die individuellen Pflegeziele und den Pflegeplan	• Formuliert Ziele und Pflegemaßnahmen konkret und realistisch • Formuliert ressourcen- und problemorientiert

Tab. 4.20 s.c.-Injektion – Insulin *(Forts.)*

Kenntnisse, Wissen	Lernaufträge	Kompetenzen, Fähigkeiten, Fertigkeiten
Vorbereitung, Durchführung, Nachsorge	Wahrnehmung und Beurteilung	Die Schülerin
• Vorbereitung des Materials, z. B. Spritzentablett mit Kanülen, Tupfern, Desinfektionsspray, Kanülenabwurf, Ampulle mit verordnetem Medikament • Vorbereitung der Seniorin • Hygienisches Aufziehen der Injektionslösung • Durchführung der Injektion • Nachsorge (Material und Seniorin) • Unfallverhütende Kanülenentsorgung • Beobachtung der Medikamentenwirkung • Dokumentation	**Achte auf** • Befinden des alten Menschen • Reaktionen der Seniorin • Fähigkeiten der Seniorin **Führe durch** • Begegne dem pflegebedürftigen Menschen einfühlsam, akzeptierend und wertschätzend • Bereite auf die Pflegesituation vor und erkläre geplantes Vorgehen • Berücksichtige Hygieneregeln im Umgang mit Blut • Bereite die Maßnahme vor • Führe die Maßnahme durch und beobachte die Einstichstelle **Berate und leite an** • Zu Selbstbeobachtung • Zur Selbstmessung • Im Hinblick auf gesundheitsförderndes Verhalten • Dokumentiere die Durchführung fachgerecht	• Kommuniziert und handelt einfühlsam, akzeptierend und wertschätzend • Fördert Selbstständigkeit/Fähigkeiten • Handelt umsichtig, professionell • Berücksichtigt Hygieneregeln • Erfasst Zusammenhänge • Bereitet die Materialien vor • Führt Maßnahme organisiert durch • Beachtet Regeln der Unfallverhütung, z. B. Selbstschutz, Umgang mit Lanzetten • Schätzt Blutzuckerwerte richtig ein • Berät Seniorin fachgerecht und einfühlsam • Setzt Prioritäten • Erfasst Notfallsituationen, z. B. Hypoglykämie • Leistet Hilfe • Dokumentiert fachgerecht
Hilfsmittel	Vergleich und Einschätzung	Die Schülerin
• Spritzen, Pen • Kanülen • Insulin • Heparin	• Informiere dich über Wirkung und Einsatzgebiet der verwendeten Materialien • Welche Besonderheiten gibt es beim Einsatz von alkoholischen Desinfektionsmitteln bei Insulin? • Beschreibe die Desinfektion bei „normaler" s. c.-Injektion	• Hält sich an einen unfallverhütenden Umgang mit Spritzen und Kanülen • Geht sachgerecht mit Hilfsmitteln um
Evaluationskriterien	Reflexion	Die Schülerin
Blutzucker im Normbereich	• Die Pflegesituation aus der Sicht der Seniorin • Das Pflegeverhalten • Die Pflegesituation unter fachlichen Gesichtspunkten • Persönliche Stärken • Persönliche Schwächen • Persönliche konkrete Nahziele	• Überprüft Pflegeziele sorgfältig • Schätzt Wirksamkeit der Pflege richtig ein • Schätzt eigene Pflege richtig ein • Arbeitet fachlich korrekt • Verhält sich der Situation angemessen • Aktualisiert Ziele und Pflegeplan

4.10.5 i. m.-Injektion

Tab. 4.21 i. m.-Injektion

Kenntnisse, Wissen	**Lernaufträge**	**Kompetenzen, Fähigkeiten, Fertigkeiten**
Informationssammlung und Pflegediagnostik	Beobachtung	Die Schülerin
• Rechtliche Voraussetzungen zur Delegation • Indikationen, Zweck • Injektionsorte • Einstichwinkel • Komplikationen • Infektionsgefahr • Verschiedene Injektionskanülen • Durchmesser und Länge • Desinfektion und Aspiration • Ressourcen	• Informiere dich über die ärztliche Anordnung und Besonderheiten: in Dokumentationssystem und Krankenakte, bei Kolleginnen, Übergabe, Teamgespräch • Befinden des alten Menschen? • Ärztliche Anordnung? • Haltbarkeit, Lagerung, Verfall, optische Beeinträchtigungen • Einstichstelle, z. B. Verhärtungen, Ödeme, Hämatome?	• Informiert sich über ärztliche Anordnung Besonderheiten in der Dokumentation • Beobachtet Seniorin im Hinblick auf Befinden • Berücksichtigt Bedürfnisse und Ressourcen des pflegebedürftigen Menschen und seiner Bezugspersonen • Führt erforderliche Kontrollen durch • Erfasst Pflegesituation • Formuliert Pflegediagnosen nach dem PESR-System (Problem, Entstehungsursache, Symptome, Ressourcen ➤ 4.1)
Pflegeplanung	Erstellen der Planung	Die Schülerin
• Pflegeziele • Pflegemaßnahmen	Beschreibe oder überprüfe auf der Basis von Ressourcen, Problemen und Pflegediagnosen die individuellen Pflegeziele und den Pflegeplan	• Formuliert Ziele und Pflegemaßnahmen konkret und realistisch • Formuliert ressourcen- und problemorientiert

Tab. 4.21 i. m.-Injektion *(Forts.)*

Kenntnisse, Wissen	Lernaufträge	Kompetenzen, Fähigkeiten, Fertigkeiten
Vorbereitung, Durchführung, Nachsorge	**Wahrnehmung und Beurteilung**	**Die Schülerin**
• Vorbereitung des Materials, z. B. Spritzentablett mit Kanülen, Tupfern, Desinfektionsspray, Kanülenabwurf, Ampulle mit verordnetem Medikament • Vorbereitung der Seniorin • Hygienisches Aufziehen der Injektionslösung • Durchführung der Injektion • Nachsorge (Material und Seniorin) • Unfallverhütende Kanülenentsorgung • Beobachtung der Medikamentenwirkung • Dokumentation	**Achte auf** • Einstichstelle • Befinden des alten Menschen **Führe durch** • Begegne dem pflegebedürftigen Menschen einfühlsam, akzeptierend und wertschätzend • Bereite auf die Pflegesituation vor und erkläre geplantes Vorgehen • Bereite die Maßnahme vor • Berücksichtige Hygieneregeln • Injektion nach der von Hochstetter-Methode • Injektion nach der Sachtleben-Methode • Dokumentiere die Durchführung fachgerecht **Berate und leite an** • Zur Wirkungsweise des Medikaments • Zur Selbstbeobachtung hinsichtlich der Wirkung, bzw. der unerwünschten Wirkung des Medikaments	• Kommuniziert und handelt einfühlsam akzeptierend und wertschätzend • Berücksichtigt Bedürfnisse • Fördert Selbstständigkeit/Fähigkeiten • Handelt umsichtig • Bereitet die Materialien vor • Informiert Seniorin fachgerecht und einfühlsam • Berücksichtigt Hygieneregeln • Hält sich an einen organisierten Ablauf • Wählt richtige Einstichstelle und Einstichwinkel • Injiziert sicher mit Aspiration • Beachtet Regeln der Unfallverhütung, z. B. Selbstschutz, Umgang mit gebrauchten Spritzen und Kanülen • Beobachtet Wirkung und unerwünschte Wirkungen • Setzt Prioritäten • Dokumentiert fachgerecht
Hilfsmittel	**Vergleich und Einschätzung**	**Die Schülerin**
• Spritzen • Kanülen • Medikamente	Informiere dich über Unterschiede und Einsatzgebiet der verwendeten Materialien	• Wählt die richtige Injektionskanüle • Hält sich an einen unfallverhütenden Umgang mit Spritzen und Kanülen • Geht sachgerecht mit Hilfsmitteln um
Evaluationskriterien	**Reflexion**	**Die Schülerin**
• Erwünschte Medikamentenwirkungen treten ein • Keine Komplikationen	• Die Pflegesituation aus der Sicht der Seniorin • Das Pflegeverhalten • Die Pflegesituation unter fachlichen Gesichtspunkten • Persönliche Stärken • Persönliche Schwächen • Persönliche konkrete Nahziele	• Überprüft Pflegeziele sorgfältig • Schätzt Wirksamkeit der Pflege richtig ein • Schätzt eigene Pflege richtig ein • Arbeitet fachlich korrekt • Verhält sich der Situation angemessen • Aktualisiert Ziele und Pflegeplan

4.10.6 Sondennahrung mittels Ernährungspumpe verabreichen

Tab. 4.22 Sondennahrung mittels Ernährungspumpe verabreichen

Kenntnisse, Wissen	Lernaufträge	Kompetenzen, Fähigkeiten, Fertigkeiten
Informationssammlung und Pflegediagnostik	Beobachtung	Die Schülerin
• Rechtliche Voraussetzungen zur Delegation • Indikationen, Zweck • Ernährungssonden, PEG • Überleitungssystem füllen und anhängen • Sondenernährung überwachen • Komplikationen • Aspirationsgefahr • Verschiedene Überleitungsgeräte, Sondennahrung, Diäten • Desinfektion • Ressourcen	• Informiere dich über die ärztliche Anordnung und Besonderheiten: in Dokumentationssystem und Krankenakte, bei Kolleginnen, Übergabe, Teamgespräch • Befinden des alten Menschen? • Ärztliche Anordnung? • Haltbarkeit, Lagerung, Verfall, optische Beeinträchtigungen • Ernährungszustand des alten Menschen	• Informiert sich über ärztliche Anordnung • Besonderheiten in der Dokumentation • Beobachtet Seniorin im Hinblick auf Befinden • Berücksichtigt Bedürfnisse und Ressourcen des pflegebedürftigen Menschen und seiner Bezugspersonen • Führt erforderliche Kontrollen durch • Beobachtet gezielt • Erfasst Pflegesituation • Formuliert Pflegediagnosen nach dem PESR-System (Problem, Entstehungsursache, Symptome, Ressourcen ➤ 4.1)
Pflegeplanung	Erstellen der Planung	Die Schülerin
• Pflegeziele • Pflegemaßnahmen	Beschreibe oder überprüfe auf der Basis von Ressourcen, Problemen und Pflegediagnosen die individuellen Pflegeziele und den Pflegeplan	• Formuliert Ziele und Pflegemaßnahmen konkret und realistisch • Formuliert ressourcen- und problemorientiert • Findet eigenständige Lösungswege

Tab. 4.22 Sondennahrung mittels Ernährungspumpe verabreichen *(Forts.)*

Kenntnisse, Wissen	Lernaufträge	Kompetenzen, Fähigkeiten, Fertigkeiten
Vorbereitung, Durchführung, Nachsorge	Wahrnehmung und Beurteilung	Die Schülerin
• Vorbereitung des Materials und der Seniorin • Überprüfung der Sonde auf Durchgängigkeit • Überprüfung der Nahrung • Lagerung/Positionierung der Seniorin • Durchführung und Überwachung • Nachsorge für Material und Seniorin	**Achte auf** • Einstichstelle • Tropfgeschwindigkeit (ausrechnen) • Einlaufzeit • Befinden und Verhalten des alten Menschen **Führe durch** • Begegne dem pflegebedürftigen Menschen einfühlsam, akzeptierend und wertschätzend • Bereite auf die Pflegesituation vor und erkläre den geplanten Ablauf • Bereite die Maßnahme vor • Berücksichtige Hygieneregeln • Führe die Maßnahme durch • Dokumentiere die Durchführung fachgerecht **Berate und leite an** • Angehörige zum richtigen Umgang mit Sondenkost und Ernährungspumpe	• Kommuniziert und handelt einfühlsam, akzeptierend und wertschätzend • Berücksichtigt Bedürfnisse • Fördert Selbstständigkeit/Fähigkeiten • Handelt umsichtig • Bereitet die Materialien vor • Berücksichtigt Hygieneregeln • Folgt einem organisierten Ablaufplan • Führt Maßnahme professionell durch • Stellt Ernährungspumpe fachgerecht ein • Überwacht Ernährungspumpe • Berät Seniorin fachgerecht und einfühlsam • Beobachtet Seniorin während der Ernährung • Erfasst Komplikationen und Besonderheiten • Setzt Prioritäten, leistet Hilfe • Dokumentiert fachgerecht
Hilfsmittel	Vergleich und Einschätzung	Die Schülerin
• Spritzen • Nahrung und Tee oder Wasser • Ernährungspumpe und Zubehör • Lagerungshilfsmittel	• Informiere dich über Unterschiede und Einsatzgebiet der verwendeten Materialien • Welche unterschiedlichen Sondenkostarten gibt es? • Worauf ist bei der Verabreichung von Medikamenten über die Sonde zu achten?	• Wählt das richtige Überleitungssystem • Verhält sich unfallverhütend im Umgang mit Ernährungspumpe und Überleitungssystem • Geht sachgerecht mit Hilfsmitteln um
Evaluationskriterien	Reflexion	Die Schülerin
• Ernährungszustand normal • Keine Komplikationen durch Sondenkostverabreichung	• Die Pflegesituation aus der Sicht der Seniorin • Das Pflegeverhalten • Die Pflegesituation unter fachlichen Gesichtspunkten • Persönliche Stärken • Persönliche Schwächen • Persönliche konkrete Nahziele	• Schätzt den Ernährungszustand richtig ein • Überprüft Pflegeziele sorgfältig • Schätzt Wirksamkeit der Pflege richtig ein • Schätzt eigene Pflege richtig ein • Arbeitet fachlich korrekt • Verhält sich der Situation angemessen • Aktualisiert Ziele und Pflegeplan

4.10.7 Infusionstherapie

Tab. 4.23 Infusionstherapie

Kenntnisse, Wissen	Lernaufträge	Kompetenzen, Fähigkeiten, Fertigkeiten
Informationssammlung und Pflegediagnostik	**Beobachtung**	**Die Schülerin**
• Rechtliche Voraussetzungen zur Delegation • Indikationen, Zweck • Infusionslösungen • Infusionspumpen • Tropfzahlregler • Komplikationen • Pflege bei liegender Infusion • Ressourcen	• Informiere dich über die ärztliche Anordnung und Besonderheiten: in Dokumentationssystem und Krankenakte, bei Kolleginnen, Übergabe, Teamgespräch • Befinden des alten Menschen? • Ärztliche Anordnung? • Haltbarkeit, Lagerung, Verfall, optische Beeinträchtigungen • Einstichstelle, z. B. Verhärtungen, Ödeme, Hämatome, Entzündungen	• Informiert sich über ärztliche Anordnung Besonderheiten in der Dokumentation • Beobachtet Seniorin im Hinblick auf Befinden • Berücksichtigt Bedürfnisse und Ressourcen des pflegebedürftigen Menschen und seiner Bezugspersonen • Führt erforderliche Kontrollen durch • Beobachtet gezielt • Erfasst Pflegesituation
Pflegeplanung	**Erstellen der Planung**	**Die Schülerin**
• Pflegeziele • Pflegemaßnahmen • Infusionsplan	• Beschreibe oder überprüfe auf der Basis von Ressourcen, Problemen und Pflegediagnosen die individuellen Pflegeziele und den Pflegeplan • Erstelle einen Infusionsplan	• Formuliert Ziele und Pflegemaßnahmen konkret und realistisch • Formuliert ressourcen- und problemorientiert • Erstellt einen Infusionsplan • Formuliert Pflegediagnosen nach dem PESR-System (Problem, Entstehungsursache, Symptome, Ressourcen ➤ 4.1)

4

Tab. 4.23 Infusionstherapie *(Forts.)*

Kenntnisse, Wissen	Lernaufträge	Kompetenzen, Fähigkeiten, Fertigkeiten
Vorbereitung, Durchführung, Nachsorge	Wahrnehmung und Beurteilung	Die Schülerin
• i. v.-Infusion wechseln und überwachen • s. c.-Infusion anlegen, wechseln und überwachen • Vorbereitung • Injektionskanülen, -orte • Hygieneregeln • Spiegel herstellen • System entlüften • Tropfzahlberechnung • Laufzeitangabe • Beobachtung der Therapie und deren Wirksamkeit • Komplikationen erkennen und vermeiden	**Achte auf** • Einstichstelle • Berechnete Tropfgeschwindigkeit • Einlaufzeit • Befinden des alten Menschen **Führe durch** • Begegne dem pflegebedürftigen Menschen einfühlsam, akzeptierend und wertschätzend • Bereite auf die Pflegesituation vor und erkläre geplantes Vorgehen • Bereite die Maßnahme vor • Berücksichtige Hygieneregeln • Dokumentiere die Durchführung und die Flüssigkeitseinfuhr fachgerecht **Berate und leite an** • Ablauf und Dauer der Infusionstherapie • Zur Wirkung der Infusionstherapie • Zu möglichen Komplikationen und deren Vermeidung	• Kommuniziert und handelt einfühlsam, akzeptierend und wertschätzend • Berücksichtigt Bedürfnisse • Fördert Selbstständigkeit/Fähigkeiten • Handelt umsichtig • Bereitet die Materialien vor • Berücksichtigt Hygieneregeln • Folgt einem organisierten Ablaufplan • Führt Maßnahme professionell durch • Beachtet Regeln der Unfallverhütung, z. B. Selbstschutz, Umgang mit gebrauchten Spritzen und Kanülen • Berät Seniorin fachgerecht und einfühlsam • Beobachtet Wirkung und unerwünschte Wirkungen • Setzt Prioritäten • Dokumentiert fachgerecht
Hilfsmittel	Vergleich und Einschätzung	Die Schülerin
• Spritzen • Kanülen • Infusionssysteme	Informiere dich über Unterschiede und Einsatzgebiet der verwendeten Materialien	• Wählt die richtige Injektionskanüle • Handelt unfallverhütend im Umgang mit Spritzen und Kanülen, Infusionssystemen • Geht sachgerecht mit Hilfsmitteln um
Evaluationskriterien	Reflexion	Die Schülerin
• Flüssigkeitszufuhr entspricht dem Bedarf • Einstichstelle entzündungsfrei	• Die Pflegesituation aus der Sicht der Seniorin • Das Pflegeverhalten • Die Pflegesituation unter fachlichen Gesichtspunkten • Persönliche Stärken • Persönliche Schwächen • Persönliche konkrete Nahziele	• Überprüft Pflegeziele sorgfältig • Schätzt Wirksamkeit der Pflege richtig ein • Schätzt eigene Pflege richtig ein • Arbeitet fachlich korrekt • Verhält sich der Situation angemessen • Aktualisiert Ziele und Pflegeplan

4.10.8 Katheterismus

Tab. 4.24 Katheterismus

Kenntnisse, Wissen	Lernaufträge	Kompetenzen, Fähigkeiten, Fertigkeiten
Informationssammlung und Pflegediagnostik	Beobachtung	Die Schülerin
• Rechtliche Voraussetzungen zur Delegation • Indikationen, Zweck • Katheterset • Katheterarten • Suprapubischer Katheter • Komplikationen • Pflege bei liegendem Katheter • Ressourcen	• Informiere dich über die ärztliche Anordnung und Besonderheiten: in Dokumentationssystem und Krankenakte, bei Kolleginnen, Übergabe, Teamgespräch • Befinden des alten Menschen?	• Informiert sich über ärztliche Anordnung und Besonderheiten in der Dokumentation • Beobachtet Seniorin im Hinblick auf Befinden • Berücksichtigt Bedürfnisse und Ressourcen des pflegebedürftigen Menschen und seiner Bezugspersonen • Führt erforderliche Kontrollen durch • Beobachtet gezielt • Erfasst Pflegesituation
Pflegeplanung	Erstellen der Planung	Die Schülerin
• Pflegeziele • Pflegemaßnahmen	Beschreibe oder überprüfe auf der Basis von Ressourcen, Problemen und Pflegediagnosen die individuellen Pflegeziele und den Pflegeplan	• Formuliert Ziele und Pflegemaßnahmen konkret und realistisch • Formuliert ressourcen- und problemorientiert • Formuliert Pflegediagnosen nach dem PESR-System (Problem, Entstehungsursache, Symptome, Ressourcen ➤ 4.1)

Tab. 4.24 Katheterismus *(Forts.)*

Kenntnisse, Wissen	**Lernaufträge**	**Kompetenzen, Fähigkeiten, Fertigkeiten**
Vorbereitung, Durchführung, Nachsorge	Wahrnehmung und Beurteilung	Die Schülerin
• Überprüfung der Indikationsstellung und Anordnung • Vorbereitung von Material und Seniorin • Lagerung/Positionierung der Seniorin • Intimpflege • Hygieneregeln • Umgang mit sterilem/unsterilem Material • Durchführung mit Hilfsperson • Beobachtung • Nachsorge	**Achte auf** • Urin: Menge, Farbe, Geruch, Beimengung • Befinden des alten Menschen **Führe durch** • Begegne dem pflegebedürftigen Menschen einfühlsam, akzeptierend und wertschätzend • Bereite auf die Pflegesituation vor und erkläre geplantes Vorgehen • Bereite die Maßnahme vor • Berücksichtige Hygieneregeln • Führe die Maßnahme durch und beobachte • Dokumentiere die Durchführung, die Flüssigkeitseinfuhr und -ausfuhr fachgerecht **Berate und informiere** • Zur Dauer und Ablauf der Pflegehandlung • Zur Dauer der Behandlung • Zu möglichen Komplikationen und deren Vermeidung	• Kommuniziert und handelt einfühlsam akzeptierend und wertschätzend • Berücksichtigt Bedürfnisse • Fördert Selbstständigkeit/Fähigkeiten • Handelt umsichtig • Bereitet die Materialien vor • Berücksichtigt Hygieneregeln • Folgt einem organisierten Ablauf • Führt Maßnahme professionell durch • Beachtet Regeln der Unfallverhütung • Berät Seniorin fachgerecht und einfühlsam • Beobachtet Wirkung und unerwünschte Wirkungen • Setzt Prioritäten • Dokumentiert fachgerecht
Hilfsmittel	Vergleich und Einschätzung	Die Schülerin
• Katheterset • Einmalkatheter/Dauerkatheter • Materialien, Beschaffenheit, Größe • Katheterformen • Verweilkatheter • Charrière, Längen • Materialeigenschaften • Ableitungssysteme	Informiere dich über Unterschiede und Einsatzgebiet der verwendeten Materialien	• Wählt die richtige Katheterart und Größe • Geht sachgerecht mit Kathetern um
Evaluationskriterien	Reflexion	Die Schülerin
• Urinabfluss gewährleistet • Keine Harnwegsinfektion • Intimsphäre gewahrt	• Die Pflegesituation aus der Sicht der Seniorin • Das Pflegeverhalten • Die Pflegesituation unter fachlichen Gesichtspunkten • Persönliche Stärken • Persönliche Schwächen • Persönliche konkrete Nahziele	• Überprüft Pflegeziele sorgfältig • Schätzt Wirksamkeit der Pflege richtig ein • Schätzt eigene Pflege richtig ein • Arbeitet fachlich korrekt • Arbeitet hygienisch • Verhält sich der Situation angemessen • Aktualisiert Ziele und Pflegeplan

4.10.9 Enterostoma

Tab. 4.25 Enterostoma

Kenntnisse, Wissen	Lernaufträge	Kompetenzen, Fähigkeiten, Fertigkeiten
Informationssammlung und Pflegediagnostik	**Beobachtung**	**Die Schülerin**
• Pflegediagnostische Aspekte im Zusammenhang mit dem Enterostoma, z. B. Ausscheidung, Ernährung und Verträglichkeitsliste, Hautzustand im Stomabereich, Aufbau Funktion und Erkrankungen des Verdauungstrakts • Stomaarten, Komplikationen • Individuelle Gewohnheiten • Ressourcen **Pflegediagnosen, z. B.** • Selbstversorgungsdefizit bei der Ausscheidung • Diarrhö • Gefahr der Hautschädigung • Soziale Isolation	• Welche Ursache könnte dem Stoma zugrunde liegen? • Stomaanlage und -versorgung? • Hautbeschaffenheit um das Stoma? • Stuhlbeschaffenheit? • Psychische Situation des alten Menschen? • Stomaart und mögliche generelle Probleme? • Individuelle Probleme mit dem oder durch das Stoma? • Fähigkeit des alten Menschen zur Selbstversorgung?	• Informiert sich über Besonderheiten und Wünsche in der Dokumentation • Hört zu, erfasst Biografie • Beobachtet Befinden der Seniorin und geht darauf ein • Berücksichtigt psychische Situation und Ressourcen des pflegebedürftigen Menschen • Formuliert Pflegediagnosen nach dem PESR-System (Problem, Entstehungsursache, Symptome, Ressourcen ➤ 4.1) • Beobachtet alten Menschen und Stoma im Hinblick auf Komplikationen und reagiert folgerichtig • Dokumentiert fachgerecht
Pflegeplanung	**Erstellen der Planung**	**Die Schülerin**
• Pflegeziele • Pflegemaßnahmen	Beschreibe oder überprüfe auf der Basis von Ressourcen, Problemen und Pflegediagnosen die individuellen Pflegeziele und den Pflegeplan	• Formuliert Ziele und Pflegemaßnahmen konkret und realistisch • Formuliert ressourcen- und problemorientiert

Tab. 4.25 Enterostoma *(Forts.)*

Kenntnisse, Wissen	**Lernaufträge**	**Kompetenzen, Fähigkeiten, Fertigkeiten**
Vorbereitung, Durchführung, Nachsorge	Wahrnehmung und Beurteilung	Die Schülerin
• Vorbereitung des Materials und der Seniorin • Durchführung des Beutelwechsels/der Stomapflege • Nachsorge von Material und Seniorin • Hygienische Prinzipien • Mögliche Komplikationen • Selbsthilfegruppen • Schwerbehindertenrecht	**Achte auf** • Reaktion der Seniorin • Fähigkeiten der Seniorin **Führe durch** • Unterstütze einen alten Menschen bei der Stomaversorgung • Beobachte den alten Menschen und das Stoma im Hinblick auf Komplikationen • Durchführung eines Beutelwechsels und Hautpflege bei Bedarf • Berate eine Seniorin mit Enterostoma **Berate und leite an** • Leite einen alten Menschen zur Stomaversorgung an • Leite zur Erstellung einer Verträglichkeitsliste für die Ernährung an	• Handelt bedürfnisorientiert • Wahrt Intimsphäre • Hält hygienische Prinzipien ein • Leitet zur selbstständigen Stomaversorgung an • Führt fachgerechte Stomaversorgung durch • Handelt wirtschaftlich • Leitet an, überwacht • Erkennt mögliche Komplikationen • Informiert und berät über Lebensweise und Selbsthilfegruppen • Dokumentiert und handelt präzise
Hilfsmittel	Vergleich und Einschätzung	Die Schülerin
• Stomaversorgungen, z. B. einteilig, zweiteilig • Stomabeutel • Hautschutzpräparate • Ärztliche Verordnung • Kostenübernahme	• Informiere dich über Kostenübernahme für Stomaversorgungssysteme • Beurteile das verwendete Stomaversorgungssystem • Besteht Beratungsbedarf?	• Versorgt Stoma und umgebende Haut sicher und professionell • Informiert über Stomaversorgungssysteme und Hautschutzpräparate • Berät bei Problemen im Zusammenhang mit dem Stoma • Berät über Kostenübernahme
Evaluationskriterien	Reflexion	Die Schülerin
• Sichere, professionelle Stomaversorgung • Angemessene Hilfe zur Problemlösung • Intimsphäre gewahrt • Psychische Situation berücksichtigt • Selbstständigkeit gefördert • Haut ist intakt • Ausscheidung normal (Menge, Beschaffenheit)	• Die Pflegesituation aus der Sicht der Seniorin • Das Pflegeverhalten • Die Pflegesituation unter fachlichen Gesichtspunkten • Persönliche Stärken • Persönliche Schwächen • Persönliche konkrete Nahziele	• Überprüft Pflegeziele sorgfältig • Schätzt Wirksamkeit der Pflege richtig ein • Schätzt eigene Pflege richtig ein • Arbeitet fachlich korrekt • Verhält sich der Situation angemessen • Aktualisiert Ziele und Pflegeplan

4

4.10.10 Sauerstoff verabreichen

Tab. 4.26 Sauerstoff verabreichen

Kenntnisse, Wissen	Lernaufträge	Kompetenzen, Fähigkeiten, Fertigkeiten
Informationssammlung und Pflegediagnostik	Beobachtung	Die Schülerin
• Atemwege • Sauerstoffgehalt der Luft • Rechtliche Voraussetzungen zur Delegation • Indikationen, Zweck • Gefahren, Komplikationen • Ressourcen • Beobachtung des alten Menschen • Atmung • Befinden • Hautfarbe **Pflegediagnosen, z. B.** • Atemnot • Angst	• Informiere dich über die ärztliche Anordnung und Besonderheiten: in Dokumentationssystem und Krankenakte, bei Kolleginnen, Übergabe, Teamgespräch • Befinden des alten Menschen? • Atmung, Aussehen, Orientierung, Puls, Blutdruck, • Sind die Atemwege frei? • Kann der alte Mensch Schleim abhusten? • Lagerung/Positionierung: Ist die Belüftung der Lunge gewährleistet?	• Informiert sich über ärztliche Anordnung und Besonderheiten in der Dokumentation • Beobachtet gezielt • Erfasst Pflegesituation • Berücksichtigt Bedürfnisse und Ressourcen des pflegebedürftigen Menschen und seiner Bezugspersonen • Bedient Geräte korrekt und sicher • Formuliert Pflegediagnosen nach dem PESR-System (Problem, Entstehungsursache, Symptome, Ressourcen ➤ 4.1)
Pflegeplanung	Erstellen der Planung	Die Schülerin
• Pflegeziele • Pflegemaßnahmen	Beschreibe oder überprüfe auf der Basis von Ressourcen, Problemen und Pflegediagnosen die individuellen Pflegeziele und den Pflegeplan	• Formuliert Ziele und Pflegemaßnahmen konkret und realistisch • Formuliert ressourcen- und problemorientiert

4

Tab. 4.26 Sauerstoff verabreichen *(Forts.)*

Kenntnisse, Wissen	Lernaufträge	Kompetenzen, Fähigkeiten, Fertigkeiten
Vorbereitung, Durchführung, Nachsorge	**Wahrnehmung und Beurteilung**	**Die Schülerin**
• Vorbereitung • Zubehör zur Verabreichung • Sauerstoff verabreichen • Hygieneregeln • Brille oder Sonde sicher anbringen • Sauerstoffverabreichung überwachen • Begleitende Maßnahmen und Pflege • ASE (Atemstimulierende Einreibung)	**Achte auf** • Befinden, Atmung, Aussehen, Orientierung, Puls, Blutdruck • Lagerung/Positionierung **Führe durch** • Begegne dem pflegebedürftigen Menschen einfühlsam, akzeptierend und wertschätzend • Bereite alten Menschen und Maßnahme vor • Berücksichtige Hygieneregeln • Führe die Maßnahme durch und beobachte • Führe im Verlauf der Verabreichung begleitende Maßnahmen durch, z. B. Nasenpflege, Mundpflege, Lagerung/Positionierung, bei Asthma, Lippenbremse • Unterstütze bei der Sekretentfernung • Dokumentiere die Maßnahme und die Beobachtungen **Berate und leite an** • Zu Dauer und Wirkung der Sauerstofftherapie	• Kommuniziert und handelt einfühlsam, akzeptierend und wertschätzend • Berücksichtigt Bedürfnisse • Fördert Selbstständigkeit/Fähigkeiten • Bereitet die Materialien vollständig und sicher vor • Informiert alten Menschen • Berücksichtigt Hygieneregeln • Folgt einem organisierten Ablauf • Führt Maßnahme professionell durch • Handelt umsichtig • Beobachtet Wirkung der Maßnahme • Führt begleitende Maßnahme durch • Setzt Prioritäten • Dokumentiert fachgerecht
Hilfsmittel	**Vergleich und Einschätzung**	**Die Schülerin**
• Materialien, Sicherheits- und Anwendungsvorschriften • Wandanschluss • Sauerstoffflasche • Konzentrator (Luftumwandler) • Druckminderer, Manometer • Luftbefeuchter • Flowmeter • Medizinproduktegesetz • Unfallverhütungsvorschrift • Restmengenberechnung einer Sauerstofflasche • Flaschenwechsel	• Ärztliche Anordnung: Literzahl • Füllmenge der Sauerstofflasche • TÜV-Fristen und Verfalldatum • Sicherheitsvorschriften • Wie viele Stunden reicht die Sauerstoffmenge bei der verordneten Literzahl? • Hygiene	• Beachtet Sicherheits- und Anwendungsvorschriften • Achtet auf fettfreie saubere Hände • Verwendet beim Flaschenwechsel weder Fett noch Werkzeuge • Wählt einen sicheren Stand und Standort • Beachtet Sicherheitshinweise zum Umgang mit Sauerstoff • Berechnet sicher die Restmenge einer Sauerstoffflasche • Wechselt leere Sauerstoffflasche fachlich korrekt
Evaluationskriterien	**Reflexion**	**Die Schülerin**
• Alter Mensch bekommt genügend Luft • Befinden verbessert	• Die Pflegesituation aus der Sicht der Seniorin • Das Pflegeverhalten • Die Pflegesituation unter fachlichen Gesichtspunkten • Persönliche Stärken • Persönliche Schwächen • Persönliche konkrete Nahziele	• Überprüft Pflegeziele sorgfältig • Schätzt Wirksamkeit der Pflege richtig ein • Schätzt eigene Pflege richtig ein • Arbeitet fachlich korrekt • Verhält sich der Situation angemessen • Aktualisiert Ziele und Pflegeplan

4

4.10.11 Inhalieren

Tab. 4.27 Inhalieren

Kenntnisse, Wissen	Lernaufträge	Kompetenzen, Fähigkeiten, Fertigkeiten
Informationssammlung und Pflegediagnostik	**Beobachtung**	**Die Schülerin**
• Atemwege • Rechtliche Voraussetzungen zur Delegation • Indikationen, Zweck • Gefahren, Komplikationen • Beobachtung des alten Menschen: Befinden, Atmung, Hautfarbe, Sputum • Ressourcen **Pflegediagnosen, z. B.** • Eingeschränkte Selbstreinigung der Atemwege • Atemnot	• Informiere dich über die ärztliche Anordnung und Besonderheiten: in Dokumentationssystem und Krankenakte, bei Kolleginnen, Übergabe, Teamgespräch • Befinden des alten Menschen • Atmung, Aussehen, Lagerung/Positionierung, Sputum • Sind die Atemwege frei? • Kann der Alte Mensch Schleim abhusten? • Lagerung/Positionierung: Ist die Belüftung der Lunge gewährleistet?	• Informiert sich über ärztliche Anordnung und Besonderheiten in der Dokumentation • Beobachtet gezielt • Erfasst Pflegesituation • Berücksichtigt Bedürfnisse und Ressourcen des pflegebedürftigen Menschen und seiner Bezugspersonen • Formuliert Pflegediagnosen nach dem PESR-System (Problem, Entstehungsursache, Symptome, Ressourcen ➤ 4.1)
Pflegeplanung	**Erstellen der Planung**	**Die Schülerin**
• Pflegeziele • Pflegemaßnahmen	Beschreibe oder überprüfe auf der Basis von Ressourcen, Problemen und Pflegediagnosen die individuellen Pflegeziele und den Pflegeplan	• Formuliert Ziele und Pflegemaßnahmen konkret und realistisch • Formuliert ressourcen- und problemorientiert

Tab. 4.27 Inhalieren *(Forts.)*

Kenntnisse, Wissen	Lernaufträge	Kompetenzen, Fähigkeiten, Fertigkeiten
Vorbereitung, Durchführung, Nachsorge	Wahrnehmung und Beurteilung	Die Schülerin
• Zubehör zur Inhalation • Hygieneregeln • Begleitende Maßnahmen und Pflege • Desinfektion des Zubehörs • ASE (Atemstimulierende Einreibung) • Aromatherapie	**Achte auf** • Reaktionen der Seniorin • Fähigkeiten der Seniorin • Befinden, Atmung, Aussehen, Lagerung/Positionierung **Führe durch** • Begegne dem pflegebedürftigen Menschen einfühlsam, akzeptierend und wertschätzend • Bereite alten Menschen und Maßnahme vor • Berücksichtige Hygieneregeln • Unterstützen beim Abhusten, ASE • Flüssigkeitszufuhr, Mundpflege • Aromatherapie • Unterstütze bei der Sekretentfernung • Desinfiziere gebrauchtes Material • Dokumentiere **Berate und leite an** • Zu gesundheitsförderndem Verhalten • Zu Dauer und Wirkung der Inhalation • Zum Umgang mit dem Inhalationsgerät	• Kommuniziert und handelt einfühlsam, akzeptierend und wertschätzend • Berücksichtigt Bedürfnisse • Fördert Selbstständigkeit/Fähigkeiten • Handelt umsichtig • Bereitet die Materialien vor • Informiert alten Menschen • Geht sicher mit Zubehör um • Berücksichtigt Hygieneregeln • Folgt einem organisierten Ablaufplan • Führt Maßnahme professionell durch • Beobachtet die Wirkung • Führt begleitende Maßnahme durch • Setzt Prioritäten • Desinfiziert gebrauchtes Material • Dokumentiert fachgerecht
Hilfsmittel	Vergleich und Einschätzung	Die Schülerin
• Materialien, Sicherheits- und Anwendungsvorschriften • Inhalationsgerät • Medizinproduktegesetz	• Ärztliche Anordnung • Sicherheitsvorschriften • Hygiene	• Beachtet Sicherheits- und Anwendungsvorschriften • Bedient die Geräte korrekt und sicher • Informiert verständlich
Evaluationskriterien	Reflexion	Die Schülerin
• Atemwege frei • Seniorin bekommt genügend Luft • Befinden ist verbessert • Sekret wird verflüssigt • Sekret kann entfernt werden	• Die Pflegesituation aus der Sicht der Seniorin • Das Pflegeverhalten • Die Pflegesituation unter fachlichen Gesichtspunkten • Persönliche Stärken • Persönliche Schwächen • Persönliche konkrete Nahziele	• Überprüft Pflegeziele sorgfältig • Schätzt Wirksamkeit der Pflege richtig ein • Schätzt eigene Pflege richtig ein • Arbeitet fachlich korrekt • Verhält sich der Situation angemessen • Aktualisiert Ziele und Pflegeplan

4

4.10.12 Absaugen

Tab. 4.28 Absaugen

Kenntnisse, Wissen	**Lernaufträge**	**Kompetenzen, Fähigkeiten, Fertigkeiten**
Informationssammlung und Pflegediagnostik	Beobachtung	Die Schülerin
• Atemwege • Orales Absaugen • Absaugen über Trachealkanüle • Rechtliche Voraussetzungen zur Delegation • Indikationen, Zweck • Gefahren, Komplikationen • Beobachtung des alten Menschen • Befinden, Atmung • Hautfarbe, Sputum • Ressourcen **Pflegediagnosen, z. B.** • Eingeschränkte Selbstreinigung der Atemwege • Atemnot, Infektionsgefahr	• Informiere dich, in welchen Fällen das Absaugen delegiert werden darf • Informiere dich über die ärztliche Anordnung und Besonderheiten: in Dokumentationssystem und Krankenakte, bei Kolleginnen, Übergabe, Teamgespräch • Befinden des alten Menschen? • Atmung, Aussehen, Lagerung/Positionierung, Sputum • Sind die Atemwege frei? • Kann der alte Mensch Schleim abhusten? • Lagerung/Positionierung: Ist die Belüftung der Lunge gewährleistet?	• Informiert sich über ärztliche Anordnung und Besonderheiten in der Dokumentation • Beobachtet Allgemeinzustand, Befinden, Hautfarbe, Atmung und Sputum • Erfasst Pflegesituation • Berücksichtigt Bedürfnisse und Ressourcen des pflegebedürftigen Menschen und seiner Bezugspersonen • Formuliert Pflegediagnosen nach dem PESR-System (Problem, Entstehungsursache, Symptome, Ressourcen ➤ 4.1)
Pflegeplanung	Erstellen der Planung	Die Schülerin
• Pflegeziele • Pflegemaßnahmen	Beschreibe oder überprüfe auf der Basis von Ressourcen, Problemen und Pflegediagnosen die individuellen Pflegeziele und den Pflegeplan	• Formuliert Ziele und Maßnahmen konkret und realistisch • Formuliert ressourcen- und problemorientiert

Tab. 4.28 Absaugen *(Forts.)*

Kenntnisse, Wissen	Lernaufträge	Kompetenzen, Fähigkeiten, Fertigkeiten
Vorbereitung, Durchführung, Nachsorge	Wahrnehmung und Beurteilung	Die Schülerin
• Absaugen oral • Absaugen über Trachealkanüle • Gefahren • Zum Absaugen anleiten • Hygieneregeln • Begleitende Maßnahmen und Pflege • Desinfektion des Zubehörs	**Achte auf** • Reaktionen der Seniorin • Befinden, Atmung, Aussehen, Lagerung/Positionierung • Fähigkeiten der Seniorin **Führe durch** • Begegne dem pflegebedürftigen Menschen einfühlsam, akzeptierend und wertschätzend • Bereite alten Menschen und Maßnahme vor • Führe Hygienemaßnahmen korrekt durch • Führe schleimlösende Maßnahmen durch, falls angeordnet • Sauge entsprechen dem Befinden und der ärztlichen Anordnung ab • Vermeide Infektion, Atemnot, Verletzung, Kreislaufbelastung • Führe im Anschluss begleitende Maßnahmen durch, z. B. Unterstützen beim Abhusten, Flüssigkeitszufuhr, Mundpflege • Unterstütze bei der Sekretentfernung • Desinfiziere gebrauchtes Material • Dokumentiere **Berate und leite an** • Zum Ablauf der Pflegemaßnahme	• Kommuniziert und handelt einfühlsam, akzeptierend und wertschätzend • Berücksichtigt Bedürfnisse • Fördert Selbstständigkeit/Fähigkeiten • Handelt umsichtig • Bereitet die Materialien vor • Informiert alten Menschen • Geht sicher mit Zubehör um • Berücksichtigt Hygieneregeln • Folgt einem organisierten Ablaufplan • Führt Maßnahme fachgerecht durch • Führt begleitende Maßnahme durch • Setzt Prioritäten • Desinfiziert gebrauchtes Material • Dokumentiert fachgerecht
Hilfsmittel	Vergleich und Einschätzung	Die Schülerin
• Betriebsanleitung für das Absauggerät und Zubehör • Absauggerät • Handschuhe steril und unsteril • Desinfektionslösung zum Durchspülen des Schlauchs • Sogfeinregulierung • Absaugkatheter steril • Medizinproduktegesetz	• Ärztliche Anordnung • TÜV-Fristen • Sicherheitsvorschriften • Hygiene	• Beachtet Sicherheits- und Anwendungsvorschriften • Bedient Geräte sicher und korrekt • Informiert vollständig und verständlich
Evaluationskriterien	Reflexion	Die Schülerin
• Sekret wird entfernt • Befinden ist verbessert	• Die Pflegesituation aus der Sicht der Seniorin • Das Pflegeverhalten • Die Pflegesituation unter fachlichen Gesichtspunkten • Persönliche Stärken • Persönliche Schwächen • Persönliche konkrete Nahziele	• Überprüft Pflegeziele sorgfältig • Schätzt Wirksamkeit der Pflege richtig ein • Schätzt eigene Pflege richtig ein • Arbeitet fachlich korrekt • Verhält sich der Situation angemessen • Aktualisiert Ziele und Pflegeplan

4.11 Biografiearbeit

Tab. 4.29 Biografiearbeit

Kenntnisse, Wissen	Lernaufträge	Kompetenzen, Fähigkeiten, Fertigkeiten
Informationssammlung und Pflegediagnostik	Beobachtung	Die Schülerin
• Herkunft, kulturelle Aspekte • Biografie • Altern als Veränderungsprozess, z. B. Kindheit, Jugend, Beruf, Beziehungen, Familie, Älter werden, Neigungen, Interessen, Höhepunkte, Erkrankungen, Einschränkungen, Behinderungen, Belastungen, Konflikte • Zeitgeschichte und persönliche Geschichte • Sexualität • Glaubens- und Lebensfragen • Alternsbilder • Identität, Selbstkonzept • Angehörigenpflege • Ressourcen **Pflegediagnosen, z. B.** • Verwirrtheit, chronisch • Soziale Isolation • Trauer • Angst	**Informiere dich** • Im Biografiebogen • Bei Kolleginnen, Übergabe, Teamgespräch • Bei Angehörigen, Bezugspersonen **Führe Gespräche mit dem alten Menschen** • Bildungsstand, Beruf, Erziehung, Tagesgestaltung? • Vorlieben in den Lebensphasen, z. B. Farben, Bilder, Kultur, Blumen, Kleidung, Bewegung, Kontakte, Reisen, Essen, Trinken, Gerüche, Musik? • Heutige Interessen, Motivation, Aufmerksamkeit, Konzentrationsfähigkeit? • Befinden, Sichtweise und Bewältigung von Veränderungen oder Behinderungen im Alter? • Gedächtnisleistung, Orientierung? • Sprachfähigkeit, Sinnesfunktionen? • Familienbeziehungen und soziale Netzwerke? • Bedeutung von Glaubens- und Lebensfragen? • Geäußerte Erlebnisse, Belastungen und Konflikte? • Fähigkeiten, Bewältigungsstrategien, Angehörigenpflege, Unterstützungsbedarf? • Nonverbale Äußerungen? • Unerfüllte Wünsche?	• Erfasst individuelle Lebenssituation, Bedürfnisse und Ressourcen der Seniorin vollständig und umfassend • Beobachtet Reaktionen und nonverbale Äußerungen der Seniorin und geht darauf ein • Hört aktiv zu (Wiederholen, Gefühle verbalisieren)
Pflegeplanung	Erstellen der Planung	Die Schülerin
• Pflegeziele • Pflegemaßnahmen	• Führe ein Erstgespräch oder • Führe ein professionelles helfendes Gespräch • Erstelle oder ergänze den Biografiebogen und erstelle/ergänze die Pflegeanamnese	Plant Handeln gezielt und professionell

Tab. 4.29 Biografiearbeit *(Forts.)*

Kenntnisse, Wissen	Lernaufträge	Kompetenzen, Fähigkeiten, Fertigkeiten
Vorbereitung, Durchführung, Nachsorge	Wahrnehmung und Beurteilung	Die Schülerin
• Raumgestaltung • Klientenzentrierte Gesprächsführung nach Rogers • Feedback • Validation® • Nonverbale Kommunikation	• Bereite die Durchführung planmäßig vor: benötigte Raumgestaltung, Sitzanordnung • Kommuniziere situationsbezogen • Berichte und dokumentiere zusammenfassend	• Kommuniziert und handelt einfühlsam, akzeptierend und wertschätzend • Kommuniziert validierend • Bezieht alten Menschen ein und fördert die Fähigkeiten
Hilfsmittel	Vergleich und Einschätzung	Die Schülerin
• Dokumentationssystem mit Biografiebogen • Testbogen, z. B. Mini-Mental-Status	Berichte und dokumentiere professionell	Formuliert Beobachtungen und Informationen mündlich und schriftlich treffend
Evaluationskriterien	Reflexion	Die Schülerin
• Welche Ziele wurden erreicht? • Seniorin fühlt sich verstanden • Verarbeitet Erlebnisse • Findet Berücksichtigung der individuellen Situation	• Die Maßnahme aus der Sicht des alten Menschen • Die Maßnahme unter fachlichen Gesichtspunkten • Das eigene Verhalten • Persönliche Stärken • Persönliche Schwächen • Persönliche konkrete Nahziele	• Schätzt Biografiearbeit im Hinblick auf die Fähigkeiten und Möglichkeiten der Seniorin richtig ein • Schätzt eigene Fähigkeiten richtig ein • Überprüft Pflegeziele sorgfältig • Arbeitet fachlich fundiert • Verhält sich der Situation angemessen • Aktualisiert Ziele und Pflegeplan

4.12 Tagesstrukturierende Maßnahmen

Tab. 4.30 Erhalten und Fördern von Gedächtnisleistung – Konzentration und Orientierung

Kenntnisse, Wissen	Lernaufträge	Kompetenzen, Fähigkeiten, Fertigkeiten
Informationssammlung und Pflegediagnostik	Beobachtung	Die Schülerin
• Biografie • Störungen von Gedächtnis und Orientierung • Demenz • Apoplexie • Depression • Ressourcen **Pflegediagnosen, z. B.** • Verwirrtheit, chronisch • Schlafstörungen • Soziale Isolation • Geringes Selbstwertgefühl • Suizidgefahr • Hoffnungslosigkeit	**Informiere dich** • Im Gespräch mit dem alten Menschen • In der Biografie • Bei Kolleginnen, Übergabe, Teamgespräch • Bei Angehörigen, Bezugspersonen **Beobachte und beurteile bei den Teilnehmern** • Bildungsstand, Beruf, Erziehung • Vorlieben in den Lebensphasen, z. B. Farben, Bilder, Kultur, Blumen, Kleidung, Bewegung, Kontakte, Reisen, Essen, Trinken, Gerüche, Musik • Heutige Ressourcen, z. B. Interessen, Motivation, Aufmerksamkeit, Konzentrationsfähigkeit • Befinden, Sichtweise und Bewältigung von Veränderungen oder Behinderungen im Alter • Gedächtnisleistung, Orientierung • Sprachfähigkeit, Sinnesfunktionen • Bedeutung von Glaubens- und Lebensfragen	• Erfasst individuelle Lebenssituation, Bedürfnisse und Ressourcen der Seniorin vollständig und umfassend • Beobachtet Reaktionen der Seniorin und geht darauf ein • Erfasst Störungen, Einschränkungen und Behinderungen der Seniorin • Erkennt Zusammenhänge zwischen Erkrankung und Verhalten des alten Menschen
Pflegeplanung	Erstellen der Planung	Die Schülerin
• Pflegeziele • Pflegemaßnahmen	Formuliere Förderziele und Fördermöglichkeiten	Bietet individuelle Förderung an
Vorbereitung, Durchführung, Nachsorge	Wahrnehmung und Beurteilung	Die Schülerin
• Situationsgerechte Förderung im Alltag unter Berücksichtigung von Bobath-Konzept® und Basaler Stimulation® • Selbstständig bewegen, An-/auskleiden, essen, trinken • Sinneserfahrungen in Verbindung mit täglichen Aktivitäten • Basale Stimulation® • Haushaltsführung • Wohnumfeld gestalten • Haus, Garten und Tiere betreuen • Glauben und Überzeugung leben • Leben kreativ gestalten	• Führe die Förderung situationsgerecht durch • Gestalte den Raum, z. B. unter den Gesichtspunkten: Ruhe, Sicherheit, Beleuchtung, Hygiene, Ordnung • Rege morgens beim Waschen durch biografische Gewohnheiten, z. B. Gerüche und Materialien an • Orientiere zeitlich durch Gespräch über Wetter, Tageszeit, Jahreszeit, vermittle ggf. Sinneserfahrungen • Kosmetikartikel, Kleidung und Schmuck gemeinsam mit dem alten Menschen auswählen	• Gestaltet förderndes Umfeld • Kommuniziert/handelt einfühlsam, akzeptierend und wertschätzend • Berücksichtigt Biografie • Berücksichtigt aktuelle Bedürfnisse • Fördert kreativ • Zeigt kompetent breite Angebotspalette • Fördert situationsgerecht • Fördert Selbstständigkeit • Fördert Fähigkeiten • Gewährleistet Sicherheit • Hält Hygieneregeln ein

Tab. 4.30 Erhalten und Fördern von Gedächtnisleistung – Konzentration und Orientierung *(Forts.)*

Kenntnisse, Wissen	**Lernaufträge**	**Kompetenzen, Fähigkeiten, Fertigkeiten**
Vorbereitung, Durchführung, Nachsorge	Wahrnehmung und Beurteilung	Die Schülerin
• Kontakte mit anderen pflegen • Kontakte nach außen pflegen • ROT • Validation® • 10-Minuten-Aktivierung • Prophylaktische Maßnahmen • Bewegung, Nachtcafé • Gedächtnistraining • Musik, Singen • Übungen mit Bällen oder Seilen, Alltagsgegenständen, Igelbällen • Übungen für einzelne Körperteile, z. B. Hände, Arme, Schultergürtel, Füße	• Übungen je nach Biografie, z. B. Singen, Gymnastik • Gespräch über Nahrungsmittel und frühere Gewohnheiten zum Frühstück, stimuliere Sinne • Zeitung vorlesen, Gespräche über aktuelle Ereignisse • Berücksichtige Bedürfnisse, z. B. Bekleidung, Zwischenmahlzeiten für Diabetiker, Toilettentraining • Gestalte weiteren Ablauf fördernd durch Zeitung lesen, Gottesdienstbesuch, Spielrunde, Singrunde, Malrunde, Sitztanz • Respektiere das Ruhebedürfnis des alten Menschen, wenn er dies verbal oder nonverbal signalisiert • Ermögliche dem alten Menschen vor dem Essen die Hände zu waschen oder zu reinigen, evtl. in Verbindung mit Toilettentraining • Kündige die Mittags- und Abendmahlzeit an, z. B. mit einem Musikstück, Gong • Vermittle ängstlichen Menschen Nähe und Sicherheit • Ermögliche je nach Interesse Aktivitäten, wie Fotos anschauen, Basteln, Gesprächsrunde, Haare kämmen, kleine Handwäsche, Blumen oder Tiere pflegen • Ermögliche Bewegung in Form von Umherlaufen, von Ballspielen, dem Besuch eines Marktes oder einer Veranstaltung • Biete nach dem Abendessen z. B. Fußbad, Nachtgetränk, Aufenthalt im „Nachtcafé" an	
Evaluationskriterien	Reflexion	Die Schülerin
• Lebensfreude • Sinnesschulung • Selbstständigkeit • Selbstversorgung	• Die Maßnahme aus der Sicht des alten Menschen • Die Maßnahme unter fachlichen Gesichtspunkten • Das eigene Verhalten • Persönliche Stärken • Persönliche Schwächen • Persönliche konkrete Nahziele	• Schätzt angebotene Maßnahme im Hinblick auf die Fähigkeiten und Möglichkeiten der Seniorin richtig ein • Schätzt eigene Fähigkeiten ein

KAPITEL

5 Prozess des Anleitens

> „Ein Weiser, der alle Dinge gesehen hat, gleicht dennoch nicht dem Manne, der ein einziges Ding mit seinen eigenen Händen gemacht hat." (Sprichwort)

Schritte im Anleitungsprozess

Die Praxisanleitung der Schülerinnen ist in ähnlichen Schritten strukturiert wie der Pflegeprozess. Dabei müssen alle Elemente, die eine Pflegesituation beeinflussen, beachtet und betrachtet und der Schülerin von Anfang an nahegebracht werden. [4]

Nach HUNDENBORN/KREIENBAUM/KNIGGE-DEMAL gibt es fünf Merkmale in Pflegesituationen, die konstituiv sind und die in Beziehung und Abhängigkeit zueinander stehen:

1. Der Pflegeanlass
2. Das Erleben und Verarbeiten
3. Die Interaktionsstrukturen
4. Die Institution
5. Der Pflegeprozess

Die **Pflegeanlässe** sind Erfordernisse, die Pflegehandeln notwendig machen. Pflegeanlässe ergeben sich aus akuten und chronischen Krankheiten, Behinderungen, besonderen Lebenssituationen oder auch durch Pflegebedarf im Alter.

Dabei sollten Pflegende

- bedeutsame Veränderungen der gesundheitlichen Situation erkennen, dokumentieren und weiterleiten können.
- in Notfallsituationen rasch und die institutionellen Ressourcen nutzend handeln können.
- Komplikationen und potenzielle Probleme verhindern oder frühzeitig erfassen können.
- eigeninitiativ handeln oder, wenn nötig, Unterstützung einfordern können.

Das **Erleben und Verarbeiten** beschreibt subjektive Perspektiven, die in Pflegesituationen eingenommen werden. Die subjektive Sicht beinhaltet Deutungen in Pflegesituationen, die Weise des Erlebens und Zuschreibungen, die Prozesse der Verarbeitung und die Krankheits- und Krisenbewältigung. In Pflegesituationen müssen stets beide Perspektiven, die der Pflegeperson und des Pflegebedürftigen betrachtet und beachtet werden. Um die Sicht von Pflegebedürftigen nachempfinden zu können, sind folgende Dinge von Wichtigkeit:

- Pflegebedürftigen eigene Sichtweise von Situationen beschreiben lassen und diese Sichtweise nachvollziehen können
- Pflegebedürftigen Deutungen ihres Zustands anbieten und eventuelle Interventionen erklären können
- In Verarbeitungs- und Bewältigungsprozessen Gefühle- bzw. Emotionsarbeit sensibel einsetzen können

Aber nicht nur die subjektiven Situationsdeutungen der Pflegebedürftigen spielen eine Rolle, sondern auch die der am Pflegeprozess beteiligten Personen. Darum ist das reflexive Betrachten des eigenen Erlebens und seiner Konsequenzen für das Handeln unerlässlich. Von Bedeutung sind dabei z. B. folgende Kompetenzen:

- Eigene Belastungsgrenzen erkennen und vorhandene Entlastungs- oder Hilfeangebote annehmen oder solche suchen
- Verantwortung in Konflikt- und Dilemmasituationen übernehmen und ethisch reflektieren
- In bedrohlichen Situationen die Fassung bewahren

Die **Interaktionsstrukturen** in pflegerischen Beziehungen beschränken sich in der Regel nicht nur auf Zweieraktionen. Andere an der Pflege beteiligte Berufsgruppen, wie z. B. Ärzte, Physiotherapeuten, Logopäden, spielen eine ebenso große Rolle wie Angehörige, Freunde, Nachbarn etc.

Dadurch ergeben sich verschiedene, vielfältige Perspektiven, Situationsdeutungen und Erwartungen, denen professionell begegnet werden sollte.

Folgende Kompetenzen sind hierfür hilfreich:
- Professionelle Beziehungen aufbauen, erhalten und beenden können
- Unterschiedliche Sichtweisen und Handlungen der verschiedenen Beteiligten verstehen und in den Pflegeprozess mit einfließen lassen können
- Richtigkeit und Notwendigkeit von Arbeitsteilung akzeptieren können
- Soziale Konflikte erkennen, analysieren und konstruktiv bewältigen können
- Eigenen Standpunkt begründen und argumentativ vertreten können

Pflegehandeln kann nie unabhängig von den Gegebenheiten der **Institution** betrachtet werden. Die Handlungsalternativen in Pflegesituationen werden maßgeblich durch die vorherrschenden Rahmenbedingungen, Zielsetzungen, Prioritäten und dem Leitbild mitbestimmt. Darum müssen Pflegende in der Lage sein:
- Vorgaben der Institution oder Gegebenheiten, seien sie hemmend oder fördernd, einzuschätzen, um im Pflegealltag angemessen agieren zu können
- Pflegerische Handlungsalternativen zu erwägen und mit den Rahmenbedingungen der Institution abstimmen zu können
- Veränderungsprozesse zu initiieren und mitgestalten zu können

Der **Pflegeprozess** beinhaltet das pflegerische Handeln nach einer festgelegten Schritt- und Phasenfolge. Um in Pflegesituationen strukturiert handeln zu können, sind folgende Kompetenzen notwendig:
- Bei der Pflegediagnostik auf objektive und subjektive Situationsfaktoren achten können
- Im Rahmen der Planung von Zielen und Pflegemaßnahmen den Pflegebedürftigen und seine Bezugspersonen mit einbeziehen und sowohl wissenschaftliche Erkenntnisse als auch die Bedürfnisse des Pflegbedürftigen berücksichtigen können
- Das pflegerische Angebot den situativen Veränderungen anpassen können
- Die Wirksamkeit pflegerischer Maßnahmen zusammen mit dem Pflegebedürftigen und seinen Bezugspersonen evaluieren und notwendige Veränderungen vornehmen können

Anleiten als Beziehungsprozess

Der Anleiteprozess (➤ Abb. 5.1) ist stark geprägt von der ersten Begegnung zwischen der Schülerin, der Anleiterin und dem Team.

Am Anfang der Beziehung stehen Kontaktaufnahme und gegenseitiges Kennenlernen. Eine Begrüßung mit Handschlag und Namensnennung, offene Körperhaltung und Blickkontakt helfen, einen ersten Kontakt positiv zu knüpfen. In Sekundenschnelle entscheiden verbale Botschaften und nonverbale Signale über die gegenseitige Einschätzung und die künftige Beziehung. Eine gute Beziehung zwischen Anleiterin und Schülerin ist eine wesentliche Voraussetzung für den künftigen Lernverlauf.

Schritte des Anleitungsprozesses

Von entscheidender Bedeutung ist es, wie die Schülerin ins Team integriert wird und sich ins Team integrieren möchte oder kann. Ziel ist der Aufbau einer pädagogischen Beziehung zwischen Anleiterin und Schülerin.

Aktives Zuhören und offene Gesprächsführung sind Voraussetzungen für eine gelungene Praxisanleiter-Schüler-Beziehung sowie für die Motivation etwas zu lernen. Die nonverbale Kommunikation durch Mimik und Gestik hat ebenso große Bedeutung, wie die verbale Kommunikation. Werden Gespräche nach den Prinzipien der Gesprächsführung nach *Schulz von Thun*, der non-direktiven Gesprächsführung nach *Carl Rogers* und den Grundelementen

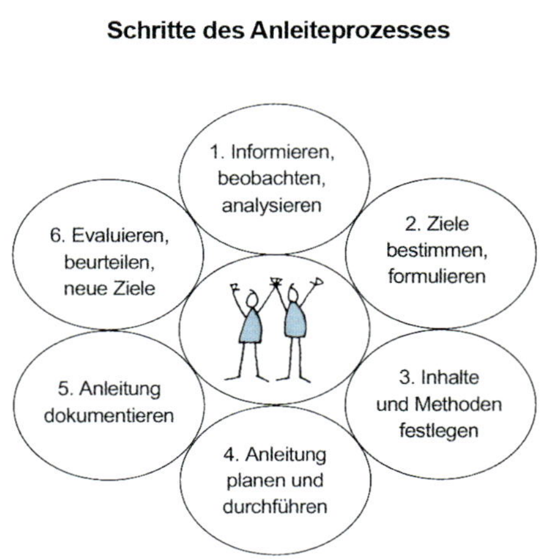

Abb. 5.1 Schritte im Anleiteprozess [M992, M297]

der Themenzentrierten Interaktion nach *Ruth Cohn* gestaltet, fühlt sich die Schülerin angenommen (➤ Kap. 10).

5.1 Schritt 1: Information

Am Anfang der Beziehung steht das Kennenlernen. Um die Schülerin entsprechend ihres Ausbildungsstandes und ihrer Fähigkeiten anzuleiten, benötigt die **Praxisanleiterin** folgende Informationen:

- In welchem Ausbildungsjahr befindet sich die Schülerin?
- Wie ist der individuelle Ausbildungsstand und das Pflegeverständnis? (➤ 1.1.4)
- Welche Erwartungen und Befürchtungen hat die Schülerin hinsichtlich des Praxiseinsatzes?
- Was will die Schülerin lernen? (➤ 1.1.1)
- Wie möchte sie sich einbringen oder engagieren? (➤ 1.1.1)
- Über welche Lernfähigkeiten verfügt die Schülerin?
- Über welche sozialen Kompetenzen verfügt die Schülerin?

Die **Schülerin** benötigt Informationen:

- Wie sind die Dienstzeiten in der Einrichtung geregelt?
- Welche Kleidervorschriften und Umkleidemöglichkeit gibt es?
- Wo kann ich Kleidung, Geldbörse etc. aufbewahren?
- Wer ist meine direkte Vorgesetzte, wie heißen die Mitarbeiter im Pflegeteam?
- Wie sind die örtlichen Gegebenheiten (Dienstzimmer, WC, Patientenzimmer, weitere Orte am Lernort und in der Einrichtung)?
- Wie funktioniert die Rufanlage?
- Welche Lernmöglichkeiten habe ich?
- Welche Lernziele gibt es am Lernort für mich?

Die genannten Informationen erheben keinen Anspruch auf Vollständigkeit. Es empfiehlt sich zu Beginn des Ausbildungsabschnitts auf der Grundlage des Praxishandbuches (➤ Kap. 7) ein Vorgespräch zu führen.

5.2 Vorgespräch

Zu Beginn des Ausbildungsabschnitts wird, unter Einbeziehung des Dienstplans und der aktuellen Arbeitssituation, ein Termin für das Gespräch festgelegt. Dieses **Vorgespräch** bildet die Basis der praktischen Ausbildung. Es dient dem gegenseitigen Kennenlernen, der Information und dem Austausch von Erwartungen und Befürchtungen. Es kann die Motivation von Schülerin und Praxisanleiterin im weiteren Anleiteprozess entscheidend beeinflussen. Der Verlauf des Gesprächs ist abhängig von der Aktivität oder Passivität von Praxisanleiterin und Schülerin und ihrer Fähigkeit zuzuhören. Hilfreich ist hier, wenn die Grundsätze der Themenzentrierten Interaktion nach *Ruth Cohn* angewendet werden können:

- Sich selbst und andere wahrnehmen
- Sich selbst und anderen die gleiche Achtung schenken
- Die eigenen Möglichkeiten und Grenzen verfolgen
- Eigene Hindernisse und die von andern wahrnehmen und gemeinsam nach einer Lösung suchen

!

Auch vor gezielten Anleitesituationen (➤ 6.1) ist ein Vorgespräch über die Ziele und Inhalte der Anleitung erforderlich.

Materialien

Formulare, Pläne, Praxisunterlagen, Lernsituations-Checklisten zur Anleitung, Stationsordner u. Ä. können das Vorgespräch erleichtern und abkürzen, aber nicht ersetzen.

Zur Strukturierung und Dokumentation des Vorgesprächs eignet sich ein Vorgesprächsprotokoll, es können aber auch weitere Materialien hilfreich sein:

- Praxisunterlagen für Schülerinnen (➤ Kap. 7)
- Einarbeitungsplan der Einrichtung oder Station
- Drei Karteikarten (unten)
- Formular: Vorbereitung der Anleitung durch Schülerin
- Checkliste zur Lernsituation
- Leitziele, Pflegekonzept und Standards der Einrichtung

Karteikarten

Unsicherheiten in der Gesprächsführung und im Gesprächsverlauf lassen sich mit drei Karteikärtchen reduzieren, damit wird das Vorgespräch strukturiert und effektiv. Auf jede Karte (DIN A5) notiert die Schülerin Fragen:

1. Was kann ich?
2. Wo bin ich unsicher?
3. Was ist neu – was möchte ich lernen?

Die Schülerin soll nun die Fragen auf den Kärtchen schriftlich beantworten und Lerninhalte zuordnen.

Beim Zwischen- und Schlussgespräch werden zusätzlich die **Lernfortschritte** festgehalten:

- Was habe ich dazugelernt?
- Wo wurde ich sicherer?

Im Anschluss an die Gespräche werden die Gesprächsinhalte protokolliert und der Ausbildungsplan im Praxishandbuch aktualisiert.

Inhalt des Vorgesprächs

Im Vorgespräch klären Praxisanleiterin und Schülerin gemeinsam:

1. Den aktuellen Ausbildungsstand (➤ 7.1.2)
2. Die Erwartungen und Wünsche der Schülerin
3. Die Erwartungen und Wünsche der Praxisanleiterin
4. Die rechtlichen und institutionellen Rahmenbedingungen, die fachlichen Konzepte und qualitätssichernden Maßnahmen (➤ 5.8)
5. Die Termine für Zwischen- und Abschlussgespräch mit Beurteilung

Barrieren

Es gibt viele Faktoren, die ein Gelingen von Vorgespräch und Anleitung verhindern können:

- Mangelnde Vorbereitung oder Vorkenntnisse der Schülerin
- Mangelnde Beteiligung der Schülerin
- Ungeeignete Rahmenbedingungen, z. B. Zeitdruck, beengte oder ungünstige räumliche Verhältnisse, erforderliches Material nicht vorhanden
- Gestörtes Verhältnis zwischen Anleiterin und Schülerin, z. B. durch Müdigkeit, Überforderung, fehlender Motivation, Antipathie
- Mangelnde Gesprächs- und Sozialkompetenz der Anleiterin oder Schülerin
- Mangelnde Fachkompetenz der Anleiterin

5.3 Schritt 2: Ziele

Die Ziele der Ausbildung sind im Altenpflegegesetz § 3 (➤ 2.1) festgelegt. Der praktische Teil der Prüfung bezieht sich gemäß § 12 (1) AltPflAPrV auf die Lernbereiche „Aufgaben und Konzepte in der Altenpflege" und „Unterstützung alter Menschen bei der Lebensgestaltung".

Aufgaben und Konzepte in der Altenpflege

Im Lernbereich „Aufgaben und Konzepte in der Altenpflege" steht die personen- und situationsbezogene Pflege des alten Menschen im Pflegeprozess im Mittelpunkt. Die Unterstützung bei der Selbstpflege, bei präventiven und rehabilitativen Maßnahmen auf der Basis der individuellen Biografie soll sowohl die körperliche als auch die psychosoziale Seite berücksichtigen. Die Schülerin soll dem pflegebedürftigen Menschen – durch Anleitung, Beratung und Hilfe zur Selbsthilfe – ein selbstbestimmtes und selbstständiges Leben ermöglichen. Sie soll aber auch bei der medizinischen Diagnostik und Therapie mitwirken, schwerkranke und sterbende Menschen pflegen und in Notfällen richtig reagieren können.

Hierzu sollen die pflegerelevanten Grundlagen der Anatomie, Physiologie, Geriatrie, Gerontopsychiatrie, Psychologie, Arzneimittelkunde, Hygiene und Ernährungslehre erlernt werden.

Unterstützung alter Menschen bei der Lebensgestaltung

Im Lernbereich „Unterstützung alter Menschen bei der Lebensgestaltung" soll zum einen erlernt werden, einen älteren Menschen dabei zu unterstützen, sein Wohnen und sein Wohnumfeld sicher und förderlich zu gestalten. Zum anderen soll erlernt werden, wie die Lebensqualität und die Fähigkeiten des älteren Menschen durch tagesstrukturierende Maßnahmen, musische, kulturelle und handwerkliche Beschäftigungs- und Bildungsangebote positiv beeinflusst werden können.

Allgemeine Ziele

Die **Stufen der Kompetenzentwicklung** nach *Patricia Benner* (➤ Abb. 5.2) beziehen sich nicht nur auf die praktische Ausbildung, sondern zielen auf das Gesamtziel des „lebenslangen Lernens" ab. Dieses Modell kann zur Motivation und Reflexion über den eigenen Standort Verwendung finden.

!

Die konkrete und realistische Einschätzung des Ausbildungsstands ist anhand des korrekt geführten Praxishandbuchs (➤ Kap. 7) möglich.

Individuelle Ziele

Die individuellen Ziele ergeben sich für jede Schülerin aus ihrem aktuellen Ausbildungsstand, ihren Stärken und Schwächen und bereits vorhandenen Kompetenzen. Die Ziele sollen einmal im Vorgespräch und dann ggf. nochmals im Zwischengespräch besprochen und festgelegt werden.

Ziele beziehen sich auf:

- Das Erreichen von Kompetenzen (➤ 3.1.2)
- Den Grad des selbstständigen Handelns in Pflegesituationen
- Die individuelle Situation der Schülerin

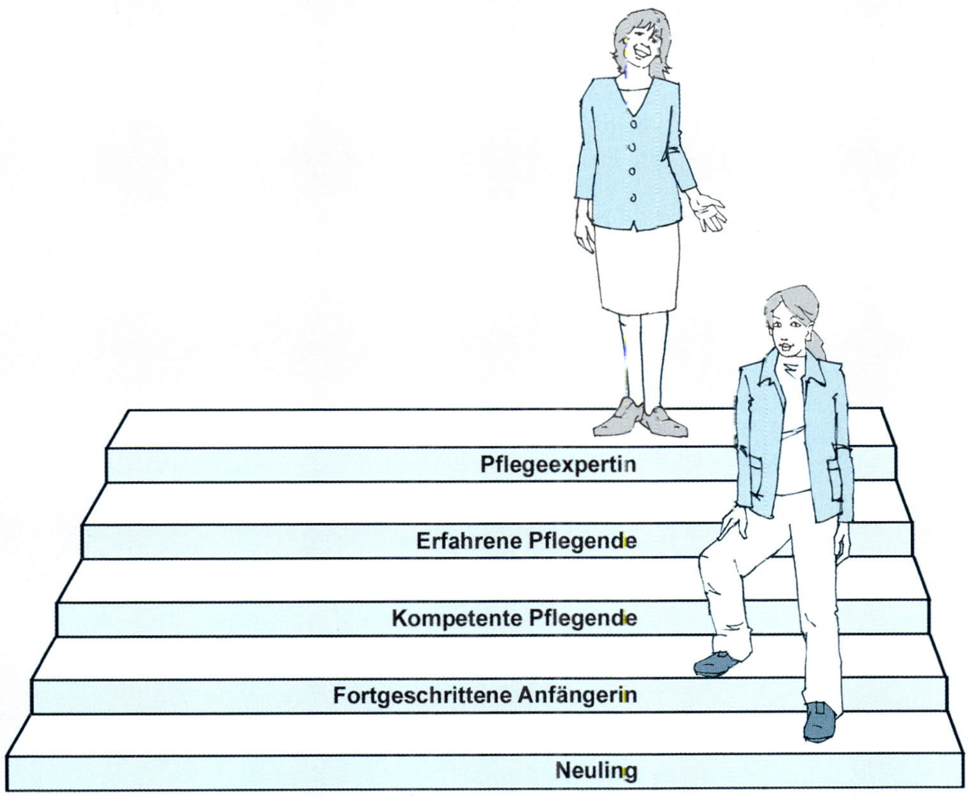

Abb. 5.2 Stufen Kompetenzentwicklung nach P. Benner [M297]

5.4 Schritt 3: Inhalte und Methoden

Fallbeispiel

„Was du in der Schule gelernt hast ist gut und schön, aber wir machen das hier folgendermaßen …"

Diese Aussage bringt die Schülerin in Konflikte, sie kann ihre Motivation beeinträchtigen oder gar zerstören. Verschiedene Lehrmeinungen und Handlungsmöglichkeiten können in der individuellen Pflege durchaus nebeneinander richtig sein. Sie müssen jedoch im Rahmen der Praxisanleitung vor allem im Hinblick auf die schulische Ausbildung reflektiert und begründet werden.

Inhalte

Die Inhalte der praktischen Ausbildung sind in grober Form durch die Ausbildungsbestimmungen vorgegeben. In Anlehnung daran entstanden die Praxisunterlagen (➤ Kap. 7) und die Lernsituations-Checklisten (➤ Kap. 4). Professionelles Handeln in der Pflege beruht auf wissenschaftlichen Erkenntnissen auf der Grundlage von Forschungsergebnissen und Expertenwissen, z. B. Erfahrungen von Expertinnen aus der Pflege sowie dem allgemein anerkannten Stand der pflegerischen oder medizinischen Erkenntnisse.
Über weitere detaillierte Inhalte der praktischen Ausbildung informieren:

- Die Unterrichtsunterlagen der Schülerin
- Lehrbücher, Fachzeitschriften, fachspezifische CDs, Informationen aus dem Internet
- Standards der Einrichtung

Es ist hilfreich, wenn diese Informationen zu Beginn der gezielten Anleitung vorliegen und von der Schülerin bereits durchgearbeitet wurden. Die Praxisanleiterin stellt als Vorbereitung Lehrmaterialien und Standards der Einrichtung zur Verfügung.

Methoden

Die Lehrmethode ist die **Art des Vermittelns** von Kompetenzen. Wesentliche Elemente, die den Anleiteprozess steuern, sind:

- Motivation
- Eigenes Erleben
- Interpretation des Erlebten
- Impulse von außen

Gelernt wird durch die Bereitschaft, ein bestehendes stabiles und damit für das Individuum sicheres „System" zu verändern und so zunächst im Wissen, Können, Einschätzen instabil und unsicher zu werden. Diese Voraussetzung ist gegeben, wenn eine dem Individuum angemessene Neugier, spannende Erwartung für das Neue, Fremde, Unvertraute vorhanden ist oder erzeugt wird (Motivation). Der Konflikt, das bisher funktionstüchtige Wissen, Können oder Einschätzungsvermögen vor dem Hintergrund des Neuen als nicht mehr ausreichend zu erleben und der Wunsch, das Neue zu beherrschen, löst die Bereitschaft aus, sich mit dem Neuen auseinander zu setzen und es sich „einzuverleiben" und vertraut zu machen, um wieder angemessen reagieren zu können. („Kognitiver Konflikt" nach D. E. Berlyne).

Motivation

Die **Motivation** ist somit Motor und Antrieb für unser Denken und Handeln und damit für das Lernen der Schülerin. Die Berufswahl setzt ein gewisses Maß an Motivation voraus. Es gilt, diese Motivation durch die freundliche Aufnahme in der Einrichtung und im Pflegeteam sowie durch Anerkennung zu fördern. Weitere Motivation können durch Anregungen geweckt werden, z. B.:

- „Schwierige" Pflegesituationen, z. B. Verweigerung von Pflege bewältigen
- Sinneserfahrungen, z. B. pflegerische Elemente durch Selbsterfahrung „am eigenen Leib" erleben
- Unbekannte Materialien oder „Neues" kennenlernen, z. B. Verbandmaterialien
- Lernaufträge und Projekte durchführen
- Mitwirken bei und selbstständige Durchführung von Pflegehandlungen

Diese Anregungen sollen die Neugier der Schülerin wecken. Das Kennenlernen neuer Situationen und ihre erfolgreiche Bewältigung vermitteln **Erfolgserlebnisse.**

Sinneserfahrungen

Erfahrungen, die die Sinne der Schülerin ansprechen, sind z. B. das Erspüren der Temperatur des

Wassers oder das Ertasten der Beschaffenheit der Hautpflegemittel. Die Wahrnehmung von Gerüchen ist eine wichtige Voraussetzung zur Krankenbeobachtung. Die Schülerin muss erst auf krankheitsbedingte Gerüche (z. B. Harnwegs- oder Wundinfektion) aufmerksam gemacht werden, bevor sie diese überhaupt wahrnimmt. Auch die Wirkung von ständiger Berieselung mit einer als unangenehm erlebten Musik und die Unfähigkeit, daran etwas zu ändern, ist eine wichtige Selbsterfahrung. Ebenso wird das Gehör geschult: das feine Rasseln in den Atemwegen bei älteren Menschen mit Herzinsuffizienz oder die Atemgeräusche eines Menschen mit chronischer Bronchitis bieten dazu die geeignete Möglichkeit.

Pflegesituationen und Pflegehandlungen am eigenen Körper wahrzunehmen und das Empfinden und Erleben zu beschreiben [5], sind wesentliche Elemente von Lernsituationen. Eine Lernsituation zur Schulung der Wahrnehmung entsteht gezielt, z. B. durch Rollenspiele (Führen eines Erstgesprächs) oder Selbsterfahrungsübungen (sich selbst teilweise waschen lassen, sich in den Lifter setzen). Oder aber sie ist ohne zusätzlichen Zeitaufwand im Pflegealltag möglich. Es werden dabei immer Teilkompetenzen aus allen Kompetenzbereichen vermittelt, z. B. sich einfühlen können, zuhören können, mit anderen Menschen zusammenarbeiten, Handlungsabläufe und Wirkungen von Pflegehandlungen beschreiben und beurteilen können.

Fallbeispiel

Die Praxisanleiterin legt verschiedene Materialien zu einem Thema (z. B. verschiedene Körperpflegemittel) mit Beschreibung bereit und erteilt Lernaufträge:

- Was möchtest du im Zusammenhang mit diesen Materialien wissen oder erlernen?
- Welche der Fragestellungen kannst du selbst beantworten?
  (z. B. anhand von Vorkenntnissen, Wahrnehmung mit allen Sinnen, Verknüpfung, Lesen der Beschreibungen, Nachlesen in Unterrichtsunterlagen, Fachliteratur, Standards)
- Nach welchen Gesichtpunkten kann man diese Materialien einteilen? (Strukturierungsaufgabe)

Lernaufträge und Projekte

Lernaufträge und Projekte (➤ 9.5.3) haben das Ziel, berufliche Handlungskompetenzen (➤ 3.1) zu vermitteln. Sie zielen insbesondere auf die **Entwicklung von Methodenkompetenz**. Die Fähigkeiten, Informationen selbstständig zu beschaffen, Ergebnisse auszuwerten, Lerntechniken anzuwenden und Probleme zu lösen, sind die Grundlage zum Erwerb weiterer Handlungskompetenzen.

Die Praxisanleiterin erteilt Lernaufträge zu einer umfassenden Pflegesituation für einen festgelegten Zeitraum. Wenn sie nicht alle Lernaufgaben selbst kontrollieren kann, benennt sie Kontaktpersonen, welche die Durchführung der Lernaufträge beobachten und beurteilen können.

Fallbeispiel

Lernaufträge für die Pflegesituation „Pflege eines alten Menschen mit Apoplex“:

- Informiere dich über das Krankheitsbild und die pflegerischen Maßnahmen bei einem alten Menschen mit Schlaganfall.
- Beobachte und beschreibe das Körperschema und die Beweglichkeit eines Menschen mit Schlaganfall.
- Beschreibe die Bedeutung der Erkrankung für den alten Menschen aufgrund seiner Biografie und seiner Äußerungen.
- Erstelle einen Pflegeplan für einen alten Menschen mit Schlaganfall.
- Erstelle ein Handlungsschema für die Waschung nach dem Bobath-Prinzip.
- Führe die Waschung aus.
- Leite einen alten Menschen zu geeigneten Bewegungsübungen und zur Mobilisation an.
- Erläutere die Bedeutung von Bewegung im Allgemeinen und für diesen alten Menschen.
- Stelle Hilfsmittel zur Basalen Stimulation und zur Unterstützung von Lebensaktivitäten bereit.
- Probiere diese Hilfsmittel bei dir selbst aus und beschreibe deine Erfahrungen.
- Begründe die durchgeführten Pflegemaßnahmen, beschreibe die allgemeinen Wirkungen und beurteile die Wirkung auf den alten Menschen.

5

Lernaufträge:
- Orientieren sich an Lernzielen
- Bedürfen der Begleitung durch die Praxisanleiterin oder Fachlehrerin
- Verbinden theoretisches Wissen und praktisches Handeln
- Verzahnen als Transferaufgaben Theorie und Praxis
- Mobilisieren eigenes Wissen (Theorie) und eigene Erfahrungen (erleben, interpretieren, handeln)
- Enthalten Arbeitsaufträge für Handlungsschritte, Teilhandlungen, Handlungen oder komplexe Problemlösungen
- Stoßen durch Leitfragen Denkprozesse an
- Bedürfen der Analyse und der sprachlichen Formulierung
- Erfordern Rückmeldungen über die Arbeitsergebnisse und Schlussfolgerungen
- Erfordern ein Reflektieren über Erfahrungen, Wissenszuwachs, Zunahme der Handlungskompetenz
- Eröffnen Transfermöglichkeiten und Vernetzung

Für **Projekte** werden die Lernaufträge von der Fachlehrerin, der Praxisanleiterin oder beiden zusammen formuliert. Ein Lernauftrag kann mündlich, aber auch schriftlich anhand von Arbeitsblättern, Handlungsketten und Lehrbuchtexten erteilt werden.

Die aktuellen Ausbildungsverordnungen in der Pflege sehen handlungsorientiertes Lernen in Form von Projekten vor. Dies hat, neben dem Kompetenzerwerb, die Verzahnung von Theorie und Praxis zum Ziel.

Mitarbeiten und selbstständiges Durchführen unter Anleitung und Aufsicht

Die Ausbildungs- und Prüfungsverordnung (AltPflAPrV ➤ 2.2) sieht die Mitarbeit und das selbstständige Durchführen unter Anleitung und Aufsicht als zentrale Aufgaben der praktischen Ausbildung vor:
- Mitarbeiten bei der umfassenden und geplanten Pflege alter Menschen einschließlich der Beratung, Begleitung und Betreuung und mitwirken bei ärztlicher Diagnostik und Therapie unter Anleitung
- Übernehmen selbstständiger Teilaufgaben entsprechend dem Ausbildungsstand in der umfassenden und geplanten Pflege alter Menschen einschließlich Beratung, Begleitung und Betreuung und mitwirken bei ärztlicher Diagnostik und Therapie unter Aufsicht
- Übernehmen selbstständiger Projektaufgaben, z. B. bei der Tagesgestaltung oder bei der Gestaltung der häuslichen Pflegesituation
- Selbstständig planen, durchführen und reflektieren der Pflege alter Menschen einschließlich Beratung, Begleitung und Betreuung und mitwirken bei der ärztlichen Diagnostik und Therapie unter Aufsicht

(Anlage 1 zu § 1 Abs. 1 AltPflAPrV, B. Praktische Ausbildung in der Altenpflege)

5.5 Schritt 4: Planung und Durchführung der Anleitung

> Aufgabe der Praxisanleitung ist es, die Schülerin oder den Schüler schrittweise an die eigenständige Wahrnehmung der beruflichen Aufgaben heranzuführen und den Kontakt mit der Altenpflegeschule zu halten. (§ 2 Abs. 2 AltPflAPrV)

Die Anleitung

Die zentralen Schritte der Anleitung sind:
1. Planen (➤ Tab. 5.1)
2. Motivieren (➤ Tab. 5.2)
3. Informieren (➤ Tab. 5.3)
4. Vormachen (➤ Tab. 5.4)
5. Nachmachen (➤ Tab. 5.5)
6. Probieren (➤ Tab. 5.6)
7. Üben (➤ Tab. 5.7)

Diese Anleitungsschritte führen die Schülerin über die Mitarbeit bzw. Mitwirkung zum Handeln unter Aufsicht, bis zum selbstständigen, eigenverantwortlichen Handeln.

Die Schritte basieren auf der **Sieben-Stufen-Methode,** auch „Rodenstockmethode" genannt. Diese Methode eignet sich für jugendliche als auch ältere Lernende gleichermaßen gut. Hierbei nimmt die Hauptrolle der Anleiterin von Stufe 1 bis Stufe 7 kontinuierlich ab, bis die Schülerin selbst die Hauptrolle im Handeln übernimmt.

Die Anleitung sollte immer in der Ich-Form stattfinden, z. B.: „Ich desinfiziere mir die Hände und ziehe danach Handschuhe an. Dann bereite ich das Tablett für den Verbandswechsel vor …"

Tab. 5.1 Sieben-Stufen-Methode: Stufe 1 (modifiziert durch *S. Lunk* nach: Paulik, 1992, S. 170 ff.) [5]

Stufe 1 Planen		
Worum geht es? Was ist zu tun?	Inhalt/Rolle des Lernenden/ Rolle der Anleiterin	Lernpsychologische Bedeutung
• Vorbereitung bzw. Planung der Unterweisung und Benennen der Lernsituation • Vorkenntnisse feststellen • Ziele der Schülerin besprechen • Lernziele im Zusammenhang mit der Lernsituation festlegen	Zentraler Schritt hierbei ist die Arbeitszergliederung. Das bedeutet, dass der gesamte Vorgang der Unterweisung in für den Lernenden überschaubare Teilschritte zerlegt wird. Die Stufe 1 beinhaltet die gedankliche Vorbereitung aller anderen noch folgenden Stufen. Die Anleiterin, für die der Vorgang Routine ist, macht sich den Gesamtvorgang und Teilschritte wieder selbst bewusst. Weiterhin muss die Anleiterin ein Vorgespräch zu Beginn des Ausbildungsabschnitts führen und Material, Raum, sich selbst und den zu Pflegenden vorbereiten.	Schwierigkeiten, die beim Lernenden im Lernprozess auftreten können, werden der Anleiterin erst wieder deutlich. Es wird das Verständnis für die Schwierigkeiten und das Verhalten eines Lernenden, der mit neuen Dingen konfrontiert wird, geweckt. Dadurch verringert sich die Gefahr, den Lernenden zu überfordern.

Tab. 5.2 Sieben-Stufen-Methode: Stufe 2 (modifiziert durch *S. Lunk* nach: Paulik, 1992, S. 170 ff.) [5]

Stufe 2 Motivieren		
Worum geht es? Was ist zu tun?	Inhalt/Rolle des Lernenden/ Rolle der Anleiterin	Lernpsychologische Bedeutung
Motivation des Lernenden	Interesse beim Lernenden für die folgende Unterweisung wecken und verdeutlichen, welchen Sinn das Erlernen der neuen Grundfertigkeit hat. Das bedeutet, dass die Wichtigkeit des zu Erlernenden für den allgemeinen Berufsalltag und für individuelle Pflegesituationen hervorgehoben werden sollte.	Dem Lernenden wird bewusst, wie wichtig das zu Erlernende z. B. für Folgehandlungen ist und ist eher bereit, sich auf Lernsituationen einzulassen.

Tab. 5.3 Sieben-Stufen-Methode: Stufe 3 (modifiziert durch *S. Lunk* nach: Paulik, 1992, S. 170 ff.) [5]

Stufe 3 Informieren		
Worum geht es? Was ist zu tun?	Inhalt/Rolle des Lernenden/ Rolle der Anleiterin	Lernpsychologische Bedeutung
Demonstration des Gesamtvorganges der zu erlernenden Tätigkeit	Die Praxisanleiterin demonstriert dem Lernenden den gesamten Vorgang, auch wenn sie ihn zuvor in Teilschritte zergliedert hat. Dies geschieht auch dann, wenn der Lernende nur Teile des Vorganges erlernen soll. Dabei erklärt und begründet sie Handlungen am zu Pflegenden.	Dem Lernenden wird durch das Beobachten des Gesamtvorganges die Bedeutung der Teilschritte deutlich.

Tab. 5.4 Sieben-Stufen-Methode: Stufe 4 (modifiziert durch *S. Lunk* nach: Paulik, 1992, S. 170 ff.) [5]

Stufe 4 Vormachen		
Worum geht es? Was ist zu tun?	Inhalt/Rolle des Lernenden/ Rolle der Anleiterin	Lernpsychologische Bedeutung
Demonstration von Teilschritten	Die Anleiterin demonstriert diejenigen Teilschritte, die besondere Bedeutung für den Gesamtvorgang haben oder besonders schwierig zu erlernen sind.	Die Überforderung des Lernenden und damit eventuell verbundene Demotivation sollen mit der Durchführung der Stufe 4 vermieden werden.

5

Tab. 5.5 Sieben-Stufen-Methode: Stufe 5 (modifiziert durch *S. Lunk* nach: Paulik, 1992, S. 170 ff.) [5]

Stufe 5 Nachmachen		
Worum geht es? Was ist zu tun?	Inhalt/Rolle des Lernenden/ Rolle der Anleiterin	Lernpsychologische Bedeutung
Der Lernende beginnt mit der Einübung der Fertigkeiten.	Zunächst werden die zuvor beobachteten Teilschritte vom Lernenden an einem Modell, an dem zu Pflegenden oder durch Selbsterfahrungsübungen nachgemacht. Der Lernende soll die einzelnen Schritte benennen und laut sagen, was er tut und warum er es tut. Soll am Ende der Unterweisung die Beherrschung des Gesamtvorganges stehen, werden die Teilschritte nach Anweisung der Anleiterin nach und nach in die Gesamtsituation integriert.	Der Lernende beherrscht schneller Teilschritte als einen komplexen Gesamtvorgang und die Fehlerquote wird minimiert. Er wird durch die erfolgreiche Durchführung der Teilschritte motiviert, den Gesamtvorgang erlernen zu wollen.

Tab. 5.6 Sieben-Stufen-Methode: Stufe 6 (modifiziert durch *S. Lunk* nach: Paulik, 1992, S. 170 ff.) [5]

Stufe 6 Probieren		
Worum geht es? Was ist zu tun?	Inhalt/Rolle des Lernenden/ Rolle der Anleiterin	Lernpsychologische Bedeutung
Der Lernende soll durch Ausprobieren angstfrei Pflegesituationen begegnen können.	Erst durch vielfaches wiederholtes Üben werden Fertigkeiten[1] erlernt. In dieser Stufe geht es darum, dass der Lernende Handlungen, auch mehrmals, ausprobieren kann. Die Anleiterin kontrolliert in dieser Stufe die Handlungen des Lernenden und greift notfalls ein.	Der Lernende weiß, dass er ohne Angst Handlungen ausprobieren kann, da er notfalls von der Anleiterin verbessert wird.
[1] „Die Fertigkeit ist eine eingeschliffene, sich nach einem bestimmten Muster rationell und fehlerfrei vollziehende Handlung; sie bildet sich durch vielfaches wiederholtes Üben heraus. Die Fertigkeit ist eine schnell und fehlerlos ablaufende elementare Fähigkeit; bestimmte Verfahren des Lernens und der praktischen Tätigkeit haben sich automatisiert, sind dem Schüler zur Gewohnheit geworden." [6]		

Tab. 5.7 Sieben-Stufen-Methode: Stufe 7 (modifiziert durch *S. Lunk* nach: Paulik, 1992, S. 170 ff.) [5]

Stufe 7 Üben		
Worum geht es? Was ist zu tun?	Inhalt/Rolle des Lernenden/ Rolle der Anleiterin	Lernpsychologische Bedeutung
Der Lernende soll Routine in Pflegesituationen gewinnen.	In Stufe 7 geht es darum, dass der Lernende Handlungen fehlerfrei und selbstständig durchführt. Dabei sollte der Anleiterin bewusst sein, dass Lernende unterschiedlich lange für das Erlernen von Fertigkeiten benötigen und sich eventuell länger in Stufe 6 aufhalten können.	Der Lernende erlangt Sicherheit, die ihn selbst entlastet. Nur so kann er komplexe Fertigkeiten erlernen und sich in Pflegesituationen vollkommen auf den zu Pflegenden einlassen.

5.6 Schritt 5: Dokumentation

Die AltPflAPrV § 2 (4) schreibt unter anderem vor, dass die ausbildende Einrichtung eine Bescheinigung über den bei ihr durchgeführten Ausbildungsabschnitt erstellen muss. Diese muss Angaben über die „vermittelten Kenntnisse, Fähigkeiten und Fertigkeiten" enthalten. Hierzu eigenen sich die Beurteilungsbögen (➢ 8.3).

Die ausführlichen Nachweise über die Anleitung verbleiben im Schülerhandbuch (➢ Kap. 7). Sie können von dort als Tätigkeitsnachweis für die Praxisanleiterin selbst kopiert werden.

5.7 Schritt 6: Evaluation und Beurteilung

Evaluation hat zum Ziel, die Wirksamkeit der Praxisanleitung zu überprüfen. Aufgrund von Beobachtung und Analyse, anhand von Lernergebnissen und Kriterien zur Selbstevaluation wird die Praxisanleitung beurteilt. Im Rahmen der Evaluation soll die Schülerin mit Unterstützung der Anleiterin über die Ergebnisse reflektieren und Ziele und Wege für weiteren Kompetenzzuwachs formulieren. Mit der Evaluation werden folgende Kompetenzen vermittelt:

- **Kommunikative Kompetenzen,** z. B. sich mündlich und schriftlich ausdrücken, reflektieren, argumentieren
- **Soziale Kompetenzen,** z. B. zuhören, wertschätzen, akzeptieren, Kritik annehmen und geben
- **Fachkompetenzen,** z. B. fachliche Prinzipien kennen, auf der Basis von Fachwissen argumentieren, Zusammenhänge erkennen, Rückschlüsse ziehen

Evaluation und Beurteilung erfolgt in Form des:

- Nachgesprächs am Ende einer gezielten Anleitung
- Nachgesprächs im Rahmen des Praxisbesuchs der Fachlehrerin
- Zwischengesprächs in der Mitte des Ausbildungsabschnitts
- Schlussgesprächs am Ende eines Ausbildungsabschnitts

Verbunden mit der Evaluation sollen neue Ziele gesetzt werden. Positive Auswirkungen auf den Lernprozess können am besten erreicht werden, wenn diese Ziele von den Schülerinnen selbst formuliert werden.

Das **Nachgespräch** am Ende der gezielten Anleitung reflektiert das Handeln der Schülerin. Hier können während der Pflege bzw. während der Anleitung aufgetretene Schwierigkeiten oder Veränderungen gegenüber der geplanten Situation angesprochen werden. Ersichtliche Verknüpfungsmöglichkeiten, die sich während der Pflege ergeben haben, werden zur Sprache gebracht. Dadurch werden z. B. beobachtete Symptome und Einschränkungen mit einem Krankheitsbild in Bezug gesetzt oder Folgeprobleme und Risiken abgeleitet. Das Beurteilungsgespräch beinhaltet gezielte Hinweise zur fachlichen Durchführung und Empfehlungen zur Verbesserung der Leistungen.

Das **evaluierende Nachgespräch** kann sich beziehen auf:

- Das Erleben der Lernsituation, z. B. positiv entspannt oder negativ befangen durch die Beobachtungssituation
- Die Situation des alten und pflegebedürftigen Menschen
- Die Lernfortschritte (Zuwachs an Fähigkeiten und Kompetenzen) und Lernergebnisse aus der Sicht der Schülerin
- Die Lernfortschritte (Zuwachs an Fähigkeiten und Kompetenzen) und Lernergebnisse aus der Sicht der Anleiterin
- Unsicherheiten, Schwierigkeiten und Mängel bezogen auf Fähigkeiten und Fertigkeiten und Kompetenzen

Zur **Dokumentation** der Anleitung erstellt die Praxisanleiterin das Protokoll über die gezielte Anleitung (➤ 7.1.3). Als weiteres Hilfsmittel können die Lernsituationen in ➤ Kap. 4 verwendet werden.

Zwischen- und Schlussgespräch beziehen sich auf die gleichen Kriterien. Es steht jedoch der Gesamtverlauf des Lernens im jeweiligen Ausbildungsabschnitt im Vordergrund. Die dokumentierten Ergebnisse der gezielten Anleitungen bilden für diese Gespräche eine wertvolle Grundlage.

Selbsteinschätzung und Fremdeinschätzung

Die Einschätzung ist Bestandteil jeder Evaluation in der praktischen Ausbildung. Zuerst sollen die Lernenden sich selbst einschätzen. „Selbsterkenntnis ist der beste Weg zur Besserung" besagt schon eine bekannte Redensart. Eine **realistische Selbsteinschätzung** bedarf der Übung und manchmal der Korrektur. Daher ist die **anschließende Fremdeinschätzung** ein wesentlicher Schritt im Lern- und Ausbildungsprozess. Realistische Selbsteinschätzung und Fähigkeit zur Selbstkritik und zur Annahme von Fremdkritik erfordern von der Schülerin ein hohes Maß an:

- Reflexionsvermögen und Offenheit (kommunikative Kompetenz)
- Kritikfähigkeit (soziale Kompetenz)
- Lernbereitschaft

- Kennen und anwenden von fachlichen Prinzipien (Fachkompetenz)
- Beurteilungsfähigkeit (Methodenkompetenz)

Auch auf Seiten der Praxisanleiterin sind diese Kompetenzen unerlässlich, damit sie eine hilfreiche Fremdeinschätzung abgeben kann. Darüber hinaus muss die Praxisanleiterin in der Lage sein, Rückmeldungen in differenzierter und nicht verletzender Form, z. B. in Form von Bemerkungen (mündlich und schriftlich) auszudrücken. Beratend unterstützt die Praxisanleiterin die Schülerin bei der Umsetzung ihrer Ziele.

5.8 Qualität der Praxisanleitung in der Altenpflege

Die Qualität der Praxisanleitung (➤ Abb. 5.3) gehört in das **Gesamtkonzept der Qualitätssicherung** einer ausbildenden Einrichtung. Gut angeleitete Schülerinnen bilden die Basis der zukünftigen Versorgung von Senioren in unserer Gesellschaft.

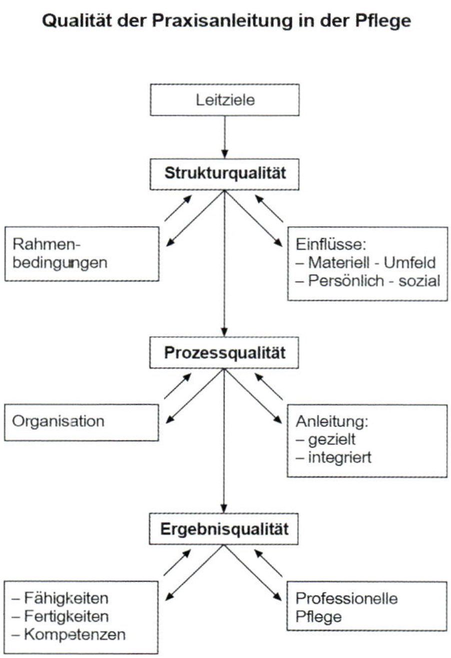

Abb. 5.3 Qualität der Praxisanleitung in der Pflege [M992]

Leitziele der praktischen Ausbildung

Die Leitziele für die praktische Ausbildung orientieren sich am Leitbild der Einrichtung und der ausbildenden Schule. Das Leitbild kann nur dann glaubhaft vermittelt werden, wenn es von den Pflegenden in der Einrichtung und den Lehrenden in der Schule auch gelebt wird. Die Ziele dürfen sich nicht widersprechen. Die Ziele können sich beziehen auf die Anleitung durch die Praxisanleiterin, Kompetenzen und Verhaltensweisen und Ergebnisse bei den Schülerinnen und organisatorische Abläufe.

Die Praxisanleiterin

- arbeitet kooperativ mit der Schule zusammen.
- stellt die Anleitung der Schülerinnen entsprechend den gesetzlichen Vorgaben sicher.
- nimmt Schülerinnen als eigene Persönlichkeit an, respektiert und wertschätzt sie.

Die Schülerinnen

- kennen die Inhalte ihrer Ausbildung und wirken bei der Ausbildung und der Verzahnung von Theorie und Praxis sowie bei ihrer praktischen Anleitung aktiv mit.
- kennen ihre Stärken und Problemfelder und teilen der verantwortlichen Praxisanleiterin vor Beginn des Einsatzes oder vor Beginn der gezielten Anleitung mit, was sie lernen sollen und wollen.
- begegnen pflegebedürftigen Menschen, allen an der Ausbildung Beteiligten, den Angehörigen des Teams und den Angehörigen anderer Berufsgruppen mit Respekt und Wertschätzung.
- führen übertragene Aufgaben und Verrichtungen sorgfältig und in angemessener Zeit aus.
- erfahren, dass Rückmeldungen über ihre Leistungen und ihr Verhalten von allen an der Ausbildung Beteiligten offen und in förderlicher Weise geäußert werden.
- erleben, dass alle an der Ausbildung Beteiligten sich als Lernende betrachten und offen für positive neue Entwicklungen sind.
- haben die Möglichkeit, kreativ und konstruktiv an Innovation und Problemlösungen mitzuarbeiten.
- werden von allen Beteiligten in ihrem Lernen unterstützt.
- erfahren von allen an der Ausbildung Beteiligten Verständnis und Beratung bei schulischen und persönlichen Problemen.

- erleben, dass auch die an der Ausbildung Beteiligten Stärken und Schwächen haben, und diese bereit sind, darüber zu reflektieren.
- erkennen, dass sie mittels der Reflexion der eigenen Stärken und Schwächen sich selbst Ziele setzen und diese verwirklichen können.
- lernen, wie sie kritische Rückmeldungen offen und fördernd äußern können.
- nutzen kritische Rückmeldungen als Lernsituation.
- lernen, Probleme selbstständig oder mit Hilfe des Teams zu lösen und ihre Persönlichkeit in positive Richtung weiterzuentwickeln.
- erfahren von allen Beteiligten Lob und Anerkennung für positives Verhalten und positive Leistungen.

Die Beratung und Begleitung der Schülerinnen erfolgt in Form von

- Standardisierten Vorgesprächen
- Gezielten Anleitungen
- Lernsituationen unter Anleitung und Aufsicht im Pflegealltag
- Zwischengesprächen
- Begleitenden Besuchen durch die Fachlehrerin
- Abschlussgesprächen
- Beurteilungen

Qualitätskriterien

Zu den Rahmenbedingungen der praktischen Ausbildung gehört – neben den genannten gesetzlichen Vorgaben (➤ Kap. 2) – die Pflegequalität der jeweiligen Einrichtung. Das Pflegequalitätssicherungsgesetz (PQsG) verpflichtet die Einrichtung zu Maßnahmen der Qualitätssicherung.

Fallbeispiel

In der Schule wird unterrichtet, dass der bewegungseingeschränkten Bewohnerin die Gelegenheit gegeben werden sollte, vor dem Essen und nach dem Toilettengang die Hände zu waschen. In der Einrichtung wird diese Maßnahme nicht befolgt. Die Schülerin vergisst im Laufe des Einsatzes, was sie in der Schule gelernt hat. Bei der Überprüfung durch die Lehrerin/Praxisbegleiterin der Schule erhält sie deshalb eine schlechtere Bewertung.

Lösung:
Die Praxisbegleiterin bespricht dieses Problem mit der Praxisanleiterin. Diese wiederum stellt fest, dass das Ermöglichen des Händewaschens nicht als verbindliches Qualitätskriterium formuliert wurde und bringt dies beim nächsten Treffen der zuständigen Arbeitsgruppe ein. Im Qualitätshandbuch wird eine Ergänzung vorgenommen und alle Mitarbeiter des Hauses werden in einem öffentlichen Rundschreiben auf die Ergänzung hingewiesen. Nun sind alle Pflegenden verpflichtet, sich entsprechend zu verhalten und die Schülerin hat die Gelegenheit, die theoretisch erlernte Handlung in der Praxis durchzuführen. Die Handlung wird auch für die Schülerin zur Routine.

Fallbeispiel

Die Praxisanleiterin und die Schülerin arbeiten äußert engagiert und gewissenhaft. Sie werden aus diesem Grunde von Mitarbeitern, die sich nicht an die Qualitätsvereinbarungen halten, angegriffen.

Lösung:
Die Praxisanleiterin bespricht ihr Problem im Rahmen des Praxisbesuches unter „vier Augen" mit der Fachlehrerin der Schule. Die Fachlehrerin zeigt Verhaltensalternativen auf und sucht gemeinsam mit der Praxisanleiterin eine Lösung, die für die Praxisanleiterin akzeptabel ist und zum Ziel führen könnte: Die Praxisanleiterin bittet die Pflegedienstleiterin um ein Gespräch. Da vonseiten der Pflegedienstleiterin die Unterstützung der engagierten Kraft erwartet werden kann, bespricht sie die Situation mit der Pflegedienstleiterin. Diese kann die erwartete Unterstützung geben und in positiver Weise auf die Situation einwirken.

Die Pflegequalität ist jedoch auch abhängig von den Rahmenbedingungen in der Einrichtung. Die Schülerinnen sollen lernen, einrichtungsspezifische Rahmenbedingungen im altenpflegerischen Handeln zu berücksichtigen.

Lernziel kann sein, dass die Schülerinnen den Einfluss institutioneller Rahmenbedingungen auf das altenpflegerische Handeln einschätzen können. Sie erkennen Situationen, die zur Gefährdung der Bewohner führen können und treffen im Rahmen ihrer Möglichkeiten Maßnahmen zu ihrer Vermeidung.

Sie setzen sich für bewohner- und mitarbeiterfreundliche Rahmenbedingungen ein.

> **!** Gut angeleitete Schülerinnen beeinflussen die Qualität einer Einrichtung positiv!

5.9 Schwierigkeiten und Lösungsansätze

Nicht immer verlaufen Anleitesituationen störungsfrei. Schwierigkeiten und Störungen in Anleitesituationen gehören zum pflegerischen Alltag. Sie sind zugleich die Chance, etwas zu lernen und damit Kompetenzen zu erweitern. Die Art und Weise, wie die Anleiterin mit Schwierigkeiten umgeht, ist für die Schülerin ein bedeutungsvolles Lernangebot. Behandelt die Anleiterin Probleme oder Schwierigkeiten als Herausforderung, so vermittelt sie der Schülerin ebenfalls diese Einstellung.

Über das **Vorbild der Anleiterin** erwirbt die Schülerin alternative Reaktionsmöglichkeiten für ihren eigenen Umgang mit schwierigen Situationen. Wichtig ist, dass die Anleiterin die Schülerin an der schwierigen Situation beobachtend teilhaben lässt und diese Situation im Anschluss mit ihr bespricht.

Schwierige, herausfordernde Situationen können unterschiedliche Auslöser haben:

- Den pflegebedürftigen Menschen bzw. seine Angehörigen (➤ Tab. 5.8, ➤ Tab. 5.9, ➤ Tab. 5.10, ➤ Tab. 5.11)
- Die Schülerin (➤ Tab. 5.12, ➤ Tab. 5.13, ➤ Tab. 5.14, ➤ Tab. 5.15)
- Das Pflegeteam (➤ Tab. 5.16)
- Die Organisation (➤ Tab. 5.17)

> **!** Konflikte können in ähnlichen Schritten wie der **Pflegeprozess** gelöst werden:
> - Erkennen und Benennen des Konflikts; akzeptieren der damit verbundenen Gefühle des Gegenübers
> - Analysieren der möglichen Hintergründe des Konflikts
> - Verbalisieren von Ressourcen zur Konfliktlösung und gemeinsamen Zielen
> - Entwickeln von alternativen Lösungsmöglichkeiten; Planung einer Lösungsmöglichkeit, mit der beide Seiten leben können
> - Umsetzen des gemeinsam erarbeiteten und akzeptierten Lösungswegs
> - Evaluieren der Lösung

Beispiele für den Umgang mit Schwierigkeiten in Anleitesituationen

Tab. 5.8 Beispiel 1: Bewohnerin möchte nicht von einer Schülerin versorgt werden

Auslösende Person: Pflegebedürftiger Mensch/Angehörige	Situation	Reaktionsmöglichkeit der Anleiterin	Hintergrundwissen
Bewohnerin will kein „Versuchskaninchen" sein oder die Angehörigen wollen nicht, dass ihr Familienmitglied als „Übungsobjekt" benützt wird.	• Die Bewohnerin sagt kurz vor oder auch während der Anleitesituation plötzlich: „Ich will von einer richtigen Schwester versorgt werden." • Oder Angehörige teilen überraschend mit: „Wir zahlen so viel Geld, da sehen wir nicht ein, dass an unserer Mutter auch noch gelernt wird."	• Verständnis zeigen für den Wunsch nach professioneller Pflege und Betreuung • Hinweisen auf die Notwendigkeit, professionelle Pflege und Betreuung zu lernen • Verständnis wecken für die Ausbildungssituation durch Erfragen der eigenen Erfahrungen im Zusammenhang mit der Berufsausbildung • Falls möglich Kompromiss vereinbaren, dass eine bestimmte Handlung diesmal noch nicht von der Schülerin gemacht wird: „Es ist Ihnen unangenehm, dass die Schülerin bei Ihnen die Intimpflege durchführt. Heute mache ich das noch mal. Morgen kennen Sie die Olga schon besser und da übernimmt sie dann die Intimpflege."	• Carl Rogers: Empathie – Einfühlung, Akzeptanz – Wertschätzung und Kongruenz – Echtheit als Gesprächsgrundhaltung • Ruth Cohn: Themenzentrierte Interaktion („Störungen haben Vorrang") • Gewaltfreie Kommunikation nach Rosenberg (➤ 10.1.2)

Tab. 5.9 Beispiel 2: Angehörige beschweren sich

Auslösende Person: Pflegebedürftiger Mensch/Angehörige	Situation	Reaktionsmöglichkeit der Anleiterin	Hintergrundwissen
Angehörige nutzen die Ausbildungssituation, um sich über die Zustände in der Einrichtung oder der Station zu beschweren	Angehörige: „In dem Laden sehe ich ja selten mal jemanden an meinem Vater arbeiten! Wofür bezahle ich hier eigentlich so viel Geld, wenn nie jemand da ist."	• Die Beschwerde ohne Bewertung entgegennehmen, nicht in das Thema einsteigen • Einen Gesprächstermin nach Abschluss der Anleitungssituation anbieten (= sich auf einen anderen Zeitpunkt **einigen**): „Jetzt kann ich Ihnen leider nicht meine Aufmerksamkeit schenken, aber in 30 Minuten bin ich mit der Unterweisung fertig, passt das bei Ihnen auch?" • Oder die Angehörigen bitten, sich an die Leitung der Station im Dienstzimmer zu wenden (= **intervenieren** und eine andere Person anbieten): „Ich bin zu diesem Sachverhalt nicht genug informiert. Bitte wenden Sie sich an Frau X, unsere Bereichsleiterin, die kann Ihnen sicher die gewünschten Informationen geben. Frau X finden Sie im Leitungsbüro." • Oder die **Spätestens-Frage** stellen „Wann müssen sie spätestens weg? Ich werde bis dahin auf Sie zukommen."	Arbeits- und Zeitmanagement: • Umgang mit Störungen im Sinne von Unterbrechungen während der Ausführung einer Aufgabe: **E-I-S-Regel** • **E**inigen: Beseitigen der „Störung" durch rasche Einigung über zeitliche Verlagerung des vorgetragenen Anliegens ohne Einstieg in das Thema • **I**ntervenieren: Beseitigen der Störung durch rasche Weitergabe an eine kompetente Person ohne Einstieg in das Thema • **S**pätestens-Frage stellen: Beseitigen der Störung durch Feststellen des letzten möglichen Termins ohne Einstieg in das Thema

Tab. 5.10 Beispiel 3: Das schlechte Gewissen der Angehörigen

Auslösende Person: Pflegebedürftiger Mensch/Angehörige	Situation	Reaktionsmöglichkeit der Anleiterin	Hintergrundwissen
Angehörige tragen ihr schlechtes Gewissen, weil sie ihre alten Angehörigen nicht selbst betreuen können, über die Pflegekräfte aus	Angehörige sagt zur Anleiterin oder Schülerin: „Reißen Sie nicht so an meiner Mutter herum! Sie sind ja saugrob mit ihr!"	• Bei Beschwerden, die das aktuelle pflegerische Handeln betreffen, kann man die Angehörigen in die Anleitungssituation einbeziehen, indem man sie wie die Schülerin informiert, oder, wenn möglich, zur Mitarbeit anleitet • Anleiterin: „Ich merke, Sie machen sich große Sorgen um Ihre Mutter. Vielleicht könnten Sie uns helfen, Ihre Mutter auf die andere Seite zu lagern. Ich zeige Ihnen, wie wir das gemeinsam tun können, ohne Ihre Mutter unnötig zu belasten."	Carl Rogers: • Empathie – Einfühlung • Akzeptanz – Wertschätzung • Kongruenz – Echtheit als Gesprächsgrundhaltung

5

Tab. 5.11 Beispiel 4: Die Anleitungssituation wirkt bedrohlich und erzeugt Aggression

Auslösende Person: Pflegebedürftiger Mensch/Angehörige	Situation	Reaktionsmöglichkeit der Anleiterin	Hintergrundwissen
Die „aggressive" Bewohnerin verkennt die Ausbildungssituation, erlebt sie als bedrohlich. Sie wehrt sich verbal und/oder wird handgreiflich	• Bewohnerin zur Anleiterin oder Schülerin: „Nimm Deine Pfoten von mir weg, Du blöde Sau!" • Praxisanleiterin und Schülerin wollen sich ihr nähern • Die Bewohnerin: „Hilfe! Hilfe! Mörder! Mörder!"	• Abbruch der ursprünglichen Anleitungssituation • Ohne Kommentar sich auf das neue Thema: „Umgehen mit aggressiven Personen" konzentrieren • Beobachtungsauftrag an die Schülerin erteilen: „Achte auf meinen Umgang mit Frau Y und stelle Dich so, dass Du möglichst außerhalb des Blickfeldes von Frau Y stehst. Sie kann sich dann nur auf mich einstellen." • Versuchen, mit der aufgeregten Person ins Gespräch zu kommen und sie zu beruhigen: „Was ist denn los?" „Brauchen Sie etwas?" „Wie kann ich Ihnen helfen?" • Später mit der Schülerin besprechen, wie man vermeidet, selbst aggressiv zu reagieren bzw. die ängstigende Situation für Bewohnerin noch weiter zu verschärfen	• Wer Angst hat, kann nur eingeschränkt wahrnehmen und kann keine Verhaltensalternativen entwickeln • Angstlinderndes Reagieren unterstützt die geängstigte Person, sodass sie in ihrem aggressiv wirkenden Abwehrverhalten nachlassen kann • Abwertende Formulierungen oder Drohungen würden zu massiven Störungen der Beziehung führen, sind daher zu vermeiden • Naomi Feil: Validation

Tab. 5.12 Beispiel 5: Schülerin oder Schüler arbeitet nicht aktiv mit

Auslösende Person: neue Schülerin	Situation	Reaktionsmöglichkeit der Anleiterin	Hintergrundwissen
Die neue Schülerin (oder Kollegin) wirkt „unkooperativ"	• Auf Fragen der Praxisanleiterin gibt die Schülerin entweder keine Antworten oder sagt: „Ich weiß nicht." • und/oder zuckt die Achseln • oder wirkt geistesabwesend	• Die Anleitungssituation gleich oder so bald als möglich unterbrechen. Die Anzuleitende auf ihr Verhalten direkt ansprechen: „Wenn ich keine Antworten bekomme, weiß ich nicht, worin du noch unsicher bist und was ich dir erklären oder zeigen soll." • „Erkläre mir bitte, was du mit dem Achselzucken ausdrücken möchtest." • Die Schülerin ansehen und bitten, sich auf die Anleitungssituation zu konzentrieren: „Ich bitte dich, mir jetzt genau zuzuhören und zuzusehen. Kannst Du mir folgen oder beschäftigt dich etwas anderes?"	• Grundsatz der themenzentrierten Interaktion: „Störungen haben Vorrang" (Ruth Cohn) • Theo Gehm: Zeitnah auf Verhalten aufmerksam machen • Wenn die Anleiterin nicht weiß, welche Kenntnisse die Schülerin zum Anleitethema bereits hat, so kann sie an diesen nicht anknüpfen oder aufbauen und damit die Schülerin nicht sinnvoll ausbilden • Grundsatz: „Die lernende Person wird dort abgeholt, wo sie steht."

Tab. 5.13 Beispiel 6: Aggressive Schülerin

Auslösende Person: neue Schülerin	Situation	Reaktionsmöglichkeit der Anleiterin	Hintergrundwissen
Die Schülerin gibt der Anleiterin auf Fragen „schnippische" Antworten oder Widerworte	• „Auf der Station X habe ich das aber ganz anders gelernt. Ihr seid vielleicht komisch!" • „In der Schule machen die das aber anders." • „Mach erst mal deine Praxisanleiterausbildung, dann kannst du mich anleiten." • „Das alles hier ist ein großer Mist!"	• Wenn Sie als Anleiterin wissen, dass Ihr Pflegehandeln auf dem aktuellen Stand ist: „Ich zeige dir die Pflegemaßnahmen so, wie sie durch die Standards und das Lehrbuch vorgeschrieben sind. Du kannst bei mir lernen, wie die Bewohnerinnen fachgerecht betreut werden." • Wenn Sie unsicher sind, ob Ihr Pflegehandeln aktuell ist: „Ich höre, dass du zu unserem Thema aktuelle Informationen hast. Erläutere sie mir bitte und nenne mir die Quelle." • oder: „Noch kommt dir alles fremd und undurchschaubar vor. Ich helfe dir, damit vertraut zu werden."	• Heinrich Roth: „Stufen des Lernens" • Wichtig ist, dass die Anleiterin sich von diesen Verhaltensweisen nicht abschrecken lässt. Eine Lernsituation wird von den Lernenden immer auch als eine Verunsicherung erlebt. Sie glauben, mit dieser Verunsicherung besser umgehen zu können, wenn sie einfach eigene Erfahrungen auf andere übertragen. Der „Widerstand" gegenüber dem Neuen ist außerdem ein bedeutungsvoller Schritt auf dem Weg der Aneignung des Neuen. Deshalb sollten Sie als Anleiterin den Widerstand nicht brechen sondern ihn überwinden helfen. (➤ Kap. 6.4) • Beim Umgang mit neuen Sachverhalten fühlt man sich oft unsicher und versucht die Wertmaßstäbe anzulegen, die bisher gültig waren. Das führt dazu, dass man das Neue abwertet

Tab. 5.14 Beispiel 7: Schülerin verweigert Mitarbeit

Auslösende Person: neue Schülerin	Situation	Reaktionsmöglichkeit der Anleiterin	Hintergrundwissen
In der Begegnung mit anderen Menschen kommt es immer wieder zu Missverständnissen und Fehlinterpretationen. Anleitesituationen sind hierfür besonders anfällig, weil oft, bewusst oder unbewusst, mit „etwas lernen" und mit „beobachtet werden" negative Vorerfahrungen verknüpft sind	Die Schülerin erklärt der Anleiterin: „Deinen Auftrag, noch mal über die Entstehung des sekundären Diabetes mellitus nachzulesen, konnte ich nicht ausführen, weil ich gestern noch so lange in der Disco war."	Ziel ist es, das Problem bei der Schülerin zu lassen: „Schade, darauf aufbauend wollte ich mit Dir heute eine Anleitesituation gestalten. Das geht jetzt natürlich nicht. Du bist für Deine Ausbildung selbst verantwortlich. Wenn Du Dich zum Thema informiert hast, kannst Du mir Bescheid geben. Was willst du tun, um dein Ziel mit einer Anleitung weniger zu erreichen?"	• R. Cohn, Regeln für Feedback/Rückmeldung geben • Folgen für andere aufzeigen • Beschreiben statt bewerten • Spezifisch und konkret benennen • Verhaltensänderung besprechen
wie oben	Die Schülerin soll den Verbandwagen säubern und auffüllen. Oder sie erhält den Auftrag, einer Bewohnerin beim Essen zu helfen Antwort der Schülerin: „Ich bin hier um zu lernen und nicht um Dreckarbeit oder langweilige Arbeit zu machen."	Anleiterin: • „Diese unspektakulären Tätigkeiten müssen, wie alles andere auch, gelernt und praktiziert werden. Hierbei übst Du ein, wie Du hygienisch arbeitest, wie Du sicher und effektiv Bestände überprüfst und ergänzt, sodass der Verbandswagen zuverlässig für sterile und unsterile Verbandswechsel zur Verfügung steht." • „Du sammelst Erfahrungen, wie unterschiedlich Menschen auf das Unterstützen beim Essen reagieren und gewinnst Routine im Eingehen auf ganz verschiedene Menschen."	

Tab. 5.15 Beispiel 8: Schülerin überschätzt sich

Auslösende Person: neue Schülerin	Situation	Reaktionsmöglichkeit der Anleiterin	Hintergrundwissen
wie Beispiel 7	• Die Schülerin beantwortet die Frage, ob sie s. c. spritzen kann mit: „Das kann ich schon längst." • Die Anleiterin lässt sich daraufhin von der Schülerin beschreiben, wie sie beim s. c.-Spritzen vorgehen wird und stellt fest, dass die Kenntnisse der Schülerin so lückenhaft sind, dass sie auf keinen Fall spritzen darf	Anleiterin: „Fällt Dir auf, dass Deine Kenntnisse nicht ausreichen, um ohne die Menschen und Dich selbst zu gefährden zu spritzen? Ich bitte Dich, mir zu sagen, wenn Du etwas nichts kannst oder Du Dir nicht sicher bist, ob Du es kannst. Für das, was Du tust, trägst Du die Verantwortung. Es ist Deine Aufgabe, während Deiner Ausbildung dafür zu sorgen, dass Du die nötige Unterstützung erhältst, um verantwortlich handeln zu können."	**wie Beispiel 7**

Tab. 5.16 Beispiel 9: Teammitglieder ziehen sich aus der Anleitung zurück

Auslösende Person: Teammitglieder	Situation	Reaktionsmöglichkeit der Anleiterin	Hintergrundwissen
Nachdem bekannt wurde, dass ein Teammitglied die Praxisanleiterin der Station ist, ziehen sich fast alle anderen Teammitglieder aus der praktischen Ausbildung zurück	Teammitglied: „Praktische Ausbildung und Anleitung – das sind nicht mehr meine Aufgaben. Du bist die Praxisanleiterin, jetzt mach' das auch mal alleine."	„Ich bin als Praxisanleiterin diejenige, die sich für uns als Team für die Organisation der Ausbildungsarbeit einsetzt. Aber das Vermitteln all dessen, was man in unserem Bereich lernen kann, gelingt nur, wenn sich alle ausgebildeten Teammitglieder an der Ausbildung unseres beruflichen Nachwuchses beteiligen."	Der Rückzug aus der Ausbildungsarbeit auf Station durch die anderen Teammitglieder – mit den beschriebenen Reaktionen gegenüber der Praxisanleiterin – geschieht häufig als Konsequenz auf die Art und Weise, wie diese Aufgabe einem Teammitglied zugewiesen wurde. Es muss hierbei von der Leitung vor allem vermieden werden, dass die bisherige Ausbildungsarbeit des Teams abgewertet wird. Es ist wichtig, den Teammitgliedern aufzuzeigen, welchen Vorteil alle haben, wenn ein Teammitglied als Praxisanleiterin für die Ausbildungsarbeit die zentrale Zuständigkeit hat. Je nach Aufgabenkatalog oder Stellenbeschreibung wird das Team mehr oder weniger umfassend entlastet
wie oben	Teammitglied: „Wenn du eine Schülerin bei Dir hast, dann kannst Du auch mindestens ein Zimmer mehr übernehmen."	„Wenn ich eine Schülerin bei mir habe, leiste ich neben der regulären pflegerischen Betreuung der Bewohnerinnen in meinem Bereich eine Zusatzaufgabe: ich bilde aus. D. h. ich muss der Schülerin jeweils sagen, was sie lernen soll, wie sie es lernen soll, ich muss es ihr vormachen, ich muss sie beobachten, wenn sie es selbst tut und ich muss mit ihr zusammen besprechen, was sie beibehalten kann und was sie ändern muss. Für mich bedeutet das, dass ich mehr Zeit für die Arbeit in meinem Bereich aufwenden muss, als wenn ich alleine arbeiten würde."	

Tab. 5.17 Beispiel 10: Störungen durch fehlerhafte Organisation

Auslösende Person: Anleiterin selbst	Situation	Reaktionsmöglichkeit der Anleiterin	Hintergrundwissen
Beispiel 10a Durch Fehler in der Organisation oder durch mangelndes Zeitmanagement kann es zu vermeidbaren Unterbrechungen kommen. Für jede Anleitesituation benötigt man unterschiedlich viel Zeit. Deshalb ist es sinnvoll, sich im Team eine Vertretung für die Anleitezeit zu suchen. Die Kollegin versorgt dann den Pflegebereich der Anleiterin mit, damit die Anleitung ungestört bleibt. Je nach Tätigkeit kann es sogar erforderlich sein, zu vereinbaren, dass die Anwesenheitstaste nicht gedrückt wird	**Beispiel 10a** Kollegin steckt den Kopf ins Zimmer: „Hast Du Dr. X gesagt, dass die Angehörigen von Frau M. jetzt da sind und ihn sprechen wollen?"	**Beispiel 10a** „Tut mir leid, ich habe vergessen Dir zu sagen, dass Dr. X um 16 Uhr die Angehörigen von Frau M. treffen wird."	Arbeits- und Zeitmanagement: • Einsatz von manueller und emotionaler Energie: Unterbrechungen in der Anleitesituation führen dazu, dass die zur emotionalen Energie gehörende Aufmerksamkeit der Anleiterin und der Schülerin vom Anleitethema auf das neue Thema abgelenkt wird. Nach der Unterbrechung müssen beide sich wieder konzentrieren, um den Anschluss an die unterbrochene Anleitungssituation finden. Dies bedarf zusätzlicher emotionaler Energie, die man sich sparen kann, wenn man erreicht, dass nur noch unumgängliche Störungen (Beispiel 10c) die Anleitung unterbrechen. Der sorgfältige Umgang mit der emotionalen Energie ist notwendig, da diese sich nicht ohne Weiteres regenerieren lässt • Außerdem bedeutet das Zulassen einer Unterbrechung, dass die Anleitesituation keine vorrangige Bedeutung hat. Am Vorbild der Anleiterin lernt die Schülerin, dass Ausbildung nicht wichtig ist • Die Schülerin soll lernen, dass Ausbildung und die Pflege des alten Menschen wichtig sind. Beides benötigt Zeit und muss organisiert werden
wie Beispiel 10a	**Beispiel 10b** Kollegin steckt den Kopf ins Zimmer: „Wir wollten doch heute unser Abendessen vom Pizzaservice bringen lassen. Du hast Dich in die Liste nicht eingetragen. Es gibt Salate oder Nudelgerichte oder Pizza. Was willst du haben?"	**Beispiel 10b** „Nudeln und Gorgonzola. Entschuldige die Unterbrechung, Martina, wo waren wir gerade?"	
wie Beispiel 10a	**Beispiel 10c** Kollegin steckt Kopf ins Zimmer: „Frau L. hatte gerade massiven Durchfall. Ich kann sie alleine nicht säubern und frisch einkleiden bzw. betten. Ich brauche Dich, es ist sonst niemand zum Helfen da."	**Beispiel 10c** „Martina, jetzt müssen wir leider abbrechen. Es ist wichtig, dass Frau L. so schnell als möglich frisch gemacht wird, damit sie sich wieder wohl fühlt und keinen Hautschaden davonträgt."	

5.10 Anleitung ausländischer Schülerinnen

Im Rahmen der Globalisierung gibt es in Deutschland immer mehr Schülerinnen mit ausländischen Wurzeln. Das stellt für Praxisanleiterin und das Pflegepersonal oft eine große Herausforderung dar. Nicht nur die Sprache, sondern auch die Religionen, Kultur- und Moralvorstellungen sind oft andere. Dadurch kann es zu Missverständnissen kommen, die sich negativ auf das Miteinander und den Pflegealltag auswirken können. Eine Grundlage, den Anderen zu verstehen, bietet das Wissen um Besonderheiten verschiedener Religionen und Kulturen (➤ 5.11). Denn oft kommt es nur deshalb zu Unverständnis und Missverständnissen bei der Beobachtung von Durchführungen von Handlungen, weil die Praxisanleiterin den kulturellen und religiösen Hintergrund der Schülerin nicht kennt. [7–13]

Das Beispiel in ➤ Tab. 5.18 macht deutlich, dass es grundlegender Kenntnisse der Religionen bedarf, damit die Praxisanleiterin das Verhalten der Schülerin verstehen kann. Dabei ist das Multikulturelle so wertvoll und wichtig im Pflegealltag. Nicht zuletzt wegen der stetigen Zunahme ausländischer Pflegebedürftiger, denn gerade bei diesen Menschen können Schülerinnen mit derselben Sprache, demselben Kulturkreis oder wenn sie die gleiche Religion haben eingesetzt werden, Das kommt allen Seiten zugute und stärkt das Selbstwertgefühl der Schülerin.

Um sich der Schülerin zu nähern und Missverständnisse von vornherein vorzubeugen, ist es ratsam, die Schülerin zu ihrer Person zu befragen. Nicht zuletzt sollte, wenn es der Dienstplan ermöglicht, auf bestimmte Feste und Feiertage der Religionen Rücksicht genommen werden, wenn die Schülerin darum bittet. Das Schema (➤ Tab. 5.18) hilft dabei, sich einen Überblick über die Hintergründe der Schülerin zu verschaffen.

Was muss bei der Anleitung und dem Umgang mit ausländischen Schülerinnen beachtet werden?

1. Bei Schülerinnen mit Sprachbarrieren: Langsam und deutlich sprechen und aktives Zuhören praktizieren, d. h.:
   - Das Gesprochene der Schülerin zusammenfassen
   - Fakten und Emotionen der Schülerin aufgreifen
   - Die Aufmerksamkeit allein auf die Schülerin lenken
   - Eigene Meinungen, Bewertungen, Normen und Werte zurückhalten
   - Leichte Sprache wählen und wenn möglich, dasselbe Vokabular verwenden, z. B.: Sie beschreiben zum ersten Mal ein Medikament. Wählen Sie dabei *einen* Begriff. Wechseln Sie z. B. nicht zwischen Tablette und Pille. Erklären Sie der Schülerin aber, dass es verschiedene Begrifflichkeiten gibt, die sie in ihr Lerntagebuch (➤ Tab. 5.19) schreiben kann.
2. Nutzen Sie das Feedback auch nach für Sie unverständlichen, eventuell religions- oder kulturbedingten Handlungen zu Nachfragen und Erklärungen.
3. Schlagen Sie der Schülerin vor, ein Lerntagebuch (➤ Tab. 5.19) zu führen, in welches Sie Begriffe schreibt, die sie nicht kennt oder bei denen Synonyme genutzt werden oder die Sie besonders schwierig findet.

Tab. 5.18 Informationen zu den einzelnen Schülerinnen

Informationen zu den einzelnen Schülerinnen				
Name	Herkunft	Religion	Besonderheiten, Erlebnisse, Missverständnisse	Lösungsidee
Bsp.				
Olga Jelzin	Russland	Jüdin	• Pflegt nicht gern Männer • Hat Frühstück nur teilweise angereicht (auf Nachfrage, warum: wollte Milch und Fleisch trennen)	• Langsam an die Pflege von männlichen Bewohnern heranführen, z. B. nur Gesichts- und Oberkörperpflege und dann steigern • Erklären, dass es in der christlichen Religion kein Hindernis darstellt, diese Lebensmittel zusammen zu verzehren

4. Bitten Sie die Kolleginnen zu einer großen Runde, wo die Schülerin die Möglichkeit hat, über sich und ihre Kultur, Religion und Bräuche zu erzählen. Vielleicht sind verschiedene Religionen im Wohnbereich (oder im gesamten Haus) vertreten und es wird ein Fest mit landestypischen Nahrungsmitten und Bräuchen organisiert.
5. Erkennen Sie Leistungen an, denn Integration funktioniert nur mit Anerkennung.
6. Wertschätzen Sie die Schülerin und geben Sie möglichst positive Rückmeldungen.
7. Fördern Sie das Verantwortungsbewusstsein, auch wenn die (sprachlichen) Leistungen noch nicht so sind, wie Sie es erwarten. Trauen Sie der Schülerin kleine Aufgaben zu.

Tab. 5.19 Lerntagebuch (Beispiel)

Lerntagebuch	
Fachbegriffe, Abkürzungen, Spezielles	Synonyme, Bedeutung
Tablette Bewohnerakte Supp. i. v.	Pille Bewohnerblatt, Kladde ... Suppositorium (Zäpfchen) Intravenös (in die Vene)

5.11 Religionen und ihre Besonderheiten

5.11.1 Der Islam

Besonderheiten im Islam

Islam bedeutet „Ergebung“ oder „Unterwerfung“ und wird durch den Propheten Mohammed als oberste Offenbarung Gottes gesehen. Auch im Islam spielt Jesus eine Rolle, denn er wird als einer der Propheten anerkannt. Handlungsempfehlungen, Verbote oder Warnungen sind im Koran zu finden, welcher die Grundlage des Glaubens darstellt. Der Glaube gilt einem einzigen wahren Gott (Allah) und dem letzten Gericht, bei dem die guten Menschen ins Paradies und die bösen Menschen, die gesündigt haben, in die Hölle kommen. Unterschieden wird zwischen **Hochislam,** der die Glaubenssätze des Islam beinhaltet, an die sich gehalten werden muss, und dem **Volksislam,** der lediglich mündlich Überliefertes beinhaltet. Das Wissen darum ist für Pflegesituationen wichtig, da sich beide Formen in der Praxis häufig vermischen und so sehr individuell auf die Bedürfnisse des Einzelnen Rücksicht genommen werden muss.

Es gibt die „5 Säulen des Islam“, die das Glaubensbekenntnis, Fasten im Monat Ramadan, Gabe von Almosen, Verrichtung der vorgeschriebenen Gebete fünf Mal täglich und eine Pilgerfahrt nach Mekka vorschreiben.

Dem Gebet geht eine Waschung voraus, die über den hygienischen Gesichtspunkt hinaus geht, da sie der „inneren Reinigung“ dient.

Der Glaube im Islam bedeutet auch den Glauben daran, dass der Mensch selbst für Unheil und Leid durch Verfehlungen verantwortlich ist, dass Allah nicht nur Gutes gibt, sondern auch Leid und Krankheit sendet, die eine Prüfung oder Strafe Allahs darstellen.

Feste und Feiertage im Islam

Das erste große Fest ist **Ramadan,** der Monat, in dem das Fasten vorgeschrieben ist. Der Fastenmonat richtet sich nach dem Mondkalender und verschiebt sich daher jedes Jahr um zehn Tage. Von Sonnenaufgang bis Sonnenuntergang sind Essen, Trinken und Rauchen verboten. Von dieser Pflicht nicht betroffen sind Schwangere, Frauen während der Menstruation, Reisende, Frauen, die Stillen, Schwer arbeitende, Altersschwache und Kinder unter zwölf Jahren. Den Abschluss des Fastenmonats bildet das **„Zuckerfest“,** welches drei Tage lang gefeiert wird und der Versöhnung dient. Bevor des Zuckerfest beginnt, soll die Armensteuer entrichtet werden.

Das **Opferfest** ist das zweite große Fest und wird in Gedenken an Abraham begangen. Es wird ein Opfertier geschlachtet, sich gegenseitig beschenkt und besucht.

Weiterhin gibt es das **islamische Neujahrsfest,** das Fest für den **Geburtstag Mohammeds** und **Mohammeds Himmelfahrt.**

Ein sehr wichtiges Fest ist die **Beschneidung** der Jungen. Mit diesem Ritual werden die Jungen in die Glaubensgemeinschaft aufgenommen.

Ernährung im Islam

Das Wichtigste ist, dass Moslems kein Schweinefleisch und auch keine Produkte, die Schwein enthalten, zu sich nehmen dürfen. Abgelehnt wird auch, im Stehen Getränke zu sich zu nehmen und bis zur Übersättigung zu essen. Grundsätzlich dürfen alle pflanzlichen Lebensmittel gegessen werden. Muslime nehmen Nahrungsmittel nur mit der rechten Hand zu sich, da diese als rein gilt. Dies sollte auch das Pflegepersonal beachten und die Lebensmittel nur mit der rechten Hand anbieten. Moslems legen viel Wert auf das Essen und sehen das Essen als etwas an, was gesund macht. Deswegen werden Erkrankte auch oft mit ihren Lieblingsspeisen verwöhnt.

Gesundheit, Krankheit und Pflege im Islam

Krankheit wird im Islam oft als Strafe betrachtet und nicht selten herrscht noch der Glaube an Übersinnliches vor, das Krankheiten verursacht. Dies steht in scharfem Kontrast zu den Errungenschaften der wissenschaftlich geprägten Schulmedizin.

Zum Schutz vor Krankheit und Unheil wird oft ein Amulett mit Zeilen aus dem Koran getragen oder gegen den „bösen Blick" blaue Glasperlen. Nicht nur ein Arzt, sondern auch ein Hoca, ein traditioneller Heiler, kann an der Therapie beteiligt sein.

Die Einnahme von Medikamenten lehnen Muslime nicht generell ab, aber streng gläubige Muslime unterscheiden zwischen Medikamenten, die sicher wirken, wahrscheinlich wirken und vermutlich wirken. Dabei ist jeder Muslim angehalten, sicher wirkende Medikamente einzunehmen.

Hygiene nimmt im Islam einen großen Stellenwert ein und es wird zwischen großer und kleiner Waschung unterschieden. Nach dem Schlaf, Schwitzen und der Ausscheidung verschiedener Körperstoffe genügt eine kleine Waschung. Diese kleine Waschungen finden auch vor jedem Gebet statt und werden folgendermaßen vollzogen:

1. Die Handgelenke und Hände werden drei Mal gewaschen.
2. Der Mund wird drei Mal ausgespült.
3. Die Nase wird durch Inhalieren drei Mal gereinigt.
4. Das Gesicht, die Stirn und das Kinn werden drei Mal gewaschen.
5. Der rechte und dann der linke Unterarm werden drei Mal bis zum Ellenbogen gewaschen.
6. Die Haare werden mit nassen Händen befeuchtet.
7. Die Ohren werden mit nassen Händen befeuchtet.
8. Der rechte und dann der linke Fuß werden drei Mal bis zu den Knöcheln gewaschen.

Nicht selten werden Ausscheidungen nicht mit Toilettenpapier sondern unter fließendem Wasser, unter Zuhilfenahme der linken Hand entfernt. Alles, was den Körper verlässt ist unrein. Die linke Hand wird deshalb für die Verrichtung unreiner Tätigkeiten genutzt und wird weder zur Begrüßung noch beim Essen auch nur als Unterstützung genutzt. Die Rasur der Achsel- und Schamhaare, wie es bei Frauen üblich ist, wird ebenfalls mit der linken Hand durchgeführt.

Die Körperpflege wird nach Möglichkeit unter fließendem Wasser durchgeführt. Einem Bettlägerigen sollte die Möglichkeit geboten werden, mittels einer Waschschüssel und einem Krug, das fließende Wasser zu simulieren. Aus demselben Zweck kann im Toilettenraum ein Gießgefäß bereitgestellt werden.

Die Pflege sollte von gleichgeschlechtlichem Pflegepersonal durchgeführt werden. Muss der Pflegebedürftige einen Blasenkatheter tragen, muss dieser bedeckt sein, weil Urin als unrein gilt.

Im ambulanten Pflegebereich ist es geboten, die Schuhe vor der Tür auszuziehen, damit der Schmutz der Außenwelt nicht in das saubere Heim gelangt.

Sterben, Tod und Trauer im Islam

Der Tod wird im Islam dem Leben gleichgestellt, da er als Beginn einer neuen Existenz und als Wechsel in eine beständige Welt gilt. Die Gläubigen werden von ihren Aufgaben befreit. Somit werden Sterben und Tod nicht negativ gesehen sondern angenommen.

Das Gebet ist eines der Wichtigsten Dinge im Leben eines gläubigen Muslims. Er wird auch bei schwerer Krankheit und während der Sterbephase versuchen zu beten. Fühlt er sich nicht im Stande niederzuknien, erfüllt das Schließen der Augen diesen Zweck. Der Betende richtet sich zum Beten gen Mekka (Südosten) und das Bett sollte dementsprechend ausgerichtet sein. Am Sterbebett darf nur der Koran aufgestellt werden, sonst nichts. Beim Sprechen des

Sterbegebetes hebt der Betende seinen Finger Richtung Himmel.

In der Stunde des Todes sind oft viele Besucher, über das übliche Maß hinaus, beim Sterbenden, da sich Freunde, Angehörige und Nachbarn verabschieden und den Sterbenden an alles Gute in seinem Leben erinnern. Das Gespräch über das Sterben und den Tod soll vermieden werden. Ein an den Islam Glaubender darf nicht durstig sterben, darum muss jederzeit für ausreichende Flüssigkeitszufuhr gesorgt werden.

Nach dem Tod wird laut und vernehmlich geklagt und geweint; dies sollte auch so vom Pflegepersonal akzeptiert werden.

Dem Toten werden Mund und Augen geschlossen, der Unterkiefer hochgebunden und die Arme werden an die Körperseiten gelegt. Der Kopf selbst zeigt nach rechts und ist gen Mekka gerichtet. Es folgt eine rituelle Waschung, die von den Angehörigen, nicht vom Pflegepersonal durchgeführt wird. Wenn sich Körperkontakt nicht vermeiden lässt, müssen Nicht-Muslime auf jeden Fall Handschuhe tragen.

Die Art der Totenwäsche ist genau festgelegt und muss eingehalten werden, damit der Verstorbene zur Bestattung zugelassen wird.

5.11.2 Das Judentum

Besonderheiten im Judentum

Im Judentum gibt es verschiedene Gruppen:

- Die streng gläubigen, *orthodoxen Juden*, die alle Vorschriften wörtlich nehmen und auch so ausführen. Darum ist besonders bei orthodoxen Juden auf die Bereiche Ernährung und Hygiene zu achten und es sind die Regeln des Sabbat und die Zeit der Gebete zu respektieren.
- Orthodoxe Frauen halten Schultern und Beine bedeckt und verheiratete Frauen in der Öffentlichkeit auch oft ihre Haare.
- Die *konservativen Juden* achte ebenfalls die Vorschriften, passen diese aber ihren Lebensgewohnheiten an.
- Für die *Reformjuden* haben die Vorschriften keine Bedeutung, sie betrachten diese als freiwillig.
- Die *unabhängigen* Juden orientieren sich eher an sozialen Schichten als an jüdischen Traditionen.

Feste und Feiertage im Judentum

Der **Sabbat** ist der heilige Ruhetag der Juden, beginnt am Freitag mit dem Sonnenuntergang und endet am Samstag bei Sonnenuntergang. Der Sabbat dient der Erholung, dem Essen und dem Gebet. Streng gläubigen, orthodoxen Juden, ist das Autofahren, mit Ausnahme der Lebensgefahr, und die Verwendung bestimmter elektrischer Geräte nicht gestattet.

Da der Sabbat der Ruhetag der Juden ist, kann es vorkommen, dass die Schülerin in dieser Zeit um einen freien Tag bittet.

Rosch Haschana ist das jüdische Neujahrsfest und laut Talmud der Jahrestag der Weltschöpfung. An diesem Tag denkt man über das vergangene Jahr, er ist verbunden mit dem Anziehen neuer Kleidung, waschen, Haare schneiden, festlichen Mahlzeiten und Gebeten.

Der wichtigste Feiertag der Juden ist **Jom Kippur** (Tag der Sühne), der jüdische Versöhnungstag. An diesem Tag wird gefastet und die Menschen kleiden sich ganz in weiß als Zeichen der Reinheit von Sünden. Vor Sonnenuntergang wird ein Gottesdient gehalten. Begeht ein jüdischer Mensch an diesem Tag gute Taten, sind diese besonders wertvoll. Sühne erfahren die Menschen dadurch, dass sie Reue im Gebet zeigen. Überwiegen die guten Taten gegenüber den Fehlern, wird die betreffende Person in das Buch des Lebens eingeschrieben. Außerdem wird zu Jom Kippur auch den Toten vergeben.

An **Chanukka,** dem achttägigen Lichterfest, wird jeden Abend an einem achtarmigen Leuchter eine Kerze entzündet. Es erinnert an die Neuweihe des Tempels in Jerusalem im Jahre 164 v. Chr. Es ist ein fröhliches Fest, das ausgelassen gefeiert wird. Gereicht werden in Öl gebackene Speisen (Krapfen, Kartoffelpuffer etc.) und es werden Chanukkalieder gesunden und Geschichten erzählt.

Ein ebenfalls ausgelassenes Fest ist **Purim,** welches karnevalähnlichen Charakter hat und an die Errettung von Verfolgung durch die Perser erinnert.

Pessach bedeutet „Fest der ungesäuerten Brote" und erinnert an die Befreiung der Israeliten aus Ägypten. Die Israeliten mussten fluchtartig das Land verlassen und hatten darum keine Zeit, den sonst üblichen Sauerteig herzustellen. Der Tag wird nach einer bestimmten Festordnung gefeiert.

Das Laubhüttenfest oder **Sukkot** erinnert an die Wanderung der Israeliten durch die Wüste. Es werden Laubhütten ohne festes Dach gebaut und es wird sieben Tage im Freien übernachtet und gefeiert.

Ernährung im Judentum

In einem Speisengesetz, die *Kaschrut*, wird beschrieben, welche Speisen generell zum Verzehr geeignet sind. Weiterhin gibt es genaue Angaben zur Ausstattung der Küche und den Umgang mit Utensilien. Es wird unterschieden zwischen *koscheren*, reinen Speisen und Speisen, die *trefa*, unrein sind. Wie die Moslems essen auch die Juden kein Schweinefleisch, da diese Tiere nicht Wiederkäuen.

Milch und Fleisch dürfen nicht zusammen verzehrt werden, die Ausnahme stellen Gerichte dar, die als *parwa* bezeichnet werden und neutral sind. Dazu gehören Nüsse, Gemüse, Eier, Honig und Fisch und Andere.

In normalen Pflegeeinrichtungen ist es schwierig, sich an die Kaschrut zu halten, da z.B. Milch und Fleisch nicht zusammen verarbeitet werden dürfen und auch unterschiedliches Kochgeschirr genutzt werden muss, welches in verschiedenem Spülwasser gespült werden muss. Außerdem müssen Milch und Fleisch in unterschiedlichen Kühlschränken gelagert werden.

Gesundheit, Krankheit und Pflege im Judentum

Krankheit wird im Judentum als Gottes Wille gesehen und kann bei strenggläubigen Juden als Strafe für persönliche Verfehlungen oder erzieherische Maßnahme angesehen werden, die aber durch Gebet und Reue gesühnt werden kann. In jedem Fall werden aber Medikamente und alle Maßnahmen, die der Lebenserhaltung dienen gewünscht. Medikamente dürfen am Sabbat nicht eingenommen werden. Ausnahmen sind große Schmerzen und Angst, dann dürfen sie, auf Rat eines Rabbiners hin, eingenommen werden. Die Erhaltung der Gesundheit und des Lebens hat grundsätzlich Vorrang vor den Sabbat-Regeln, da die jüdische Tradition die Achtung vor dem Leben fordert. Vor Eintritt des Todes ist ein Abbruch der Medikamentengabe, aber auch ein Einstellen der Ernährung nicht gestattet. Den Pflegebedürftigen zu besuchen, zählt als religiöse Pflicht und kommt gehäuft und regelmäßig vor.

Es wird eine rituelle Handwaschung unter fließendem Wasser nach dem Erwachen und vor dem Essen durchgeführt und gebetet. Orthodoxe Juden vermeiden generell jede Berührung und halten auch keinen Blickkontakt mit fremden Frauen. Sie vermeiden es außerdem mit fremden Frauen allein im Zimmer zu sein.

Eine gleichgeschlechtliche Pflege ist bei jüdischen Frauen unerlässlich.

Individualität spielt im Judentum eine besonders große Rolle. Darum ist dort eine auf den Menschen bezogene Pflegeplanung besonders wichtig. Die Familie des Pflegebedürftigen muss in die Informationssammlung mit einbezogen werden, da die Angehörigen überwiegend von den Familienmitgliedern versorgt werden. Es ist bei orthodoxen Juden Pflicht, die Grundpflege zu übernehmen.

Jüdische Frauen und Männer sollen weder innerhalb noch außerhalb des Bettes ohne Kleidung sein und müssen eine Kopfbedeckung tragen.

Jüdische Männer können von männlichem als auch weiblichem Personal versorgt werden. Die Ausnahme stellen orthodoxe Juden dar.

Beide Geschlechter legen viel Wert auf Körperpflege und bevorzugen Pflegemittel, die einen angenehmen Duft haben. Orthodoxe Juden rasieren sich grundsätzlich trocken.

Das Waschen der Hände ist besonders wichtig. Bettlägerigen Pflegebedürftigen sollte daher mehrmals täglich das Händewaschen am Bett angeboten werden.

Sterben, Tod und Trauer im Judentum

Das Leben und dessen Erhaltung nimmt einen großen Stellenwert ein. Darum wird versucht, das Leben so lange wie möglich zu erhalten. Die Angehörigen versuchen aber, die präfinale Phase so menschenwürdig wie möglich zu gestalten.

Dem Sterbenden darf die Wahrheit über seinen Zustand nicht verheimlicht werden, damit er Zeit hat, sich auf den Tod vorzubereiten, sowie Angelegenheiten zu regeln und sich mit Mitmenschen zu versöhnen.

Immer wieder werden dem Sterbenden aber auch Hoffnungen auf Genesung gemacht und es dürfen keinesfalls Handlungen, die sich auf den Tod beziehen vor Eintritt des Todes durchgeführt werden.

Berührungen sollten bei Sterbenden wenn möglich nicht oder nur auf das Minimalste beschränkt durchgeführt werden, denn der Sterbende gleicht nach religiösen Ansichten in der Stunde des Todes eine Kerze, dem Lebenslicht, das eventuell durch Bewegung eher erlischt. Dies ist z. B. wichtig bei der Planung und Durchführung der Dekubitusprophylaxe.

Nach Eintritt des Todes ist es möglich, dass dem Verstorbenen eine Daunenfeder über Mund und Nase gelegt werden, um die Atmung zu überprüfen. Der Sohn oder ein naher Verwandter schließen vorsichtig Augen und Mund des Verstorbenen und lassen ihn für 30 Minuten allein.

Der Leichnam wird einige Stunden nach dem Tod gereinigt. Das übernimmt eine bestimmte Person aus der jüdischen Gemeinde.

Es gilt als unsittlich, den Angehörigen vor der Bestattung das Beileid auszudrücken. Das geschieht nach der Beerdigung.

5.11.3 Der Hinduismus

Besonderheiten im Hinduismus

Der Hinduismus ist nicht nur eine Religion, sondern beinhaltet viele religiöse Strömungen. Es gibt keine einheitliche Sprache und die Hindus glauben je nach Richtung an einen, zwei oder drei Götter. Es werden Opfer gebracht, die von einer Zeremonie begleitet werden.

Frauen bekleiden im Hinduismus einen niedrigen Rang. Dabei werden verwitwete Frauen als besonders niedrig angesehen. Ehen werden, besonders bei den armen Schichten der Bevölkerung, oft von den Eltern schon im Kindesalter arrangiert. Scheidungen können in der gebildeten Mittelschicht vorkommen, sind aber generell noch sehr selten. Der Vater als Oberhaupt trifft dabei generell alle wichtigen Entscheidungen.

Feste und Feiertage im Hinduismus

Das Feiern der Feste im Hinduismus wird von dem Mondkalender bestimmt und ist landesweit sehr unterschiedlich.

Feste, die im ganzen Land gefeiert werden, sind zum einen das Frühlingsfest **Holi,** bei dem sich die Menschen zur Begrüßung des Frühlings mit bunten Farben bespritzen. Zur Ehre des lebensvereinenden Gottes **Shiva** wird zum anderen in der Zeit um Februar oder März herum ein Fest gefeiert. **Krishnas Geburtstag** und der **Geburtstag des elefantenköpfigen Ganeshas** werden im August/September gefeiert. **Divali,** das Lichterfest, wird im Oktober oder November gefeiert.

Wichtig für die Hindus sind auch Wallfahrten, die ein rituelles Bad in bestimmten Flüssen oder Quellen zum Ziel haben. Mit Wallfahrten wird der Hindu religiös anerkannter und hofft auf bessere Lebensumstände.

Ernährung im Hinduismus

Im Hinduismus ist die Ernährung tief verbunden mit dem Vegetarismus. Da viele Hindus an Wiedergeburt glauben, und die Seele des Wiedergeborenen in einem Tier sein könnte, ist es undenkbar, ein Tier zu töten.

Durch klimatische Bedingungen sind frische Speisen weitestgehend unbekannt. Die Speisen werden so lange gekocht, bis sie zerfallen und sind oft scharf gewürzt.

Zu jeder Mahlzeit wird Reis gereicht und die Mahlzeiten werden mit der rechten Hand zu sich genommen. Die linke Hand gilt, ebenso wie im Islam, als unrein. Zu den Mahlzeiten gereichtes Fladenbrot wird als Löffelersatz verwendet.

Milch- und Milchprodukte werden umfangreich genutzt und gelten als besonderes Genussmittel.

Die Unterteilung der Speisen in „warm" und „kalt" erfolgt aufgrund der energetischen Wirkung. Zu den kalten Nahrungsmitteln, die überwiegend im Sommer gegessen werden sollten, gehören z. B. Tomaten, Gurken, Mangos, Joghurt, Bananen, schwarzer und grüner Tee. Zu den kalten Nahrungsmitteln wird heißer Pfefferminztee gereicht, der die Körperfunktionen positiv beeinflussen soll (z. B. Blutbildung).

Zur Vermeidung der inneren und äußeren Kälte werden warme Lebensmittel gereicht. Sie sind scharf gewürzt und werden mit wenig Alkohol versetzt. Das soll die Körperenergie bewegen und Körperwärme erzeugen. Zu den warmen Lebensmitteln gehören

z. B. Kürbis, Lauch, Fenchel, Pfirsich, geräucherter Fisch.

Die neutralen Lebensmittel können immer zu sich genommen werden. Dazu gehören z. B. Getreide, Hülsenfrüchte und Reis.

Die Nahrung sollte vom Pflegepersonal mit der rechten Hand angeboten werden und bei der Biografiearbeit gefragt werden, ob rein vegetarische Kost gewünscht wird.

Gesundheit, Krankheit und Pflege im Hinduismus

Da die Vorstellungen zu Entstehung von Krankheiten und der Erhalt der Gesundheit im Hinduismus sehr vielfältig sind, ist besonders in dieser Religion auf eine ganz individuelle Pflegplanung zu achten.

Generell kann aber gesagt werden, dass die Hindus bei der Entstehung von Krankheiten von einem Ungleichgewicht im Körper ausgehen und die Konzepte des Ayurveda von Bedeutung ist. Dabei spielt z. B. das temperaturabhängige Ungleichgewicht eine Rolle, welches von dem Klima, Ölen und dem Essen beeinflusst wird. Nur ein wohltemperierter Körper gilt als gesund. Warme, kalte und neutrale Speisen beeinflussen das Wohlbefinden und Gleichgewicht des Körpers. Dabei hat „warm" und „kalt" nichts mit der Temperatur zu tun.

Es wird weiterhin davon ausgegangen, dass der falsche Ort den Körper krank machen kann. Der am gesündesten angesehenste Ort ist der Geburtsort, an dem man leben sollte. Der „böse Blick" wir ebenfalls als krankmachend angesehen, da diesem Blick Neid uns Missgunst zu Grunde liegt. Ebenfalls kann Krankheit als göttliche Strafe für Verfehlungen gesehen werden.

Die Angst vor Schmutz und Unreinheit bewirkt bei Hindus z. B., dass sie nicht direkt aus einem Trinkbecher trinken, sondern sich die Flüssigkeit mit einem kleinen Abstand zum Gefäß in den Mund gießen.

Da an die Heilung durch kosmische Kräfte geglaubt wird, diese aber nur wirken können, wenn der Körper Osten zugewandt ist, sollte das Bett gen Osten ausgerichtet werden.

Wie im Islam dient die Körperpflege nicht allein der äußeren, sondern auch der inneren Reinigung des Körpers. Die linke Hand gilt als unrein, da sie bei der Beseitigung von Ausscheidungen genutzt wird. Ebenfalls als unrein gelten Schweiß, Speichel Menstruationsblut und Samen. Kommt ein Mensch mit Haaren und Nägeln eines Anderen in Berührung, gelten auch diese als verunreinigt.

Eine Waschung, die unter fließendem Wasser stattfindet, beseitigt die Verunreinigungen und wird erstmalig frühmorgens durchgeführt. Großen Wert legen Hindus auf Mundhygiene. Vor und nach dem Essen sollte den Pflegebedürftigen eine Handwaschung angeboten werden.

Körperkontakt mit dem anderen Geschlecht und die Begrüßung per Handschlag sollten vermieden werden.

Sterben, Tod und Trauer im Hinduismus

Da viele Hindus an Wiedergeburt glauben, ist der Tod mit wenig Angst behaftet. Das Vorbereiten und Annehmen des Todes ist für Hindus besonders wichtig. Dabei ist besonders das Bedürfnis nach Ruhe und Allein sein von Bedeutung, dem das Pflegepersonal nachkommen sollte.

Vor dem Tod sollte der Ablebende positive Gedanken haben, da die Gedanken die Form der Wiedergeburt beeinflussen können.

Da aber auch Tod und Sterben sehr individuell sind, sollten auch in diesem Bereich Wünsche erfragt werden.

Ist der Sterbende während des Sterbens allein, sollte er, bis zum Eintreffen der Angehörigen, in ein Laken gehüllt werden. Die Totenwäsche wird von den Angehörigen durchgeführt und der Verstorbene wird neu gekleidet und in ein Tuch gehüllt.

Die Leiche des Verstorbenen wird vollständig verbrannt, damit die Seele sich frei bewegen kann. [7–13]

KAPITEL

6 Praktische Anleitung organisieren

Kontinuierliche Einarbeitung und Praxisanleitung erfordern von der Praxisanleiterin eine organisierte Herangehensweise. Zunächst sollten die **Rahmenbedingungen** und die **Ausbildungsangebote** der Einrichtung analysiert werden. Auch die Voraussetzungen für die Durchführung der individuellen Anleitung und die Feststellung des generellen und individuellen **Ausbildungsbedarfs** der Schülerin sollten geklärt werden, um einen realistischen **Zeitplan** erstellen zu können (➤ Abb. 6.1).

Rahmenbedingungen

- Wie viele Schülerinnen, Praktikantinnen müssen von mir betreut werden?
- Welche anderen Aufgaben habe ich? (➤ 1.2.1)
- Wie viel Zeit kann oder soll auf Vorgespräch, Zwischengespräch, die einzelne Praxisanleitung einschließlich Reflexion/Evaluation, Schlussgespräch und Dokumentation verwendet werden?
- Wie viele Termine können für gezielte Anleitungen (pro Monat) insgesamt vereinbart werden?
- Wie viele Termine für „gezielte Anleitungen" kann ich an einem Tag vereinbaren?
- Wie viele gezielte Anleitungen kann ich in einem Monat für jede Schülerin vereinbaren?
- Wie viele Gruppentermine fallen durchschnittlich pro Woche und pro Monat an?
- Wie viele Gespräche kann ich pro Woche/pro Monat vereinbaren?
- Wie viel Zeit benötige ich für die Kooperation mit der Schule? (Besuche der Fachlehrerin, Termine zum gemeinsamen Austausch)
- Wie viel Zeit kann zum fachlichen Austausch der Praxisanleiterinnen in der Einrichtung eingeplant werden?
- Welche Lernmaterialien stehen zur Verfügung?
- In welchen Räumen können Besprechungen ungestört durchgeführt werden?
- Wer vertritt mich bei Abwesenheit (Krankheit, Urlaub)?
- Wer unterstützt mich im Team/in der Einrichtung?

Ausbildungsstand und Ausbildungsinhalte

- Wie sind der aktuelle Ausbildungsstand und die individuelle Lernsituation (schulischer Ausbildungsstand, Ressourcen, Probleme, Ziele) der Schülerin?
- Was soll gelernt werden?
- Welche Möglichkeiten hat die Schülerin, an Informationen zu gelangen?
- Welche Lernmöglichkeiten bietet die Station oder der ambulante Dienst?
- Welche Ausbildunginhalte (allg. Einführung in die Örtlichkeiten der Einrichtung, rechtliche Rahmenbedingungen) können in Gruppen angeleitetet werden?
- Welche Möglichkeit hat die Schülerin, selbst Anleitungssituationen zu erkennen und mit der Stationsleiterin und der Anleiterin abzusprechen und vorzubereiten?
- Ist das Team über den Ausbildungsstand der Schülerin informiert?
- Welche Lernaufgaben können gestellt werden?

Anleitungssituation

- Ist die Anleitung aufgrund der personellen Situation möglich?
- Ist die Anleitung mit der Stationsleitung und falls erforderlich mit anderen Teammitgliedern abgesprochen?
- Ist der alte Mensch für die Anleitung geeignet und hat er sein Einverständnis gegeben?
- Ist eine ungestörte Praxisanleitung möglich? Kann der Schwesternruf für die Zeit der Anleitung abgeschaltet werden?

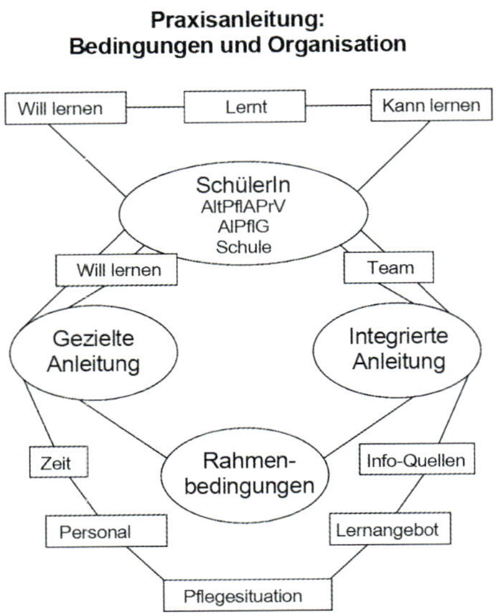

Abb. 6.1 Bedingungen und Organisation [M992]

- Wer vertritt mich im Pflegebereich? Wer versorgt meine anderen Pflegebedürftigen?
- Welche Lernmaterialien können verwendet werden?
- Zu welcher Uhrzeit kann die Lernsituation eingeplant werden, damit sie den Bedürfnissen des alten Menschen entspricht und möglichst gut in den Stationsablauf integriert ist?
- Wann und wo kann das Vorgespräch geführt werden?
- Wann und wo kann die Lernsituation nachbesprochen, evaluiert werden?
- Wann, wo und in welcher Form soll dokumentiert werden?

Eine Anleitung kann als *gezielte Anleitung* (➤ 6.1) oder als *integrierte Anleitung* (➤ 6.2) – also im Verlauf der pflegerischen Alltagstätigkeiten – oder im Rahmen einer *Gruppenanleitung* (➤ 6.3) erfolgen. In allen Formen der Anleitung soll selbstorganisiertes Lernen (➤ 6.4) der Schülerin ermöglicht und gefördert werden.

Zeitbedarf

!

Praxisanleitung und die Dokumentation der Anleitung braucht Zeit – Zeit für die Praxisanleiterinnen und Zeit für die Schülerinnen. Ein angemessener Zeitrahmen für die Anleitung ist die strukturelle Voraussetzung für die Qualität der Praxisanleitung.

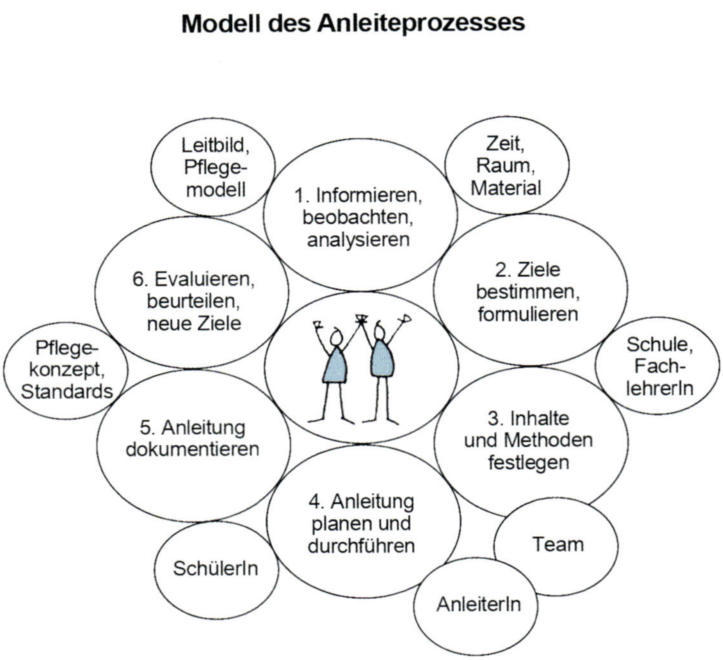

Abb. 6.2 Modell des Anleiteprozesses [M992, M297]

Praxisanleitung ist ein prozesshaftes Geschehen (➤ Abb. 6.2, ➤ Kap. 5). Sie wird beeinflusst von Rahmenbedingungen der Ausbildung, der Einrichtung und den persönlichen Bedingungen. Das Ergebnis wird am zunehmenden Ausprägungsgrad von Fähigkeiten und Fertigkeiten und Kompetenzen der Schülerinnen sichtbar (➤ 3.1).

Gezielte Anleitungen müssen terminiert und dokumentiert werden. Sie sind nach dem Anleiteprozessmodell (➤ Abb. 6.2) strukturiert. Anhand dieser Schritte ist erkennbar, dass Schülerin und Anleiterin für eine festgelegte Zeit nicht in den Routinearbeitsablauf eingeplant werden können. Bei der **Ermittlung des Zeitaufwands** für die Praxisanleitung pro Schülerin müssen wesentliche Eckpunkte der Anleitung berücksichtigt werden:

- Vorgespräch und Ausbildungsplanung
- Planung und Terminierung der Lernsituationen
- Einführung in die Einrichtung
- Pro Monat mindestens eine gezielte Anleitung
- Dokumentation der Anleitung
- Beziehungspflege und Integration ins Stationsteam
- Begleitende Anleitung bei der täglichen Routinearbeit
- Zwischengespräche und Beratungsgespräche
- Zusammenarbeit mit der Fachlehrerin oder dem Fachlehrer beim begleitenden Besuch
- Kooperative Zusammenarbeit mit der Schule in Form von übergeordneten Arbeitstreffen
- Kontrolle und Bestätigung des Ausbildungsnachweises
- Erstellen einer Beurteilung
- Schlussgespräch mit der Schülerin
- Ausstellen der Bescheinigung für den Ausbildungsabschnitt

Es sollte mit der Heimleitung abgeklärt werden, ob und in welcher Weise eine Dokumentation der Anleitungszeit und die Ermittlung der Durchschnittszeit pro Schüler für Pflegesatzverhandlungen und Personalbemessung erforderlich sind.

6.1 Gezielte Anleitung

Die **gezielte Anleitung** erfolgt durch die ausgebildete Praxisanleiterin oder deren Vertreterin. Die von der Einrichtung benannte Praxisanleiterin trägt zusammen mit der Schule die Verantwortung für die praktische Ausbildung der Schülerin.

Vor der gezielten Anleitung wird im Vorgespräch (➤ 5.2) – unter Einbeziehung der personellen Situation anhand des Dienstplans und der aktuellen Pflegesituation der alten Menschen – ein Termin für die Anleitung vereinbart. Bei diesem Gespräch werden auch das Thema der Anleitung und die Lernaufträge festgelegt. Themen- und Terminvorschläge können ggf. schon vor Beginn des praktischen Einsatzes besprochen werden.

Fallbeispiel

Schülerin Bettina Jung hat in der Schule gerade im Lernfeld 1 die Handlung „Katheterisieren" durchgenommen. Sie trägt dies in den Lern- und Leistungsnachweis ihres Praxishandbuchs in die Spalte „im Unterricht durchgenommen" ein und teilt es ihrer Praxisanleiterin mit. Die Praxisanleiterin nimmt sie zur nächsten Bewohnerin, die katheterisiert werden muss, mit.

Lernauftrag: Bereite die Materialien so vor, wie Du es in der Schule gelernt hast. Vergleiche das in der Schule Gelernte mit dem Standard unserer Einrichtung und sage mir, welche Unterschiede es gibt.

Nachdem Schülerin Bettina alles vorbereitet und besprochen hat, sagt die Anleiterin: „Heute werde ich dir noch einmal die Durchführung zeigen und ich bitte dich, mir dabei zu assistieren." Sie bespricht den Ablauf vorher genau und legt fest, wer welche Tätigkeiten ausführt. Anschließend führen sie die Tätigkeit gemeinsam durch und die Schülerin dokumentiert die Tätigkeit unter Aufsicht. Danach findet eine kurze Reflexion statt.

Auswertung durch Impulsfragen:

- Haben wir alles so gehandhabt, wie wir uns das vorgenommen haben?
- Woran lag es, wenn es nicht so war?
- Wie schätzt du das Befinden der Bewohnerin vor/während/nach der Pflegehandlung ein?
- Welche weiteren Materialien gibt es in der Einrichtung?
- Welche Fragen und Anregungen gibt es aus deiner Sicht noch?

6

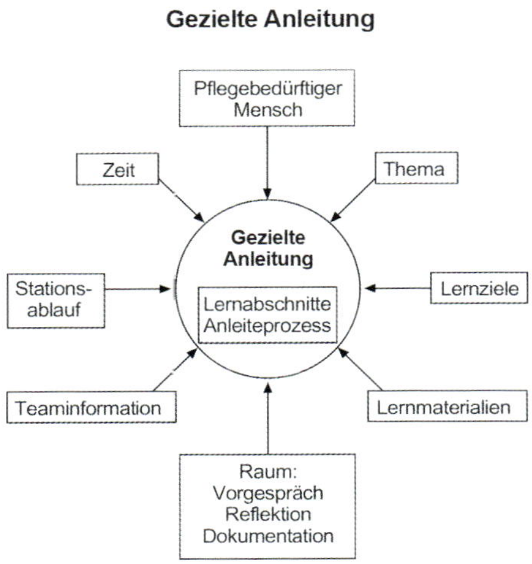

Abb. 6.3 Gezielte Anleitung [M992]

Anleitungen, die auf der Grundlage eines Vorgespräches und mit formulierter Zielsetzung durchgeführt werden, sind „gezielte Anleitungen" (➤ Abb. 6.3). Die Schülerinnen bekommen dabei konkrete Aufgabenstellungen, um die Ziele zur erreichen.

Gezielte Anleitungen können sowohl mit *einer* Schülerin als Einzelanleitung oder auch mit *mehreren* Schülerinnen unterschiedlicher Ausbildungsjahre als Gruppenanleitung durchgeführt werden:

- Die Schülerin im 3. Ausbildungsjahr macht die Pflegeaufgabe vor, dabei übt sie die Pflegehandlung und leitet gleichzeitig selbst an.
- Die Schülerin im 2. Ausbildungsjahr erhält den Auftrag, bei der Handlung zu assistieren.
- Die Schülerin im 1. Ausbildungsjahr erhält den Auftrag, zu beobachten, z. B. die Reaktionen des pflegebedürftigen Menschen, Körperhaltung, Atmung und Verhalten der andern alten Menschen im Raum.

Praktische Anleitung als Vorbereitung auf Praxisbesuch und Prüfung

Ziel der durch die Fachlehrerin bewerteten Besuche ist es, die Schülerin an die Bewältigung einer Aufgabe in einer vorgegebenen Zeit unter Einhaltung vorgegebener Bewertungskriterien heranzuführen. Es empfiehlt sich, bewertete Besuche der Fachlehrerin oder Prüfungen durch Schülerin und Praxisanleiterin vorzubereiten.

! Prüfungssituationen sind für Schülerinnen immer Ausnahmesituationen.

Prüfungssituationen können durch „Proben" und „mentales Training" teilweise vorweggenommen werden. Dies gibt der Schülerin eine Vorstellung davon, wie sie ihre Aufgabe bewältigen kann. Damit hat sie die Möglichkeit, noch an sich zu arbeiten, bevor die eigentliche Prüfung stattfindet. Die Situation wird einschätzbar und damit als weniger belastend erlebt. Gemäß § 12 der AltPflAPrV soll die „Durchführung der Pflege die Dauer von 90 Minuten nicht überschreiten." Die Prüfungsaufgabe schließt auch Beratung, Betreuung und die abschließende Reflexion ein. Die Praxisbesuche der Fachlehrerinnen sind meist kürzer. Der genaue Zeitrahmen ist mit der Schule abzuklären.

6.2 Integrierte Anleitung

Bei der **integrierten Anleitung** wird die Anleitung in den „Stationsablauf" integriert. Die Mitarbeit in alltäglichen Pflegesituationen ist voller Lernsituationen (➤ Kap. 4). Sie zu erkennen, darauf aufmerksam zu machen und auch alle Teammitglieder in diese Aufgabe zu integrieren, ist Aufgabe der Praxisanleiterin. Die Lernsituationen können von der Praxisanleiterin oder von kompetenten Teammitgliedern mit der Schülerin besprochen bzw. evaluiert werden. Auch wenn die zuständige Praxisanleiterin nicht im Dienst ist, soll die Schülerin ausgebildet und angeleitet werden.

Fallbeispiel

Schülerin Simone Neu ist in der ersten Woche ihres Einsatzes auf der Pflegestation. Anleiterin Carmen Peters sagt zu ihr: „Simone, wir versorgen heute miteinander alle Bewohnerinnen von Zimmer A bis Zimmer F. Bei der Pflege von Frau B. achtest du darauf, wie ich wasche und die Intimpflege mache. Du hilfst mir dann beim Drehen und sorgst dafür, dass Frau B. immer auf dem Kissen liegt. Wenn ich die Beine anhebe, legst du das Handtuch darunter. Achte auch auf die Mimik von Frau B. und wie ich mich mit Frau B. verständige."

Impulse zum Nachgespräch:
- Wie hast du die Situation von Frau B. empfunden?
- Durch welche Maßnahmen wurde die Intimsphäre von Frau B. gewahrt?
- Welche Regeln der Hygiene wurden beachtet?
- Was ist dir beim Anheben der Beine aufgefallen?
- Was ist dir beim Drehen aufgefallen?
- Wie wurden die Regeln des rückenschonenden Arbeitens umgesetzt?
- Was hast du an der Haut von Frau B. beobachtet?
- Welche Pflegediagnosen kannst du bei Frau B. erkennen?

Hintergrundwissen:
- Standards der Einrichtung zur Ganzkörperwäsche, zu Teilwäschen und zur Intimpflege
- Inhalte aus Lehrbüchern
- Unterlagen aus dem theoretischen Unterricht

6.3 Gruppenanleitung

Gruppenanleitungen sind eine Möglichkeit, gleichzeitig mehr als eine lernende Person auszubilden. Personal- und/oder Zeitknappheit kann es erforderlich machen, als Praxisanleiterin mit zwei bis maximal 12 Schülerinnen zu arbeiten. Anleitungssituationen können Echtsituationen oder praxisnahe Fallbeispiele sein. Für Anleitungen in der Echtsituation sollten den Bewohnern nicht mehr als 3 Lernende zugemutet werden. Gruppenanleitungen bieten die Möglichkeit, dass in der Praxis und in der Gemeinsamkeit einer Gruppe die Fähigkeiten der Lernenden wahrgenommen, vertieft und, wo nötig, erweitert werden können.

Allerdings erfordert das von der Praxisanleiterin, dieses Ziel bei der Planung, Vorbereitung, Themen- und Methodenwahl zu bedenken. Als **Methoden** der Gruppenanleitung am Fallbeispiel können z. B. Rollenspiel oder Gruppenpuzzle eingesetzt werden.

Es ist notwendig vor der Einführung von Gruppenanleitungen die Führungsebene und die Teammitglieder im Vorfeld einzubeziehen. Ohne Unterstützung und die wohlwollende Begleitung durch Führungskräfte und Teammitglieder sind Gruppenanleitungen durch Praxisanleiterinnen nicht umsetzbar.

In der Gruppenanleitung trifft die Anleiterin auf Lernende, die (un)bewusst nach einer angemessenen **Position innerhalb der Gruppe** suchen: das Spektrum reicht von der konkurrierenden Gruppenleitung bis zum Gruppenclown. Die Anleiterin arbeitet mit mehreren Personen mit unterschiedlichen, individuellen Ausgangsverfassungen: neben der unterschiedlichen Tagesform unterscheidet sich der Ausbildungsstand, v. a. wenn mit einer kursübergreifenden Gruppe gearbeitet wird.

Vorgehen bei der Gruppenanleitung

Ziele

Ausführung, Beobachten, Rückmeldung geben:
- Die Lernenden führen Aufgaben bzw. die Beobachtung der Ausführung in der Realität einer Arbeitssituation durch.
- Sie beobachten sich selbst, bzw. die ausführende Person aufgrund vorgegebener Kriterien.
- Sie finden in der Selbsteinschätzung bzw. in der Fremdeinschätzung Formulierungen, die die Umsetzung dieser Kriterien eindeutig beschreiben
  - „Was von der Ausführung kann beibehalten werden?"
  - „Was muss warum wie verändert werden?"

Material

- Vorgegebene schriftliche Beobachtungsaufträge auf Karteikarten oder
- DIN A4 Bögen (Klemmbretter oder andere Schreibunterlage)
- Flip Chart

Vorbereitung

- Arbeitsauftrag überlegen und mit/bei Bewohnerin abklären, ob und wie viele Personen sich gleichzeitig im Zimmer aufhalten können, ohne dass es für die Bewohner zu belastend wird
- Wenn möglich, über die Gruppenanleitungssituation schriftlich informieren: „Ich komme von … bis … Uhr, mit 2/3/4 Personen. Sie tun das, was Sie sonst auch tun. 1/2/3 Personen schauen zu und lernen."

- Flip Chart oder Karteikarten mit Regeln für die Anleitung am Bett der Pflegebedürftigen (Bedside Teaching):
  - Die handelnde Person spricht mit Bewohnerin, Praxisanleiterin.
  - Alle Beobachter schweigen im Zimmer.
  - Beobachter positionieren sich so, dass sie zwar hören und sehen können, aber eher am Rand des Gesichtsfeldes der Bewohnerin stehen.
  - Die handelnde Person kann bei Bedarf eine vorherbestimmte Helferin oder Praxisanleiterin aus dem Beobachterkreis zur Unterstützung heranziehen.

Vorgehen

- **Ankommen, auftauen, sich orientieren:** Zu Beginn der Gruppensituation werden die Anwesenden begrüßt, stellen sich je nach Situation vor und erhalten eine Information über den geplanten Ablauf.
- **Gärung und Klärung:** Über Karteikarten oder Zuruf und Notieren auf Flip Chart werden z. B. die speziellen Fragen der Lernenden zum Thema erfasst. Falls vorhanden auf die Spielregeln für die Gruppenanleitung hinweisen und die gewählte Methode kurz vorstellen: Ziel, Ablauf.
- **Auf Regeln aufmerksam machen,** Beispiele:
  - Alle Gruppenmitglieder bringen bereitwillig ihr aktuelles Wissen, ihre Erfahrungen und Überlegungen zum Thema ein.
  - Wo nötig, korrigieren sich die Gruppenmitglieder gegenseitig in wertschätzender Weise: „Ich-Botschaft" geben statt „Du oder Man-Aussagen" treffen, die betroffene Person wird direkt angesprochen, statt dass über sie gesprochen wird und die betroffene Person erhält differenzierte und konkrete Hinweise, was am Verhalten oder Wissensstand nicht beibehalten werden kann, sondern wie und warum etwas verändert werden muss.
  - Beim Bearbeiten der Aufgabenstellungen durch die Gruppenmitglieder werden zunächst die Äußerungen oder Vorgehensweisen jedes Gruppenmitglieds akzeptiert. In einem zweiten Schritt wird nachgefragt, ob die gleiche Entscheidung zur Aussage oder zur Handlung beim nächsten Mal wieder so ausfallen würde. Erst wenn das Gruppenmitglied, das einen bestimmten Begriff, eine Aufgabe bearbeitet hat, keine Änderung vornehmen möchte, bringen die anderen Gruppenmitglieder bzw. die Praxisanleiterin ihre begründeten Änderungsvorschläge ein. Durch dieses Vorgehen soll eingeübt werden, dass jede Reaktion, jede Handlung darauf hinterfragt werden kann, ob sie beibehalten werden kann, bzw. warum sie wie verändert werden muss.
  - Wenn niemand aus der Gruppe die Korrektur leisten kann, gibt die Praxisanleiterin in gleicher Weise Rückmeldung.
- **Handelnde Personen festlegen.**
- **Arbeitsauftrag** geben, ggf. Rückfragen beantworten, ggf. Helfer zuordnen.
- Beobachtungsaufträge aushändigen. Vorschlag zur Positionierung im Raum, Absprache, wer folgt, wenn handelnde Person das Zimmer verlassen muss.
- **Im Zimmer:** Je nach Situation Bewohner mit handelnder Person und Beobachter bekannt machen. Danach schweigen die Beobachter und notieren die Wahrnehmungen zu ihrem Beobachtungsauftrag.
- Handelnde Person führt den Arbeitsauftrag in der Realsituation durch.
- Nach Beendigung der Tätigkeit findet die **Nachbesprechung** zur Einschätzung des Geleisteten in einem gesonderten Raum ohne weitere Zuhörende statt.
  - 1. Selbsteinschätzung der handelnden Person: als Erstes werden von ihm/ihr mindestens 2 oder 3 Aspekte, die sie beibehalten möchte, genannt. (Unterstützung durch Gruppe und PA). Als zweites äußert sie, was sie beim nächsten Mal anders handhaben würde und begründet dies.
  - 2. Fremdeinschätzung durch die Beobachter anhand des konkreten Beobachtungsauftrages: was wurde wahrgenommen, interpretationsfreie Beschreibung, was davon ist beibehaltenswert, was davon ist warum und wie zu verändern. Diese Rückmeldung soll als „Ich" Botschaft formuliert sein.
  - 3. Fremdeinschätzung durch Praxisanleiterin in gleicher Weise.
- **Abschied und Transfer:** Bevor die Gruppenanleitung beendet wird per Karteikarten, Flip Chart oder Runde abklären:
  - Was nehme ich aus der Gruppenanleitung mit?
  - Was möchte ich vom heute Besprochenen als Erstes umsetzen?
  - Was könnte mich dabei unterstützen?

- Wenn möglich, vor der Verabschiedung den nächsten Gruppenanleitungstermin ankündigen.

Dauer
- Je nach Arbeitsauftrag
- Nachbesprechung nicht länger als 45 Minuten!

Beispiel
- Arbeitsauftrag: Bewohnerin zum Duschen begleiten
- Beobachtungsauftrag 1: verbale Kommunikation und Kontaktaufnahme, Information und Absprache, Sprechen und Zuhören
- Beobachtungsauftrag 2: Arbeitsorganisation – Vorbereitung eigene Person, Raum, Materialien, Bewohnerin
- Beobachtungsauftrag 3: nonverbale Kommunikation, Gestik, Mimik, Körperhaltung, Nähe, Distanz, Berührung, Intimzonen, periphere Zonen

6.4 Selbstorganisiertes Lernen durch die Schülerin

Lerninhalte, die von der Schülerin selbst erarbeitet wurden, werden besser im Gedächtnis behalten. Darüber hinaus wird so das Verständnis für eine Pflegesituation durch Lernen in Zusammenhängen vermittelt. Durch die Praxisanleiterin begleitetes, selbstorganisiertes Lernen hat den Vorteil, dass die Schülerin sich in dieser Lernmethode übt und ihre Methodenkompetenz (➤ 3.1.2) erweitert.

Fallbeispiel

Die Schülerin setzt sich aktiv mit den Gegebenheiten der Station auseinander und beteiligt sich aktiv an ihrer Ausbildung, wenn sie sich anhand des Stationsordners oder des Muster-Praxishandbuchs darüber informiert, welche „institutionellen Rahmenbedingungen" die Einrichtung bietet. Hier sollte die Schülerin folgende Informationen finden:
- Die Beschreibung der Einrichtung (Träger, Leitbild, Konzepte)
- Die Beschreibung der Station (oder des ambulanten Dienstes) mit Informationen zu Bettenzahl, durchschnittlicher Verweildauer, häufigen Erkrankungen der alten Menschen, Pflegestandards, Pflegediagnosen, Essenszeiten, Organisationsplänen (Tourenplanung) Übergabezeiten, tagesstrukturierenden Angeboten, Heimbeirat
- Die personelle Besetzung, z. B. therapeutisches Team, Mitarbeiterinnen in der Pflege, Zusammenarbeit
- Die betriebswirtschaftlichen Daten, wie z. B. Pflegesätze, Leistungen

Individuelle Lernaufgaben können von der Schule oder von der Praxisanleiterin gestellt werden. Für die Bearbeitung einer Lernaufgabe muss der Schülerin Gelegenheit gegeben werden, sich aus dem regulären Betrieb zurückzuziehen. Entsprechende Literatur und ein EDV-Arbeitsplatz mit Internetanschluss sind bei der Bearbeitung förderlich: die Schülerin kann recherchieren, welche Forschungsprojekte und wissenschaftliche Ergebnisse es zu dem Thema gibt. Mitunter kann sich so auch eine Chance zur fachlichen Fortbildung des gesamten Pflegeteams ergeben. Sie kann, als Instrument zur Qualitätssicherung durch Information und Qualifizierung, für die Einrichtung von großem Nutzen sein. Als Leitfaden und zur Orientierung beim Lernen dient der Schülerin auch das Praxishandbuch (➤ Kap. 7).

Methoden des selbstorganisierten Lernens in der Praxis können z. B. sein:
- Recherche
- Texterschließung
- Lernkartei
- Strukturlegen
- Mind map
- Diagramme
- Schaubild
- Präsentation

! Die Techniken des Arbeitens in Gruppen und des selbstorganisierten Lernens werden in der Regel in der schulischen Ausbildung vermittelt, sodass die Schülerinnen diese auch in der Praxis einsetzen können.

6

KAPITEL

7 Praxishandbuch für Schüler

Im **Praxishandbuch** werden alle Unterlagen für die praktische Ausbildung zusammengefasst. Das Praxishandbuch begleitet die Schülerin durch die gesamte praktische Ausbildung. Inhalte, Ausbildungsverlauf, Nachweise und Leistungen der praktischen Ausbildung sind hier in übersichtlicher Weise gebündelt. Es wird an einem für Praxisanleiterin und Schülerin stets zugänglichen Ort, jedoch verschlossen, aufbewahrt. Es muss von der Schülerin korrekt geführt und laufend aktualisiert werden. Die Praxisanleiterin protokolliert Anleitungen und Gespräche und bestätigt den praktischen Einsatz im Ausbildungsnachweis. Neben den Unterlagen, die die Einrichtungen in unterschiedlicher Form bereitstellen, bringen die Schülerinnen Praxisunterlagen aus der Schule mit, die die Praxisanleiterin berücksichtigen und regelmäßig abzeichnen muss.

Das Praxishandbuch

- ermöglicht die gesetzlich geforderte, zeitlich und inhaltlich gegliederte Ausbildungsplanung.
- ermöglicht den gesetzlich geforderten Nachweis der Inhalte der praktischen Ausbildung in den einzelnen Ausbildungsabschnitten.
- ist durch den Ausbildungsnachweis Rechtsgrundlage der Ausbildung.
- ist eine Informationsquelle für die Schülerin über Rechtsgrundlagen und Inhalte der theoretischen und praktischen Ausbildung.
- enthält alle, für die praktische Ausbildung und Prüfung der Schülerin erforderlichen Dokumente.
- ermöglicht die Übersicht über den aktuellen Ausbildungs- und Leistungsstand der Schülerin.
- ist ein wertvolles Medium zur Lernortkooperation, z. B. bei Bewertung und Notenfindung.
- muss von der Schülerin laufend aktualisiert und der Praxisanleiterin und der Fachlehrerin regelmäßig vorgelegt werden.
- ist Grundlage für Zwischengespräche über die Lernsituation und zur Leistungsbeurteilung.

7.1 Anleitungs- und Gesprächsprotokolle

7.1.1 Protokoll Vorgespräch

Zu Beginn des Ausbildungsabschnitts:	
Name der Schülerin/des Schülers: **Klasse/Kurs:**	
• Lerninhalte wurden anhand von Ausbildungsplan/ Nachweis besprochen/geplant • Individuelle Ziele:	
Gezielte Praxisanleitung Themen und Termine:	
Vereinbarungen:	
Datum/Unterschrift Praxisanleiter/in	Datum/Unterschrift Schüler/in

7.1.2 Vorbereitung der Anleitung durch die Schülerin

Diese Seite kann von der Schülerin vorbereitet werden oder sie wird gemeinsam während des Vorgesprächs ausgefüllt. Anleiterin und Schülerin legen gemeinsam das Thema der geplanten Anleitung fest, die Schülerin gibt Auskunft über ihre praktischen Vorkenntnisse und die weiteren Schritte der Schülerin werden dokumentiert.

Name der Schülerin/des Schülers: **Klasse/Kurs:**	
Thema:	**Termin:**
Praktische Vorkenntnisse: ☐ Keine ☐ Im Unterricht gesehen (Film, Demonstration) ☐ Im Unterricht geübt ☐ In der Praxis gesehen ☐ In der Praxis geübt (Bitte Häufigkeit angeben)	
Organisation: ☐ Schülerin ist über die pflegebedürftige Seniorin informiert (Biografie, Beobachtungen, Erkrankungen, ärztliche Anordnungen, Pflegeplanung) ☐ Seniorin ist einverstanden ☐ Zeitpunkt ist mit der Stationsleitung oder deren Stellvertretung abgesprochen ☐ Zeitpunkt ist mit der Praxisanleiterin abgesprochen und möglich ☐ Zeitpunkt ist im Dienstplan berücksichtigt und eingeplant ☐ Pflegestandard der Einrichtung (bereitlegen) ☐ Lehrbuch der Schule (evtl. mitbringen) ☐ Sonstiges: Aufschrieb, Arbeitsblatt etc. mitbringen	
Wünsche/Anleitungsziele:	
Datum/Unterschrift Praxisanleiter/in:	Datum/Unterschrift Schüler/in:

7.1.3 Protokoll über die gezielte praktische Anleitung

Schüler/in:	
Ausbildungsjahr:	
Thema:	**Termin:**
☐ Schülerin hat sich auf die Anleitung vorbereitet ☐ Vorkenntnisse:	
☐ Situation von Patientin/Bewohnerin:	
☐ Anleitungsziele:	
☐ Inhalte, Vorgehen:	
Anleitungsergebnis:	
☐ Hat mitgewirkt ☐ Kann Tätigkeit unter Anleitung selbstständig unter Anleitung durchführen	
☐ Situation der Klientin:	
☐ Beobachtungen/Erleben:	
☐ Fähigkeiten – Lernfortschritte:	
☐ Probleme:	
☐ Neue Ziele:	
☐ Vereinbarungen:	
Datum/Unterschrift Praxisanleiter/in:	Datum/Unterschrift Schüler/in:

7

7.1.4 Protokoll Zwischengespräch

Mit diesem Protokoll dokumentieren Sie den Verlauf des Zwischengesprächs, das ungefähr in der Mitte des Ausbildungsabschnitts stattfinden sollte.

Schüler/in:	
Ausbildungsjahr:	
☐ Ausbildungsplan – aktueller Ausbildungsstand aktualisiert	
Kompetenzentwicklung:	
Ziele:	
Praxisanleitung/Themen/Termine:	
Vereinbarungen:	
Datum/Unterschrift Praxisanleiter/in:	Datum/Unterschrift Schüler/in:

7.1.5 Protokoll Schlussgespräch

Das Schlussgespräch findet am Ende des Einsatzes statt.

Schüler/in:	
Ausbildungsjahr:	
☐ Ausbildungsnachweis aktualisiert	
Vermittelte Inhalte:	
Gesamtbeurteilung:	
Datum/Unterschrift Praxisanleiter/in:	Datum/Unterschrift Schüler/in:
Stempel der Einrichtung	

7.1.6 Bestätigung der praktischen Ausbildung durch die Praxisanleiterin

Hiermit bestätige ich die Vermittlung der gekennzeichneten Inhalte im 1. Ausbildungsabschnitt (Stempel, Datum, Unterschrift)	Hiermit bestätige ich die Vermittlung der gekennzeichneten Inhalte im 2. Ausbildungsabschnitt (Stempel, Datum, Unterschrift)
Hiermit bestätige ich die Vermittlung der gekennzeichneten Inhalte im 3. Ausbildungsabschnitt (Stempel, Datum, Unterschrift)	Hiermit bestätige ich die Vermittlung der gekennzeichneten Inhalte im 4. Ausbildungsabschnitt (Stempel, Datum, Unterschrift)
Hiermit bestätige ich die Vermittlung der gekennzeichneten Inhalte im 5. Ausbildungsabschnitt (Stempel, Datum, Unterschrift)	Hiermit bestätige ich die Vermittlung der gekennzeichneten Inhalte im 6. Ausbildungsabschnitt (Stempel, Datum, Unterschrift)

7.2 Ausbildungsinhalte und Nachweis für die Durchführung

Tab. 7.1 Kennenlernen des Praxisfeldes (Institutionelle Rahmenbedingungen)

Institutionelle Rahmenbedingungen beim altenpflegerischen Handeln berücksichtigen	Schule	1. Ausbildungsabschnitt	2. Ausbildungsabschnitt	3. Ausbildungsabschnitt	4. Ausbildungsabschnitt	5. Ausbildungsabschnitt	6. Ausbildungsabschnitt
(Teil-)Stationär, ambulant, Psychiatrie, Geriatrie, Krankenhaus, …							
Von … bis …							
Prakt. Ausbildung – Stundenanzahl							
	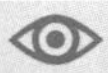	✓	✓	✓	✓	✓	✓
Träger und räumliche Rahmenbedingungen							
Entstehung, Leitbild, Ziele							
Personalumkleide-, Dienst- und Aufenthaltsraum							
Bewohner-/Patientenzimmer, Notruf							
Sanitärbereich, Dusche, Bad							
Stationsküche, Gemeinschaftsräume, Speisesaal							
Fäkalienraum, Entsorgungsraum							
Versorgungs-, Lager, Geräteraum							
Verwaltung							
Küche, Wirtschaftsdienst, Hausmeister							
Kapelle							
Weitere Stationen							
Therapieräume							
Garten							
Dienste und Einrichtungen des Gesundheits- und Sozialwesens							
Kurzzeitpflege							
Tagespflege							
Stationäre Altenpflege							
Krankenhaus, Geriatrie, Psychiatrie							
Ambulanter Dienst							
Hospiz							
Nachbarschaftshilfe, Selbsthilfegruppen							
Sozialer Dienst							
MDK, MDS							

Tab. 7.1 Kennenlernen des Praxisfeldes (Institutionelle Rahmenbedingungen) *(Forts.)*

Institutionelle Rahmenbedingungen beim altenpflegerischen Handeln berücksichtigen	Schule	1. Ausbildungsabschnitt	2. Ausbildungsabschnitt	3. Ausbildungsabschnitt	4. Ausbildungsabschnitt	5. Ausbildungsabschnitt	6. Ausbildungsabschnitt
Vernetzung, Koordination und Kooperation im Gesundheits- und Sozialwesen							
Leiterin der Einrichtung, Pflegedienstleiterin							
Pflegeteam, Praxisanleiterin							
Kommunikation im Team, Teamarbeit, Kooperation							
Mitarbeiterinnen im Versorgungsdienst, Hausmeister							
Mitarbeiterinnen der Verwaltung							
Zusammenarbeit mit Angehörigen, Betreuern, Heimbeirat							
Kooperation mit Ärzten (Visite)							
Kooperation mit Therapeutinnen							
Zusammenarbeit mit ambulanten Diensten							
Kooperation mit Sanitätshäusern, Apotheken							
Kooperation mit Krankenhaus (Überleitungspflege) oder Hospiz							

Tab. 7.2 Übernehmen selbstständiger Teilaufgaben (Aufgaben und Konzepte in der Altenpflege)

Pflege alter Menschen planen, durchführen, dokumentieren und evaluieren							
	Schule (Datum)	In der Praxis gesehen/ zugesehen	Unter Anleitung durchgeführt (Datum und Kürzel der Praxisanleiterin)	Selbstständig durchgeführt (Datum und Kürzel der Praxisanleiterin)	Unsicher in der Durchführung, Wiederholen erforderlich	Wiederholt (Datum und Kürzel der Praxisanleiterin)	Sicher in der Durchführung (Datum und Kürzel der Praxisanleiterin)
Pflegediagnostik							
Einfühlen, wahrnehmen und beobachten							
Einschätzen und formulieren von Fähigkeiten							
Einschätzen und formulieren von Einschränkungen/Pflegediagnosen und deren individuellen Ursachen							
Verwenden von Begriffen einer Pflegefachsprache							
Einschätzen von Gefahren anhand standardisierter Verfahren							
Pflegeplanung							
Erkennen und Formulieren von Problemen einschließlich der Ätiologie und Symptome							
Erkennen und Formulieren von Ressourcen							
Formulieren von konkreten, realistischen und überprüfbaren Pflegezielen aus der Sicht der pflegebedürftigen Menschen							
Pflegemaßnahmen zum Erreichen der Ziele mit betroffenen Menschen und Team festlegen							

Tab. 7.2 Übernehmen selbstständiger Teilaufgaben (Aufgaben und Konzepte in der Altenpflege) *(Forts.)*

Pflege alter Menschen planen, durchführen, dokumentieren und evaluieren							
	Schule (Datum)	In der Praxis gesehen/ zugesehen	Unter Anleitung durchgeführt (Datum und Kürzel der Praxisanleiterin)	Selbstständig durchgeführt (Datum und Kürzel der Praxisanleiterin)	Unsicher in der Durchführung, Wiederholen erforderlich	Wiederholt (Datum und Kürzel der Praxisanleiterin)	Sicher in der Durchführung (Datum und Kürzel der Praxisanleiterin)
Durchführen der Pflege							
Beziehung aufbauen und gestalten							
Auf der Basis von Standards und der individuellen Situation pflegen							
Die Rechte des pflegebedürftigen Menschen wahren							
Dokumentation von Beobachtungen und Besonderheiten							
Dokumentation von Leistungen							
Evaluation der Pflege							
Gemeinsame Überprüfung der Wirksamkeit							
Anpassen des Pflegeplans							

Tab. 7.3 Übernehmen selbstständiger Teilaufgaben (Aufgaben und Konzepte in der Altenpflege)

Alte Menschen personen- und situationsbezogen pflegen							
	Schule (Datum)	In der Praxis gesehen/ zugesehen	Unter Anleitung durchgeführt (Datum und Kürzel der Praxisanleiterin)	Selbstständig durchgeführt (Datum und Kürzel der Praxisanleiterin)	Unsicher in der Durchführung, Wiederholen erforderlich	Wiederholt (Datum und Kürzel der Praxisanleiterin)	Sicher in der Durchführung (Datum und Kürzel der Praxisanleiterin)
Unterstützung alter Menschen bei der Selbstpflege							
Sich pflegen und kleiden können							
Mund- und Zahnpflege, Zahnprothesenpflege							
Ganzwaschung							
Teilwäschen							
Basal stimulierende Wäsche							
Fiebersenkende Wäsche							
Wahrnehmungsfördernde Wäsche nach Bobath-Konzept®							
Intimpflege							
Hautpflege							
Intertrigoprophylaxe							
Haarpflege							
Bartpflege							
Nagelpflege, Besonderheiten bei Diabetikern							
Baden, Bedienung von Badewanne und Lifter							
Duschen							
Kleidung bereitstellen, zur Auswahl beraten							
Kleidung pflegen							
Ankleidehilfen bereitstellen, Handhabung demonstrieren							

Tab. 7.3 Übernehmen selbstständiger Teilaufgaben (Aufgaben und Konzepte in der Altenpflege) *(Forts.)*

Alte Menschen personen- und situationsbezogen pflegen							
	Schule (Datum)	In der Praxis gesehen/ zugesehen	Unter Anleitung durchgeführt (Datum und Kürzel der Praxisanleiterin)	Selbstständig durchgeführt (Datum und Kürzel der Praxisanleiterin)	Unsicher in der Durchführung, Wiederholen erforderlich	Wiederholt (Datum und Kürzel der Praxisanleiterin)	Sicher in der Durchführung (Datum und Kürzel der Praxisanleiterin)
Zum An- und Auskleiden anleiten, unterstützen							
Beobachten von Haut und Schleimhäuten, Haaren, Nägeln							
Beobachten von Befinden, Reaktionen							
Fachgerechte Anwendung von Hautpflegemitteln							
Sachgerechter Umgang mit Hilfsmitteln							
Ruhen und schlafen können							
Krankenbett und Zubehör bedienen							
Beschaffen eines Krankenbetts (ambulante Pflege)							
Spezialbett							
Leeres Bett nach Wünschen des alten Menschen machen							
Bettwäsche wechseln (leeres Bett)							
Bettwäsche wechseln bei leichter Pflegebedürftigkeit							
Bettwäsche wechseln bei schwerer Pflegebedürftigkeit							
Hygieneregeln einhalten							
Laufende Desinfektion							
Allgemeinbefinden und Schlafempfinden erfragen							
Schlafunterstützende Maßnahmen							

Tab. 7.3 Übernehmen selbstständiger Teilaufgaben (Aufgaben und Konzepte in der Altenpflege) *(Forts.)*

Alte Menschen personen- und situationsbezogen pflegen							
	Schule (Datum)	In der Praxis gesehen/ zugesehen	Unter Anleitung durchgeführt (Datum und Kürzel der Praxisanleiterin)	Selbstständig durchgeführt (Datum und Kürzel der Praxisanleiterin)	Unsicher in der Durchführung, Wiederholen erforderlich	Wiederholt (Datum und Kürzel der Praxisanleiterin)	Sicher in der Durchführung (Datum und Kürzel der Praxisanleiterin)
Sicherheitsmaßnahmen, z. B. Sturzprophylaxe, Nachtlicht							
Kontrollgang							
Schlussdesinfektion von Bett und Zimmer							
Sich bewegen können							
Unterstützen beim Bewegen im Bett, Rollstuhl							
Unterstützen beim Transfer aus dem Bett und ins Bett							
Unterstützen beim Gehen, Stehen							
Unterstützen beim Treppensteigen							
Rückenschonende Arbeitsweise – Kinästhetik®							
Umgang mit Rollstuhl und Gehhilfen							
Umgang mit Lifter							
Essen und trinken können							
Körpergröße- und gewicht, BMI ermitteln, dokumentieren							
Nahrungsaufnahme beobachten, Störungen dokumentieren, Ernährungsstatus erfassen							
Diät- und Kostformen berücksichtigen							
Kulturelle und individuelle Situation berücksichtigen							

Tab. 7.3 Übernehmen selbstständiger Teilaufgaben (Aufgaben und Konzepte in der Altenpflege) *(Forts.)*

Alte Menschen personen- und situationsbezogen pflegen							
	Schule (Datum)	In der Praxis gesehen/ zugesehen	Unter Anleitung durchgeführt (Datum und Kürzel der Praxisanleiterin)	Selbstständig durchgeführt (Datum und Kürzel der Praxisanleiterin)	Unsicher in der Durchführung, Wiederholen erforderlich	Wiederholt (Datum und Kürzel der Praxisanleiterin)	Sicher in der Durchführung (Datum und Kürzel der Praxisanleiterin)
Flüssigkeitseinfuhr beobachten, dokumentieren							
Gründe für verminderte Nahrungs- und Flüssigkeitsaufnahme erfassen und situationsgerechte Pflegetherapie planen und durchführen							
Ansprechendes Umfeld zur Anregung der Nahrungs- und Getränkeaufnahme gestalten							
Hygiene in Verbindung mit der Nahrungsaufnahme							
Beim Essen und Trinken unterstützen, eingeben							
Essen mundgerecht zubereiten							
Getränke andicken							
Hilfestellung bei Schluckstörungen							
Geeignete Hilfsmittel beurteilen und einsetzen, z. B. rutschfester Teller mit hohem Rand, Spezialbesteck, Warmhaltegeschirr, Trinkhalm, Kleiderschutz							
Zu Beschaffung und Gebrauch von Hilfsmitteln beraten							
Umgang mit Menschen, die Nahrungs- und Getränkeaufnahme verweigern							
Soor- und Parotitisprophylaxe – spezielle Mundpflege							

7

Tab. 7.3 Übernehmen selbstständiger Teilaufgaben (Aufgaben und Konzepte in der Altenpflege) *(Forts.)*

Alte Menschen personen- und situationsbezogen pflegen							
	Schule (Datum)	In der Praxis gesehen/ zugesehen	Unter Anleitung durchgeführt (Datum und Kürzel der Praxisanleiterin)	Selbstständig durchgeführt (Datum und Kürzel der Praxisanleiterin)	Unsicher in der Durchführung, Wiederholen erforderlich	Wiederholt (Datum und Kürzel der Praxisanleiterin)	Sicher in der Durchführung (Datum und Kürzel der Praxisanleiterin)
Nahrung und Getränke mittels Sonde oder PEG und Ernährungspumpe verabreichen							
Ärztlich verordnete Medikamente verabreichen							
System an/abhängen, spülen, wechseln							
Ernährungspumpe einstellen							
Ausscheiden können							
Toilettentraining							
Beckenbodengymnastik							
Intimreinigung und -pflege nach der Ausscheidung							
Händehygiene des pflegebedürftigen Menschen							
Hautbeobachtung und -pflege							
Hygiene im Umgang mit Ausscheidungen und Ausscheidungsgefäßen							
Umgang mit Steckbecken, Urinflasche							
Umgang mit Toilettenstuhl							
Inkontinenzhilfsmittel							
Umgang mit Urinbeutel, z. B. Befestigung, Ablauf							
Umgang mit „geschlossenem" Urinableitungssystem							

Tab. 7.3 Übernehmen selbstständiger Teilaufgaben (Aufgaben und Konzepte in der Altenpflege) *(Forts.)*

Alte Menschen personen- und situationsbezogen pflegen							
	Schule (Datum)	In der Praxis gesehen/ zugesehen	Unter Anleitung durchgeführt (Datum und Kürzel der Praxisanleiterin)	Selbstständig durchgeführt (Datum und Kürzel der Praxisanleiterin)	Unsicher in der Durchführung, Wiederholen erforderlich	Wiederholt (Datum und Kürzel der Praxisanleiterin)	Sicher in der Durchführung (Datum und Kürzel der Praxisanleiterin)
Urinbeutel leeren oder wechseln							
Stomaversorgung, Systeme							
Pflege bei Enterostoma/Urostoma							
Beobachten von Stuhl und Urin							
Beobachten von Sputum							
Beobachten von Schweiß							
Beobachten von Fluor							
Flüssigkeitsbilanz erstellen							
Obstipationsprophylaxe, z. B. Bauchmassage							
Beim Erbrechen unterstützen							
Beobachten von Erbrochenem							

KAPITEL

8 Beurteilen und prüfen

!

Beurteilung, Beobachtung und Rückmeldung (Feedback) sind wichtige Werkzeuge der praktischen Ausbildung. Durch das Hervorheben der Stärken, Analyse und – wo erforderlich – Korrektur von Handeln und Kenntnissen soll die Schülerin motiviert werden, ihr Verhalten und ihre Leistung zu überprüfen und positiv zu verändern. Die individuelle Beratung, Förderung und Hilfestellung unterstützt die Schülerin auf dem Weg zum Ausbildungsziel. Die Anerkennung ihrer Leistungen führt zu mehr Zufriedenheit im Ausbildungsalltag.

Bei der praktischen Anleitung ist auch zu beachten, dass den Bedürfnissen des pflegebedürftigen Menschen in professioneller Weise im Sinne des Pflegeprozesses begegnet wird. Der pflegebedürftige Mensch und dessen Bedürfnisse stehen in der Anleitesituation genauso im Mittelpunkt des Geschehens wie die zu beobachtende Schülerin.

Die Anwendung von Standards und pflegewissenschaftlichen Erkenntnissen muss vor diesem Hintergrund ebenso überprüft und reflektiert werden. Die Schülerin soll die Möglichkeit haben, vor Beginn oder am Ende einer Beobachtungssituation die eigene Situation, Besonderheiten oder begründete Abweichungen von „in der Schule Gelehrtem" Handeln zu schildern. Wünsche und Bedürfnisse des pflegebedürftigen Menschen, die von der Schülerin während der Anleitung beobachtet wurden, sollten abschließend gemeinsam reflektiert werden.

Eine Beurteilung hat aber nicht nur positive Funktionen, sondern sie macht oft auch Angst. Sie kann entmutigen oder sich negativ auf die Leistung der Schülerin auswirken. Die Ängste vor einer schlechten Beurteilung sind z. T. begründet, da sie negative Konsequenzen wie das Nichtbestehen der Probezeit oder eine schlechte Vornote für die praktische Prüfung zur Folge haben können. Beurteilungen haben somit eine **Selektionsfunktion.** Insbesondere in der Probezeit dienen Beurteilungen durch die Einrichtung als Entscheidungshilfe, ob eine Schülerin die Probezeit bestanden hat. Im letzten Ausbildungsjahr können die Zeugnisnoten darüber entscheiden, ob eine Schülerin von einer Einrichtung „übernommen" wird und sie den gewünschten Arbeitsplatz bekommt.

Weitere Motive und Funktionen sind zwar häufig gut gemeint, verzerren jedoch eine helfende realistische Rückmeldung. Dies kann der Fall sein, wenn Beurteilung (miss)verstanden wird als

- **Motivation.** Die Beurteilung soll die Schülerin „motivieren", über ihre Leistungsgrenzen hinweg zu gehen. Dabei wird eine mittelmäßige Leistung besser beurteilt, um Mut zu machen und für zukünftig bessere Leistungen anzuspornen. Gezielt eingesetzt, kann die Beurteilung als „Lokomotive" Leistungen verbessern. Nicht selten jedoch führt eine aufgebesserte Beurteilung bei der Schülerin lediglich dazu, die Lernanstrengung zurückzunehmen.
- **Möglichkeit zur Herstellung der Chancengleichheit.** Sozial schwache Schülerinnen werden nicht selten besser beurteilt, um einen Ausgleich von unterschiedlichen Sozialchancen herzustellen. Hiermit wird der Schülerin jedoch eine realistische Rückmeldung vorenthalten.
- **Mittel zur Selbstdarstellung.** Manchmal versuchen Praxisanleiterinnen bei der Beurteilung auch, die eigene Arbeit, die eigene Art zu pflegen in ein besonders gutes Licht zu stellen. Abweichende Lehrmeinungen und alternative Methoden werden nicht zugelassen. Die Schülerin wird dabei zum Mittel der Selbstdarstellung.
- **Mittel zur Disziplinierung durch Belohnung oder Bestrafung.** Pauschale Begriffe wie „queruliert", „stört", „ist überempfindlich", „ist falsch" oder „stellt jemanden bloß" sind nichts sagend und unterliegen Interpretationen und Projektionen. Sie können von den Schülerinnen als bedrohlicher Angriff auf die Person erlebt werden und zu Aggression, Rückzug, Resignation und zu Störungen der Gesundheit führen. Angepasstes

Verhalten wird gleichgesetzt mit „gutem" Verhalten und mit guter Bewertung belohnt, kritisches oder von der „Norm" abweichendes Verhalten wird als störend erlebt und als „schlechtes" Verhalten mit schlechter Bewertung bestraft. Bei erkennbaren Beziehungsstörungen zwischen Schülerin und Beurteilerin besteht eine große Gefahr, dass die Beurteilung als Mittel der Rache eingesetzt wird. Sind solche Tendenzen zu erkennen, müssen Kriterien und Beurteilung auf Sachlichkeit hin überprüft werden. Es sollte möglichst eine weitere Person die Schülerin beurteilen.

- **Mittel zur Rückmeldung für die Lehrenden.** Auch Lehrende in Theorie und Praxis benötigen Rückmeldung. Schlechte Schülerleistungen können Lehrende an der eigenen Qualifikation zweifeln lassen. Sie bemühen sich dann um noch bessere Anleitung oder heben die Beurteilung an. Es gibt jedoch auch den umgekehrten Fall. Es werden schlechte Beurteilungen abgegeben, weil die Lehrende als besonders kompetent und kritisch gelten will.

Rückmeldungs-Check

Folgende Punkte sollten im Zusammenhang mit der Rückmeldung beachtet werden:

- Die Rückmeldung erfolgt zeitnah zur Beobachtung.
- Die Räumlichkeit ist passend (ruhiges helles Zimmer, Getränke bereitstellen).
- Beim Gespräch sollten max. drei Personen anwesend sein: Schülerin, Praxisanleiterin und evtl. Wohnbereichsleitung, PDL.
- Alle sitzen auf Augenhöhe und sind gleichberechtigte Gesprächspartner.
- Der Umgangston ist freundlich und wertschätzend.
- Die positiven Punkte werden zuerst beleuchtet.
- Die Kritik ist sachlich, konkret und kann nachvollzogen werden.
- Der Gesprächsinhalt unterliegt der Schweigepflicht.

8

8.1 Beurteilungskriterien

Beobachtung und Feedback werden effektiv gestaltetet, indem sie sich an klaren **Kriterien** orientieren, z. B.

- Beobachtet gezielt und schätzt die Situation richtig und schnell ein
- Setzt Skalen fachgerecht ein
- Zieht Rückschlüsse
- Erkennt Zusammenhänge
- Verhält sich einfühlend, akzeptierend, wertschätzend
- Respektiert Grenzen
- Nimmt Kontakt auf und hält diesen
- Hört zu und beobachtet
- Erschließt Wissensquellen, wertet Informationen aus

Diese Kriterien sollen der Schülerin im Vorgespräch vorgestellt werden. Spätestens jedoch vor Beginn der Beobachtung sollten sie der Schülerin bekannt sein. Anhand der Kriterien erläutert die Anleiterin die Ausprägungsgrade (➤ 8.2) sachbezogen und differenziert. Die Ausprägungsgrade sind abhängig vom Ausbildungsstand. Der aktuelle Ausbildungsstand wird anhand des Ausbildungsplans (➤ 7.2) dokumentiert und aktualisiert. Die Kriterien müssen sich an den Ausbildungszielen in § 3 Altenpflegegesetz orientieren. Um diese Ziele zu erreichen, muss die Schülerin die in der Ausbildung erforderlichen Kompetenzen erwerben. In der Ausbildungs- und Prüfungsverordnung (§ 2) ist festgelegt, dass die Einrichtung eine Bescheinigung über den bei ihr durchgeführten Ausbildungsabschnitt erstellt. Diese muss Angaben über die vermittelten Kenntnisse, Fähigkeiten und Fertigkeiten enthalten.

Kompetenzen, die vermittelt und überprüft werden (➤ Kap. 3):

- Fachkompetenz
- Personalkompetenz
- Sozialkompetenz
- Lern- und Methodenkompetenz

8.2 Beurteilung nach Ausprägungsgraden

!

Merkmale und Ausprägungsgrade sind keine Noten! Die Kompetenzerwartungen (= Ziele) müssen dem Ausbildungsstand angepasst werden, z.B. durch Kennzeichnung des Ausbildungsjahres, in dem die Kompetenz erreicht werden soll: „Erkennt Zusammenhänge zwischen Handlungszielen und Krankheitsbild (2./3. AJ)."

Beurteilung nach Ausprägungsgraden dient dazu, der Schülerin differenzierte Rückmeldungen im Hinblick auf lernzielbezogene Merkmale oder Anforderungen zu geben. Beurteilungen sollten so oft wie möglich stattfinden. Sie sind nicht nur eine Einzelbeurteilung, sondern eine erkennbare Entwicklung im Hinblick auf den Ausbildungsstand. Auch der ergänzende Text ist hierbei von Bedeutung.

Ausprägungsgrade im Beurteilungsbogen (➤ 8.3):
1 = Merkmal ist nicht erkennbar
2 = Merkmal ansatzweise erkennbar, das heißt nicht verlässlich oder mit kleinen Einschränkungen vorhanden
3 = Merkmal im Routineablauf „ohne Lob und Tadel" vorhanden
4 = Merkmal ausgeprägt und im Routineablauf an die Situation angepasst vorhanden
5 = Merkmal sehr ausgeprägt auch unter Belastung vorhanden

!

Kompetenzen, die noch nicht oder noch zu wenig vermittelt oder geübt wurden, werden selten ausgeprägt sein. Für die Ermittlung des Lernfortschritts und die abschließende Bewertung ist vor allem die erkennbare Zunahme des Ausprägungsgrads von Bedeutung.

8.3 Beurteilungsbögen und Protokolle

!

Beurteilungen sind auch Nachweise über vermittelte Ausbildungsinhalte. Sie dienen zur Rückmeldung an die Schülerin und erleichtern die Findung der Note im Fach „Praxis der Altenpflege", die lt. Ausbildungs- und Prüfungsverordnung von der Schule im „Benehmen mit der ausbildenden Einrichtung" erteilt werden soll.

- Beurteilungsbögen im Ankreuzverfahren (➤ Tab. 8.1, ➤ Tab. 8.2, ➤ Tab. 8.3) erlauben ein zeitsparendes Ausfüllen und eine schnelle Übersicht. Die Beurteilung muss jedoch dem Ausbildungsstand angepasst werden. Differenzierte und möglichst individuell formulierte Rückmeldungen ergänzen einen solchen Bogen, der immer mit der Schülerin besprochen werden sollte.
- Anleiteprotokolle und Beobachtungen bei vollständigen Handlungen bieten die Möglichkeit, individuelle Lernergebnisse und Kompetenzen konkret zu dokumentieren. Die Checklisten für die gezielte Anleitung in Kapitel ➤ 7.1.3 sind geeignet für die individuelle Dokumentation von Kompetenzen oder Leistungen. Die Schülerin erhält ein Exemplar für den Ausbildungsordner.
- Ein protokolliertes Zwischen- und Schlussgespräch (➤ 7.1.4; ➤ 7.1.5) sind geeignet, die Besprechung der individuellen Lernsituation einschließlich der Beurteilung sicherzustellen.

Nachweis und Beurteilung von Fähigkeiten und Fertigkeiten

Nachweis und Beurteilung der vermittelten **Fähigkeiten und Fertigkeiten** (➤ Tab. 8.1) unter Berücksichtigung des Ausbildungsstandes gemäß Ausbildungsplan.

Tab. 8.1 Beurteilungsnachweis Fähigkeiten und Fertigkeiten

Schülerin/Schüler **Ausbildungsabschnitt Nr.**					
Ausprägungsgrad 1 bis 5 (1 = nicht erkennbar; 2 = ansatzweise; 3 = vorhanden; 4 = ausgeprägt; 5 = sehr ausgeprägt)					
Beurteilung der Fähigkeiten/Fertigkeiten	1	2	3	4	5
Rahmenbedingungen berücksichtigen	☐	☐	☐	☐	☐
Hygienische Prinzipien einhalten	☐	☐	☐	☐	☐
Pflegeprozess planen, prozessorientiert pflegen	☐	☐	☐	☐	☐
Anleiten, beraten und Gespräche führen	☐	☐	☐	☐	☐
Unterstützen alter Menschen bei der Selbstpflege:					
Kommunizieren können	☐	☐	☐	☐	☐
Sich bewegen können	☐	☐	☐	☐	☐
Vitale Funktionen des Lebens aufrecht erhalten können	☐	☐	☐	☐	☐
Sich pflegen und kleiden können	☐	☐	☐	☐	☐
Ruhen und schlafen können	☐	☐	☐	☐	☐
Essen und trinken können	☐	☐	☐	☐	☐
Ausscheiden können	☐	☐	☐	☐	☐
Unterstützen bei präventiven und rehabilitativen Maßnahmen (Prophylaxen, Rehabilitation)	☐	☐	☐	☐	☐
	☐	☐	☐	☐	☐
Alte Menschen personen- und situationsbezogen pflegen	☐	☐	☐	☐	☐
Bei der medizinischen Diagnostik und Therapie mitwirken	☐	☐	☐	☐	☐
Alte Menschen bei der Wohnraum- und Wohnumfeldgestaltung unterstützen	☐	☐	☐	☐	☐
Alte Menschen bei der Tagesgestaltung und selbstorganisierten Aktivitäten unterstützen	☐	☐	☐	☐	☐
Bemerkungen:					
Datum/Unterschrift Praxisanleiter/in					
Datum/Unterschrift Schüler/in					

Nachweis und Beurteilung von Sozial- und Selbstkompetenzen

Nachweis und Beurteilung **sozialer und persönlicher Kompetenzen** (➢ Tab. 8.2) unter Berücksichtigung des Ausbildungsstands gemäß Ausbildungsplan.

Tab. 8.2 Beurteilungsnachweis Sozial- und Selbstkompetenzen

Schülerin/Schüler **Ausbildungsabschnitt Nr.**					
Ausprägungsgrad 1 bis 5 (1 = nicht erkennbar; 2 = ansatzweise; 3 = vorhanden; 4 = ausgeprägt; 5 = sehr ausgeprägt)					
Soziale Kompetenz	1	2	3	4	5
Kontakt aufnehmen und halten	☐	☐	☐	☐	☐
Zuhören, beobachten	☐	☐	☐	☐	☐
Einfühlen	☐	☐	☐	☐	☐
Wertschätzen, akzeptieren	☐	☐	☐	☐	☐
Sich mündlich und schriftlich ausdrücken	☐	☐	☐	☐	☐
Informieren	☐	☐	☐	☐	☐
Argumentieren	☐	☐	☐	☐	☐
Kritik annehmen und geben	☐	☐	☐	☐	☐
Sich einbringen und konstruktiv zusammenarbeiten	☐	☐	☐	☐	☐
Selbstkompetenz	1	2	3	4	5
Aktiv mitarbeiten	☐	☐	☐	☐	☐
Beziehungen positiv beeinflussen und aufrechterhalten	☐	☐	☐	☐	☐
Eigeninitiative zeigen	☐	☐	☐	☐	☐
Kreativität entwickeln	☐	☐	☐	☐	☐
Beraten und begleiten	☐	☐	☐	☐	☐
Selbstbestimmt handeln	☐	☐	☐	☐	☐
Verantwortungsbewusst handeln	☐	☐	☐	☐	☐
Entscheidungen treffen	☐	☐	☐	☐	☐
Konfliktlösungen anstreben	☐	☐	☐	☐	☐
Belastungen aushalten	☐	☐	☐	☐	☐
Pflege- und Beratungssituationen realistisch einschätzen	☐	☐	☐	☐	☐
Verhalten selbstkritisch reflektieren	☐	☐	☐	☐	☐
Handeln selbstkritisch reflektieren	☐	☐	☐	☐	☐
Bemerkungen:					
Datum/Unterschrift Praxisanleiter/in					
Datum/Unterschrift Schüler/in					

Nachweis und Beurteilung von Methoden-, Lern- und Fachkompetenz

Nachweis und Beurteilung von **Methoden-, Lern- und Fachkompetenz** (➤ Tab. 8.3) unter Berücksichtigung des Ausbildungsstands gemäß Ausbildungsplan.

Tab. 8.3 Beurteilungsnachweis Methoden-, Lern- und Fachkompetenz

Schülerin/Schüler **Ausbildungsabschnitt Nr.**					
Ausprägungsgrad 1 bis 5 (1 = nicht erkennbar; 2 = ansatzweise; 3 = vorhanden; 4 = ausgeprägt; 5 = sehr ausgeprägt)					
Methoden- und Lernkompetenz	1	2	3	4	5
Lernbereitschaft	☐	☐	☐	☐	☐
Lerntechniken anwenden	☐	☐	☐	☐	☐
Wissensquellen erschließen	☐	☐	☐	☐	☐
Informationen auswerten	☐	☐	☐	☐	☐
Problemlösungen finden	☐	☐	☐	☐	☐
Prioritäten setzen und flexibel handeln	☐	☐	☐	☐	☐
Fachliche Prinzipien kennen und anwenden	☐	☐	☐	☐	☐
Organisieren und rationell handeln	☐	☐	☐	☐	☐
	☐	☐	☐	☐	☐
Fachkompetenz	1	2	3	4	5
Informationen selbstständig beschaffen	☐	☐	☐	☐	☐
Gezielt beobachten und handeln	☐	☐	☐	☐	☐
Skalen fachgerecht einsetzen und auswerten	☐	☐	☐	☐	☐
Situationen schnell und richtig einschätzen	☐	☐	☐	☐	☐
Zusammenhänge erkennen	☐	☐	☐	☐	☐
Rückschlüsse ziehen	☐	☐	☐	☐	☐
Problemlösungsstrategien anwenden	☐	☐	☐	☐	☐
Handlungen und Arbeitsabläufe planen	☐	☐	☐	☐	☐
Handlungen professionell ausführen	☐	☐	☐	☐	☐
Beobachtungen weitergeben und dokumentieren	☐	☐	☐	☐	☐
Auf der Basis von Fachwissen argumentieren	☐	☐	☐	☐	☐
	☐	☐	☐	☐	☐
	☐	☐	☐	☐	☐
	☐	☐	☐	☐	☐
Bemerkungen:					
Datum/Unterschrift Praxisanleiter/in					
Datum/Unterschrift Schüler/in					

8.4 Beurteilungsfehler

Jeder Mensch achtet im Kontakt mit anderen auf unterschiedliche Persönlichkeitsmerkmale. Um gerecht und möglichst **objektiv** beurteilen zu können, sollte sich die Praxisanleiterin der häufigsten Wahrnehmungsfehler bewusst werden. Wahrnehmung kann selektiv (auswählend) sein. Folgende Einflüsse können zu Beurteilungsfehlern führen und müssen regelmäßig reflektiert werden:

- Der **Ausbildungsstand** der Schülerin muss berücksichtigt werden. Der Erwerb von Kenntnissen, Fähigkeiten und Fertigkeiten sowie von Kompetenzen ist ein prozesshaftes Geschehen über den gesamten Verlauf der Ausbildung. Der Ausbildungsstand muss deshalb kontinuierlich im Praxishandbuch und in Anleiteprotokollen aktualisiert und dokumentiert werden. Die Kompetenz-Anforderungen müssen dem Ausbildungsstand angepasst sein.

!

Sind z.B. im ersten Ausbildungsjahr viele Kompetenzen noch nicht ausgeprägt, ist dies eine Feststellung, die vor allem der Orientierung und Dokumentation des Lernfortschritts dient. Ausbildungsjahrbezogene Kompetenzanforderungen sollten im Rahmen von regelmäßigen Gesprächen/Praxisanleitertreffen zwischen Schule und Einrichtung vereinbart werden.

- **Vorurteile.** Vorausgegangene Beurteilungsergebnisse dürfen nicht kritiklos übernommen werden. Klischeehafte Vorurteile dürfen nicht aufgrund des Geschlechts, des Aussehens oder ähnlichem gebildet werden. Auch Ähnlichkeiten zu anderen Personen, z. B. Eltern, Geschwistern, können Vorurteile bedingen. Es besteht die Gefahr, dass neue Informationen aufgrund vorgefertigter Meinungen interpretiert werden. Je differenzierter die Kriterien für die Überprüfung und die Dokumentation der Lernergebnisse sind, umso mehr kann die tatsächliche Leistung beurteilt werden.
- **Vorannahmen.** Wenn Lehrende annehmen und zum Ausdruck bringen, dass Schülerinnen positive Lernleistungen erbringen werden, dann stellen sich mit hoher Wahrscheinlichkeit auch positive Leistungen ein, z. B. „Sie können das, bei Ihrer Intelligenz …“. Werden negative Lernleistungen erwartet, z. B. „Sie werden sich schwer tun …“, stellen sich diese auch häufig ein. Nur besonders leistungs- und persönlichkeitsstarke Schülerinnen lassen sich durch negative Vorwegnahmen nicht entmutigen, sondern wollen „genau das Gegenteil beweisen“.
- **Dominanz.** Ein besonders auffälliges Merkmal steht in der Beurteilung dominierend im Vordergrund. Dies kann sowohl ein positives als auch ein negatives Merkmal sein. Alle anderen Beurteilungskriterien würden in diesem Fall durch dieses auffällige Merkmal in den Hintergrund gedrängt. Diese Gefahr kann durch möglichst konkrete Überprüfungskriterien und eingehende Reflexion weitgehend vermieden werden.
- **Verallgemeinerung.** Es besteht die Gefahr, dass von einigen wenigen, besonders auffälligen Merkmalen der Schülerin auf ihr Gesamtverhalten geschlossen wird. Diese Gefahr kann gemindert werden, wenn einzelne Lernsituationen individuell und differenziert betrachtet und bewertet werden, statt Kompetenzen ausschließlich im Ankreuzverfahren zu beurteilen.
- **Art und Häufigkeit der Beobachtungssituationen.** Die Art und die Häufigkeit der Beobachtungssituationen beeinflusst die Beurteilung. Beurteilungsfehler entstehen, wenn die Schülerin immer nur in ähnlichen Situationen beobachtet wird oder die Anzahl der Beobachtungssituationen zu gering ist. Deshalb sollte die Anzahl der gezielten Anleitesituationen pro Schüler einheitlich festgelegt werden, so ist gewährleistet, dass immer eine bestimmte Anzahl unterschiedlicher Lernsituationen individuell reflektiert und beurteilt wird.
- **Orientierung am Durchschnitt.** Häufig dienen durchschnittliche Leistungen als Maßstab der Beurteilung, was die Notenfindung subjektiv beeinflussen kann. Dies kann vermieden werden, wenn die Anforderungen für einzelne Leistungsstufen konkret formuliert sind.
- **Verbindung unterschiedlicher Kriterien.** Werden zwei unterschiedliche Kriterien nicht unabhängig voneinander beurteilt, wird eine logische Verbindung angenommen, die nicht besteht. Die Beurteilung wird verzerrt. Deshalb sollte jedes Kriterium für sich beurteilt werden.

8

- **Orientierung am Beurteiler.** Häufig werden Beurteilungen an überhöhten Ansprüchen oder im Kontrast zu den Fähigkeiten der Beurteilerin orientiert. Auf diese Weise könnte eine Praxisanleiterin die Schüler generell zu streng beurteilen oder die Leistungen werden mit Rücksicht auf die Person der Schülerin zu milde bewertet, um „Gnade vor Recht" ergehen zu lassen.
- **Orientierung an der Stellung in der Gruppe.** Bei der Beurteilung von Schülerinnen unterschiedlicher Ausbildungsjahre kommt es mitunter dazu, dass einzelne Schüler in Abhängigkeit von ihrer Stellung in der Gruppe beurteilt werden. Der Gefahr, Leistungen von in der Gruppenhierarchie höher stehenden Schülern grundsätzlich besser zu beurteilen, kann damit begegnet werden, dass eine Reflexion der Situation unter diesem Gesichtspunkt erfolgt.
- **Beziehung und Kontakt.** Häufiger und/oder enger Kontakt zwischen Beurteilern und der Schülerin kann zu einer Beurteilung in Richtung der sozialen Beziehung führen. Ungerechtfertigte Strenge oder Milde können die Folge sein. Hier ist besondere Wachsamkeit angesagt, um die Schüler durch realistische Rückmeldungen und Beurteilungen zu fördern.
- **Zeitliche Nähe** und **„Tagesform".** Ereignisse aus früheren Abschnitten des Beobachtungszeitraums können untergehen, weil sie nicht schriftlich festgehalten wurden. Ereignisse, die sich im letzten Abschnitt des Beurteilungszeitraums zugetragen haben, dominieren dann die Beurteilung. Auch die „Tagesform" von Beurteilern kann ein Beurteilungsergebnis verzerren. Protokollierte Zwischengespräche können helfen, diese Fehler zu vermeiden.

Ausprägungsgrade von Fähigkeiten, Fertigkeiten und Kompetenzen sind **keine Noten.** Sie müssen immer vor dem Hintergrund des Ausbildungsstands gesehen werden. Kriterien, die für die Beurteilung des Ausbildungsstands nicht relevant sind, sollten nicht beurteilt werden. Es ist jedoch sinnvoll, Lernfortschritte anhand des Ausbildungsverlaufs aufzuzeigen.

Tab. 8.4 Qualitätskriterien

Qualitätskriterien	Trifft zu	Trifft nicht zu	Bemerkungen
Die Einflüsse auf die Beurteilung werden überprüft			
Die Beurteilungskriterien werden im Vorgespräch erläutert			
Die Schülerin erhält die Möglichkeit zur Selbstbewertung vor der Fremdbewertung			
Die Beurteilung erfolgt nach sachlichen Kriterien			
Die Beurteilungskriterien entsprechen den Lernzielen			
Der Ausbildungsstand wird berücksichtigt			
Die Beurteilungskriterien können verändert, reduziert oder erweitert werden			
Individuelle Formulierungen ergänzen die Beurteilung durch Ankreuzen			
Bei gezielten Anleitungen erfolgen Rückmeldungen aufgrund von angestrebten Kenntnissen, Fähigkeiten, Fertigkeiten und Kompetenzen (Lernziele)			
Die Beurteilung erfolgt zeitnah zur Leistung			
Zur Beurteilung über einen längeren Zeitraum werden mehrere Personen hinzugezogen, die mit der Schülerin gearbeitet haben			
Die Beurteilung erfolgt vierteljährlich, mindestens jedoch beim Zwischengespräch und am Ende eines Ausbildungsabschnitts (= Schlussgespräch)			
Die Beurteilung wird mit der Schülerin besprochen			
Das Beurteilungsgespräch findet geplant statt			
Das Beurteilungsgespräch wird protokolliert			
Die Schülerin hat die Möglichkeit, zur Beurteilung Stellung zu nehmen			

8.5 Qualitätskriterien zur Beurteilung

Die Qualität der Beurteilung lässt sich anhand von Merkmalen überprüfen. Sie können mit der folgenden Checkliste (➤ Tab. 8.4) überprüfen, welche Kriterien Ihre Beurteilungen bereits erfüllen.

8.6 Besuche durch die Fachlehrerin

Die **Besuche der Fachlehrerin** sind durch § 2 (3) AltPflAPrV geregelt. Die Fachlehrerin hat die Aufgabe,

- die Schülerin zu betreuen,
- die Schülerin zu beurteilen sowie
- die Praxisanleiterin zu beraten.

Eine **Betreuung der Schülerin** erstreckt sich auf die Schülerin als ganzen Menschen. Dies umfasst die Beratung in Hinblick auf die Situation in der theoretischen Ausbildung, in der praktischen Ausbildung und im Hinblick auf die persönliche Situation. Die Lehrerin versteht sich als Ansprechpartnerin und unterstützt die Schülerin in dem Bemühen um eine Erweiterung ihrer Kompetenzen und der eigenständigen Lösung möglicher Probleme. Um die Schülerin beurteilen zu können, wird in der Regel von der Fachlehrerin eine konkrete Aufgabe gestellt. Anhand dieser Aufgabe werden Kenntnisse, Fähigkeiten und Fertigkeiten überprüft. Die Beurteilung erfolgt ebenfalls aufgrund von vorher festgelegten Kriterien, die der Schülerin sowie der Anleiterin bekannt sind. Auch die Lernsituationen in ➤ Kap. 4 eignen sich, um eine überprüfbare Aufgabe zu formulieren. In der Regel wird dieser Besuch der Schülerin und der Praxisanleiterin vorher angekündigt, sodass eine differenzierte Vorbereitung stattfinden kann.

Der Praxisbesuch ermöglicht die gegenseitige **Beratung von Praxisanleiterin und Fachlehrerin.** Bei der Beratung können Inhalte der Ausbildung, wissenschaftliche Erkenntnisse, von der Schule erwünschte Lernsituationen, Fördermöglichkeiten bei Stärken und Lösungsmöglichkeiten für eventuell bestehende Problemen der Schülerin und andere Anliegen thematisiert werden. Auch ein pflegefachlicher Austausch über neue Materialien oder Pflegetechniken ist sinnvoll und wünschenswert. Beratung, gegenseitige Information und Zusammenarbeit erfolgen in persönlichen Gesprächen oder regelmäßigen Zusammenkünften.

8.7 Notengebung

Auszug aus der Ausbildungs- und Prüfungsverordnung: „Zum Ende eines jeden Ausbildungsjahres erteilt die Altenpflegeschule der Schülerin oder dem Schüler ein Zeugnis über die Leistungen im Unterricht und in der praktischen Ausbildung. Die Note für die praktische Ausbildung wird im Benehmen mit dem Träger der praktischen Ausbildung festgelegt". (§ 3 Abs. 1 AltPflPrV)

Hierzu ist es erforderlich, dass in festgelegten Zeiträumen Beurteilungen erstellt werden. Sie enthalten konkrete Hinweise zu den Leistungen bzw. Kompetenzen der Schülerin und bilden zusammen mit den Beurteilungen beim Besuch der Fachlehrerin die Grundlage für die Notenfindung.

Dies hat den Vorteil, dass die Anleitesituationen und die Beziehung zwischen Anleiterin und Schülerin nicht durch die Benotung bestimmt werden. Die Notengebung richtet sich nach § 4 der Altenpflege-Ausbildungs- und Prüfungsverordnung.

Die Beurteilungen durch die Praxisanleiterin und die Fachlehrerin sowie Rückmeldungen zu gezielten Anleitungen können die Grundlage für die Benotung bilden.

Bei der Notengebung muss das **Ausbildungsjahr** berücksichtigt werden. Kompetenzen, z. B. Problemlösungsfähigkeit und das Erkennen von Zusammenhängen müssen vom ersten bis zum dritten Ausbildungsjahr zunehmend differenziert betrachtet werden. Somit muss auch der gesamte **Ausbildungsverlauf** berücksichtigt werden. Die verbale Beurteilung fließt in die Note mit ein.

Die Notengebung gestaltet sich oft schwierig. Die Noten sollen gerecht, realistisch und objektiv sein. Daher ist es wichtig, der Schülerin neben den normalen Anleitesituationen und der Bewertung des Verhaltens während der Dienste auch andere Möglichkeiten zu bieten, ihre Leistungen und ihr Können

Tab. 8.5 Leistungsbewertung im Vergleich

Traditionelle Leistungsbewertung	Innovative Leistungsbewertung
Hier wird erworbenes Wissen abgefragt	Hier werden Aufgaben gestellt, die von der Schülerin zu bewältigen sind
Es handelt sich um einen passiven Prozess	Es handelt sich um einen aktiven Prozess
Es werden Fragen mit einer Auswahl vorgegebener Antworten gestellt	Es werden Fragen gestellt, die zum Denken und Nachfragen und kritischem Auseinandersetzen anregen
Es wird ein Zeitrahmen vorgegeben	Es handelt sich um einen fortschreitenden Prozess
Es erfolgt die Bewertung der Einzelarbeit	Es erfolgt die Bewertung von Einzel- und Gruppenarbeit
Die Kontrolle obliegt dem Lehrpersonal	Lehrpersonal und Schüler teilen sich die Verantwortlichkeiten
Im Vordergrund steht die Notengebung	Hier werden Lernziele beurteilt
Es erfolgt keine Selbsteinschätzung durch den Schüler	Die Selbsteinschätzung durch den Schüler fließt mit in die Beurteilung ein

unter Beweis zu stellen. Einige Vorschläge hierzu finden sich unter **Lern- und Präsentationsmethoden** (➤ 9.5).

8

Die Schülerin wird die gesamte Ausbildungszeit über **formativ** bewertet, d.h., die Praxisanleiterin beobachtet Verhalten und Leistung der Schülerin und gibt diese Informationen an die Schule weiter. Die Daten werden als **summative** Leistungsbewertung am Ende eines Ausbildungsjahres zu einer Gesamtnote zusammengefasst.

Bei der Bewertung werden traditionelle und innovative Leistungsbewertung unterschieden: ➤ Tab. 8.5.

Die Bewertung von Leistungen soll sachlich und objektiv geschehen. Dazu sind folgende zugrunde liegende Bedingungen hilfreich: ➤ Tab. 8.6

Die Bewertung kann nur dann ausgewogen erfolgen, wenn mehrere Methoden zur Lernerfolgskontrolle herangezogen werden.

Dabei ist es unerlässlich, während der Beobachtung (➤ Abb. 8.1) der Schülerin Notizen anzufertigen. Nur so kann in der späteren Reflexion beurteilt werden, ob die Schülerin die ihr gestellten Aufgaben bewältigen kann oder nicht. Die Schülerbeobachtung und Dokumentation der Ergebnisse kann mit Hilfe verschiedener Methoden stattfinden, z.B. in Form von Beobachtungsbögen, Abfragen, Einzelberichten oder durch den Austausch mit Kollegen, die mit der Schülerin zusammengearbeitet haben. Die regelmäßige, günstigstenfalls tägliche, Dokumentation während der Praxiseinsätze ist dabei bedeutend, da sich die Schülerin lange Zeit in Fremdeinsätzen oder der Schule befindet. Mit den erhobenen Notizen kann dann im nächsten Praxiseinsatz beurteilt werden, ob

Tab. 8.6 Günstige Bedingungen bei der Besprechung von Leistungen [15]

Aufgabe selbst und Gesprächssituation	Schülerin	Praxisanleiterin
Aufgabe soll überschaubar, nicht zu umfangreich sein	Bereitschaft, Leistungen zu erbringen und zu erkennen, dass sie auch abhängig von eigenem Bemühen sind	Fähigkeit, Leistungen auch in Teilen zu betrachten und in Teile aufzugliedern
Zeit von der Aufgabenstellung bis zur Leistungserbringung soll kurz sein	Bereitschaft, eigene Handlungsweisen und Haltungen zu reflektieren	Bereitschaft, Leistungen zu würdigen und nicht bloß die Fehler aufzuzählen
Transparente Kriterien	Fähigkeit, sich selbst zu bewerten und eigene Standards zu entwickeln	Schülerin mit ihren Schwächen und Stärken ganzheitlich sehen und akzeptieren
Ruhige Gesprächssituation und -umgebung	Rückmeldungen mehr auf der Sachebene und weniger auf der Beziehungsebene aufnehmen	Fähigkeit, Lernen zu planen, Leistungen zu diagnostizieren und Entwicklungsmöglichkeiten aufzuzeigen
Auch noch nicht vollständig fertiggestellte Aufgaben betrachten, z.B.	Bereitschaft, die Kompetenz der Lehrer anzuerkennen	Selbstreflexion, die eigene Anleitung, das eigene Vorgehen betreffend
Berichte zum Arbeitsprozess		
Schriftlich vorliegende Selbstreflexion		

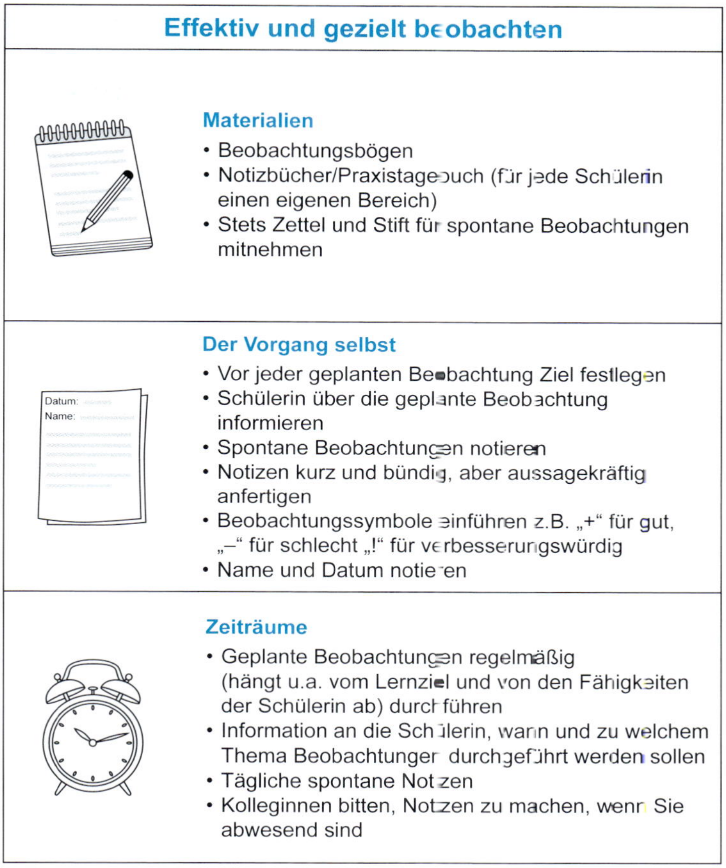

Abb. 8.1 Gezielt und effektiv beobachten [G381, L231]

die Schülerin sich weiterentwickelt hat oder wo es Probleme gibt. Hilfreich hierbei ist ein Praxistagebuch (➤ Tab. 8.7), welches die Praxisanleiterin führen kann.

Neben der Beobachtung der praktischen Durchführung von Tätigkeiten am Pflegebedürftigen können verschiedene andere Möglichkeiten als Bewertungsgrundlage dienen. So können z. B. Projekte, Tests und Vorträge als Grundlage für eine Bewertung (➤ Abb. 8.2) genutzt werden. Dabei muss die Praxisanleiterin nicht immer allein die Schülerin bewerten. Kolleginnen, die regelmäßig mit der Schülerin zusammenarbeiten, können bei der Bewertung und Benotung hilfreich sein. Hierzu können **Bewertungskonferenzen** nützlich sein. Als Grundlage für eine Besprechung können u. a. Portfolios dienen, aber auch Beobachtungen, die während der Zusammenarbeit gemacht werden. Die Bewertungskonferenzen dienen vor allem zur Beschreibung von Besonderheiten und des Erkennens von Qualitäten. Gemeinsam kann überlegt werden, wie die Schülerin gefördert werden kann, welche Bedingungen für die Förderung günstig sind. Die Teilnehmer einer Bewertungskonferenz können direkt beschließen, welche Maßnahmen zur Förderung der Schülerin getroffen werden und wer welche Aufgaben übernimmt. Im Anschluss daran wird mit der Schülerin gesprochen und ein neuer Termin für die nächste Bewertungskonferenz festgelegt.

Eine weitere Möglichkeit der Bewertung stellt die **wechselseitige Bewertung** dar. Eine wechselseitige Bewertung ist möglich, wenn mehrere Schülerinnen gleichzeitig zugegen sind. Der Sinn dieser Bewertungsmethode liegt in der Beobachtung und Bewer-

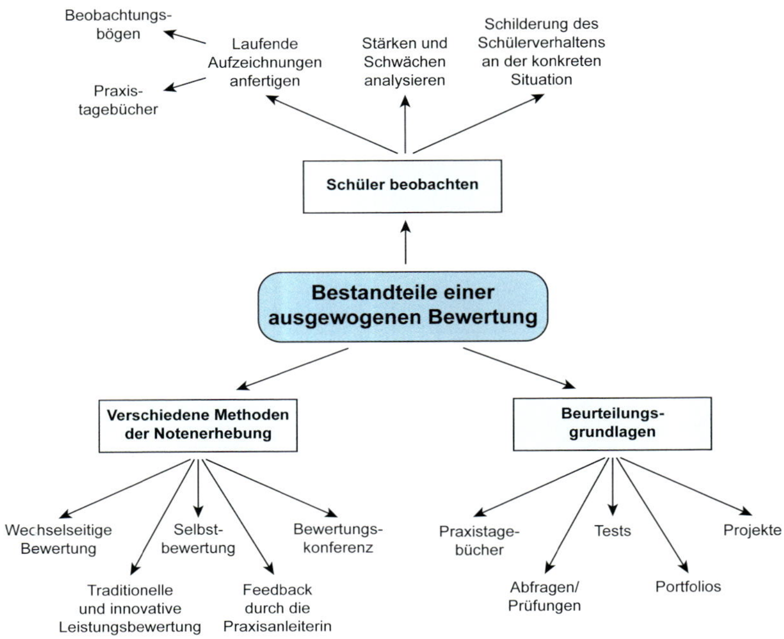

Abb. 8.2 Bewertungsbestandteile [G381, L231]

tung des Arbeitsprozesses anderer Schülerinnen und der Rückmeldung zu dem Beobachteten. Dabei geht es nicht darum, den Arbeitsprozess mit „gut" oder „schlecht" zu bewerten, sondern andere Schülerinnen inhaltlich differenziert wahrzunehmen. Für die wechselseitigen Bewertungen müssen demnach erst Kategorien erstellt werden, die sich zur Bewertung eignen. Diese können, müssen aber nicht, zusammen mit der Schülerin erstellt werden. Mit dieser Fremdbewertung eignet sich die Schülerin die Kategorien an und kann sie auf ihre eigene Arbeit später anwenden.

8.8 Praktische Prüfung

Die Praxisanleiterin soll die Schülerin auch bei der Vorbereitung auf die praktische Prüfung anleiten und begleiten. Daneben soll sie bei der Auswahl und Einbeziehung einer pflegebedürftigen Person mit der Fachlehrerin zusammenarbeiten.

§ 12 der Ausbildungs- und Prüfungsverordnung regelt den praktischen Teil der Prüfung:

(1) Der praktische Teil der Prüfung besteht aus einer Aufgabe zur umfassenden und geplanten Pflege

Tab. 8.7 Praxistagebuch für Praxisanleiter [15]

Name der Schülerin: Tanja Stein					
Tag/ Datum	**Anleisituation/Erlebnisse/Vorkommnisse**	**Was war positiv?**	**Was ist verbesserungswürdig?**	**Wie kann ich die Schülerin unterstützen, um die Situation zu verbessern?**	**Gab es an diesem Tag etwas Außergewöhnliches? (bei mir selbst oder der Schülerin)**
Beispiel:					
14.5.2015	s.c.-Injektion	Tanja hat dem Bewohner die Pflegesituation umfassend erklärt	Einstichwinkel (zu flach eingestochen)	Vermehrt zu Bewohnern mitnehmen, wo s.c.-Injektionen durchgeführt werden müssen	Nein

einschließlich der Beratung, Betreuung und Begleitung eines alten Menschen. Er bezieht sich auf die Lernbereiche „Aufgaben und Konzepte in der Altenpflege“ und „Unterstützung alter Menschen bei der Lebensgestaltung“.

(2) Die Prüfungsaufgabe besteht aus der schriftlichen Ausarbeitung der Pflegeplanung, aus der Durchführung der Pflege einschließlich Beratung, Betreuung und Begleitung eines alten Menschen und aus einer abschließenden Reflexion. Die Aufgabe soll in einem Zeitraum von höchstens zwei Werktagen vorbereitet, durchgeführt und abgenommen werden. Der Prüfungsteil der Durchführung der Pflege soll die Dauer von 90 Minuten nicht überschreiten. Die Schülerinnen und Schüler werden einzeln geprüft.

(3) Mindestens zwei Fachprüferinnen oder Fachprüfer nehmen die Prüfung ab und benoten die Leistung. Das vorsitzende Mitglied des Prüfungsausschusses ist berechtigt, sich an der Prüfung zu beteiligen und selbst zu prüfen. Die Auswahl der Einrichtung gemäß § 5 Abs. 4 und der pflegebedürftigen Person erfolgt durch die Fachprüferinnen oder Fachprüfer. Die Einbeziehung der pflegebedürftigen Person in die Prüfungssituation setzt deren Einverständnis und die Zustimmung der Pflegedienstleitung voraus.

(4) Zur Abnahme und Benotung des praktischen Teils der Prüfung kann eine Praxisanleiterin oder ein Praxisanleiter (...) in beratender Funktion hinzugezogen werden.

8.9 Bestehen der Abschlussprüfungen

Das Bestehen der Prüfung ist in § 14 festgeschrieben:

(1) Die Prüfung ist bestanden, wenn jeder der nach § 5 Abs. 1 vorgesehenen Prüfungsteile mindestens mit der Note „ausreichend“ bewertet worden ist.

Das heißt, dass der schriftliche und der praktische Prüfungsteil jeweils mindestens mit der Note 4,0 bewertet sein müssen. Bei einer schlechteren Bewertung eines dieser Teile ist die Prüfung nicht bestanden.

KAPITEL

9 Lernen lernen

!

Lernen lernen bedeutet Lernkompetenz erwerben (➤ 3.1.2).

„Was Hänschen nicht lernt, lernt Hans nimmermehr" – dieses alte Sprichwort ist inzwischen durch Forschungsergebnisse widerlegt. Wir lernen lebenslang – bis ins hohe Alter.

Lebenslanges Lernen setzt Eigenverantwortlichkeit und Selbststeuerung als grundlegende Prinzipien zur Gestaltung der Lernprozesse voraus. Ziel der Ausbildung ist die Förderung und Entwicklung von Lern- und Methodenkompetenz. Der Weg zur Lernkompetenz ist individuell und abhängig von den Einflüssen auf das Lernen (➤ Kap. 5) sowie den angewendeten und eingeübten Lerntechniken.

Die angestrebten Ergebnisse des Lernens sind definierte Kenntnisse und vermittelte Fähigkeiten und Fertigkeiten. Lernen dient letztlich dem Ziel, Handlungskompetenz (➤ Kap. 3) zu erwerben.

9.1 Lernen und Lerntechniken

Lerntechniken haben zum Ziel,
- Informationen wahrzunehmen,
- Informationen zu strukturieren und zu verarbeiten zu Kenntnissen, Fähigkeiten und Fertigkeiten,
- Kompetenzen, auf der Grundlage von Kenntnissen, Fähigkeiten und Fertigkeiten zu erwerben und einzuüben.

Konzentrieren

Sind wir wach und richten die ungeteilte Aufmerksamkeit auf das Thema, das Handeln, können wir besser und nachhaltiger wahrnehmen. Deshalb sollte Lernen und Anleiten möglichst in einem störungsfreien Umfeld stattfinden. Bei Anleitungen am Menschen lässt sich dies durch das Einverständnis der pflegebedürftigen Menschen, deren Angehörigen und Zimmernachbarn meist weitgehend erreichen. Im Pflegeunterricht ist Ruhe das oberste Gebot. Bei Gruppenarbeiten, Diskussionen, Störungen, ist die sog. *TZI-Methode (Themenzentrierte Interaktion)* nach *Ruth Cohn* hilfreich. www.ruth-cohn-institute.org (letzter Zugriff 8.3.2015)

Strukturieren

Wiederkehrende Strukturen (Anordnungen) erleichtern das Lernen durch den **Wiedererkennungseffekt.**
- Handlungen lassen sich z. B. nach dem Pflegeprozess strukturieren in Problem, Ziel, Maßnahmenplanung und Durchführung: Vorbereitung (Selbst, Material, Pflegebedürftiger Mensch, Selbst), Durchführung, Nachsorge (Selbst, Material, Pflegebedürftiger Mensch, Selbst, Dokumentation), Evaluation.
- Erkrankungen lassen sich z. B. strukturieren: Definition, Ursachen/Entstehung, Diagnostik, Symptome, Komplikationen, Behandlung, Pflege, Prävention und Rehabilitation.
- Pflegediagnosen lassen sich nach PESR-System (= Problem-Entstehungsursache/Etiology-Symptom-Ressource) strukturieren, Ziele und Maßnahmen werden sinnvoll zugeordnet.

Auch können Strukturierungstechniken, wie bei den neuen Unterrichtsformen, eingesetzt werden, wie z. B. Mind-map, Strukturlegen. Neue Begriffe lassen sich in Form eines Vokabelheftes alphabetisch ordnen. Karteikarten können z. B. nach Lernbereichen, „Lernfeldern" und Pflegediagnosen geordnet werden: Begriffe vorne, Beschreibung hinten.

Mehrkanalig lernen

Beim Lernen über mehrere **Wahrnehmungskanäle,** z. B. durch Hören, Sehen, Riechen, Tasten und Handeln, wird am meisten behalten.

!

Je mehr Sinne beim Lernen beteiligt sind, desto höher ist das Ergebnis des Behaltens.

Üben

Handlungen werden durch ständiges Wiederholen und Üben zur Routine, d. h. die Handlung selbst erfolgt in der Routine weitgehend automatisch. Die Aufmerksamkeit kann sich während des Handelns wieder auf den pflegebedürftigen Menschen (Beobachtungen, Gespräch) richten. So können Befindlichkeiten und Wünsche des pflegebedürftigen Menschen sowie seine Krankheitssymptome einbezogen werden.

Fallbeispiel

Bei ihrer ersten s. c.-Injektion zitterte der Altenpflegeschülerin Claudia Peters vor dem Einstich die Hand mit der Spritze. Sie konzentrierte sich ganz auf den Handlungsablauf. Nachdem sie zwei Wochen lang jeden Tag bei Frau Mayer die s. c.-Injektion durchgeführt hatte, bemerkte sie auch nonverbale Reaktionen und sonstige Veränderungen von Frau Mayer. Sie kann nun während der Tätigkeit, bei der Vorbereitung oder Nachsorge darauf eingehen oder sie wechselt ganz einfach ein paar wohltuende Worte mit Frau Mayer.

Schlüsse ziehen, Vernetzen, Entscheiden

Die Fähigkeiten Schlüsse zu ziehen, Wissen zu vernetzen, Entscheidungen zu treffen werden auf dem Weg von der Anfängerin zur Expertin (➤ Abb. 5.2) allmählich erworben. Sie werden vom 1. Ausbildungsjahr bis zum Abschluss der Ausbildung und danach in der Berufspraxis schrittweise aufgebaut.

9.2 Lernen mit dem Internet

Fallbeispiel

Altenpflegeschülerin Heike Helle wird von ihren Klassenkameradinnen bewundert. Werden Handlungen und Inhalte im Unterricht durchgenommen, stellt sie vertiefende Verständnisfragen und weist auf Forschungsergebnisse und Zusammenhänge hin. Die Noten ihrer Klassenarbeiten und Beurteilungen in der Praxis sind in der Regel hervorragend. Die Lehrerin befragt sie, woher sie denn dieses Wissen und die Erkenntnisse habe. Sie sagt, dass sie sich aufgrund des Unterrichtsplanes der Lehrerin mittels Lehrbüchern und Internet informiert und auf den Unterricht und auf das Handeln in der Praxis vorbereitet.

Internetrecherche

Im Internet können über die üblichen Suchmaschinen (z. B. www.google.de, www.duckduckgo.com) Informationen und Bildmaterial zu vielen Fragestellungen gefunden werden. Sie geben den Suchbegriff ein und werden vermutlich viele Einträge finden. Um die Anzahl der angebotenen „Seiten" zu minimieren, sollte der Suchbegriff möglichst konkret sein. Eine allgemeine Suche nach wissenschaftlicher Literatur kann über Google Scholar (https://scholar.google.de) durchgeführt werden. Ein Suchportal für medizinische Fachliteratur ist Medpilot (www.medpilot.de).

Häufig gebrauchte Seiten speichern Sie unter „Favoriten" ab. Damit können Sie die Seiten bei Bedarf schneller wieder finden und aufrufen. Sie gelangen so z. B. an die neuesten Studienergebnisse von Universitäten. Sie können sich über den aktuellen Stand der Pflegewissenschaft informieren, z. B. auch über Expertenstandards, Stellungnahmen und Richtlinien des Medizinischen Dienstes.

Eine kleine Auswahl lohnender Pflegelinks (letzter Zugriff 9.3.2015):

- Weltgesundheitsorganisation (WHO) www.who.int
- International Council of Nurses www.icn.ch
- Deutscher Berufsverband für Pflegeberufe www.dbfk.de
- Deutsches Netzwerk für Qualitätsentwicklung in der Pflege (DNQP) www.dnqp.de (hier können Sie sich z. B. die Expertenstandards informieren)
- Deutsche Gesellschaft für Pflegewissenschaft e. V. www.dv-pflegewissenschaft.de
- Fachverlag, Schwerpunkt Altenhilfe www.vincentz.net

- Heilberufe Das Pflegemagazin www.pflege-online.de
- Datenbank und Bereitstellung von Volltext-Artikeln (kostenpflichtig) www.lisk.de
- Deutsche Alzheimer Gesellschaft (DAlzG) www.deutsche-alzheimer.de
- Fachverlag, Pflege und Altenpflege www.elsevier.de
- Medizinischer Dienst des Spitzenverbandes Bund der Krankenkassen (MDS) www.mds-ev.de (hier finden Sie Begutachtungsrichtlinien, Stellungnahmen zu Dekubitusprophylaxe, Ernährung etc.)
- Robert Koch-Institut www.rki.de (hier finden Sie Informationen zu Hygiene)

Informationen lesen, speichern und verwalten

Informationen können markiert und über „Datei" – drucken – nur „Markierung" direkt ausgedruckt oder durch Öffnen des Programms „Word" in ein Word-Dokument kopiert, unter einem Namen (z. B. Expertenstandard Dekubitusprophylaxe) gespeichert, gelesen, bearbeitet oder ausgedruckt werden. Zusätzlich sollte immer das Zugriffsdatum und die genaue Quelle (Pfad) dokumentiert werden. Beim Speichern von Dateien zu einem Thema, empfiehlt es sich, sie in einem einen „Ordner" zu sammeln.

Die „Ordner" ordnen Sie am besten, in dem Sie die Taste mit dem „Windows"-Symbol und dem €-Symbol gleichzeitig drücken. Dann doppelklicken Sie bei „eigene Dateien" und Sie sehen Ihre Ordnerstruktur, die Sie hier durch „Drag-and-drop" = den „Mauszeiger" draufhalten, linke Maustaste drücken, dorthin ziehen, wohin Sie es wollen, dann linke Maustaste wieder loslassen, beliebig verändern können.

9.3 Arbeitsmethodik

Fallbeispiel

Altenpflegeschülerin Simone Weber hört im Unterricht immer sehr aufmerksam zu. Sie beteiligt sich aber nicht an den Gesprächen im Unterricht. Bei den neuen Unterrichtsmethoden arbeitet sie mit, jedoch wählt sie am liebsten Aufgaben, die mit wenigen Gruppenmitgliedern besetzt sind oder die sie alleine machen kann. Ihre mittelmäßigen Leistungen entsprechen nicht ihrem hohen Anspruch an sich selbst. Beim Praxisbesuch der Lehrerin wird dieses Problem bei einem gemeinsamen Gespräch mit der Praxisanleiterin thematisiert.

!

Nicht jeder ist der gleiche **Lerntyp.** Es gilt herauszufinden, mit welchen Methoden am meisten behalten wird.

Voraussetzung hierzu ist, dass die Schülerin bewusst mit unterschiedlichen Methoden gearbeitet hat (➤ 9.5). Um die Arbeitsmethoden der Schule zu ergänzen oder einzuüben, ist es von Vorteil, wenn die Praxisanleiterin mit der Fachlehrkraft abspricht, welche Lernmethoden in der Praxis ergänzt oder eingeübt werden sollen. Andererseits bieten sich bestimmte Lernmethoden aufgrund des Inhaltes sowie der Voraussetzungen der Praxisanleiterin an. Diese Lernmethoden können in Einzelanleitungen oder Gruppenanleitungen (➤ 6.3) vermittelt oder eingeübt werden.

Arbeitsmethoden, die im Rahmen des selbstorganisierten Lernens im Unterricht verwendet werden und die bei der Vorbereitung zur Anleitung eingesetzt oder eingeübt werden können, sind in ➤ Kap. 5 dargestellt.

9.4 Zeitmanagement

Fallbeispiel

Altenpflegeschüler Uli Lustig ist gern mit Freunden zusammen. Er spielt Fußball, geht gern und lange aus. Er ist ein prima Kumpel, hilft jedem gerne und ist bei seinen Freunden sehr beliebt. Auch bei der Arbeit ist er wegen seiner Hilfsbereitschaft sehr geschätzt. Er springt ohne Murren ein, wenn Kollegen krank sind und arbeitet häufig weit über den Feierabend hinaus. Nur in der Schule fehlt er häufig. Im Unterricht ist er unkonzentriert und müde. Seine schulischen Leistungen bewegen sich am unteren Limit.

Tab. 9.1 Beispiel Zeitplanung (hier für Uli Lustig)

Zeitplanung			
	Privat	Lernen/Schule	Arbeit
Montag	Freunde: 19–21 Uhr Haushalt: 17–18 Uhr	15–17 Uhr	6–14 Uhr
Dienstag	Freunde: 20–22 Uhr	8–16 Uhr 17–19 Uhr	
Mittwoch	Freunde: 20–22 Uhr	8–16 Uhr 17–19 Uhr	
Donnerstag	Freunde: 19–21 Uhr Haushalt: 17–18 Uhr	15–17 Uhr	6–14 Uhr
Freitag	Sport: 8–10 Uhr? Fernsehen: 21–23 Uhr	10:30–12:30 Uhr	13–20 Uhr
Samstag	Freunde: 19–21 Uhr Haushalt: 17–18 Uhr	15–17 Uhr	6–14 Uhr
Sonntag	Flexibel		frei

Wie könnte Uli Lustig seine Zeit managen? Er könne eine Zeitplanung (➤ Tab. 9.1) für eine Woche erstellen, in denen feste Zeiten (Zeitbudgets) für schlafen und lernen eingeplant sind, sodass bei 8 Stunden schlafen und 2 Stunden lernen noch 14 Stunden für Arbeit und Privates einschließlich entspannen und essen verbleiben. Das kann natürlich auch auf Kosten des Fernsehens gehen. Uli Lustig muss sich entscheiden, was ihm wichtiger ist, d. h. er muss Prioritäten setzen.

Sicher wird niemand kontrollieren, ob Ulli Lustig seinen Plan tatsächlich erstellt. So ein Beispiel kann aber für Ulli ein Muster zum Einteilen seiner Zeit sein, da ein Tag eben nur 24 Stunden hat. Auch andere Lösungen sind möglich. Wichtig ist, dass er seine Zeit bewusst einteilt und Prioritäten setzt, damit nicht die Zeit den Menschen, sondern der Mensch die Zeit beherrscht.

9.5 Lernen in der Praxis

„Was man lernen muss, um es zu tun, das lernt man, indem man es tut." (Aristoteles)

Lernen in der Praxis ist: Lernen, etwas zu tun. Der Begriff Praxis kommt aus dem Griechischen und bedeutet „Tat" oder „Verrichtung". Practica kommt aus dem italienischen und bedeutet „Üben". Üben heißt Wiederholen, denn „Wiederholen ist die Mutter des Lernens" besagt eine Redensart.

Theorie ist die Gesamtheit eines gedanklich konstruierten Bildes, im Gegensatz zur Praxis, dem Tun oder Handeln. Handeln in der Pflege ist meist sehr komplex, weil die Befindlichkeiten und Wünsche des pflegebedürftigen Menschen sowie seine Krankheitssymptome einbezogen werden müssen. Wissenschaftliche Erkenntnisse müssen berücksichtigt, mögliche Risiken und Folgen eingeschätzt werden. Lernen in der Praxis bedeutet gezieltes Fragen oder Hinterfragen des „Tuns". Professionelles Handeln ist theoriegeleitetes Handeln auf der Basis von wissenschaftlichen Erkenntnissen und von beruflichen Kompetenzen. Dies beinhaltet auch, einzelne Handlungsabläufe zu erlernen und zu beherrschen. Professionelles Handeln ist theoriegeleitetes, kompetentes Handeln. Es wird erlernt anhand von „vollständigen Handlungen" (➤ Kap. 3).

!

Ziel des Lernens ist Handlungskompetenz. Sie wird erlernt mittels vollständigen Handlungen in realen oder konstruierten Pflege/Lernsituationen (➤ Kap. 3).

Nachfolgend werden einige Methoden vorgestellt, die sich zum **Erwerb von Wissen und dessen Präsentation** eignen. Sicherlich passt nicht jede Methode zu jeder Schülerin oder Praxisanleiterin und es gibt noch viele andere, einrichtungsspezifische Methoden, die angewandt werden können.

9.5.1 Die Glückstopfmethode

Die **Glückstopfmethode** bietet die Möglichkeit, mehrere Schülerinnen gemeinsam anzuleiten (➤ Tab. 9.2).

Tab. 9.2 Glückstopf-Methode (Beispiel)

Glückstopf – Lernmethode zum Arbeiten in Gruppen	
Ziel	Auffrischen/Festigen schon gelernter Inhalte, Assoziationen
Teilnehmer	Altenpflegeschülerinnen, Praxisanleiterin als stille Beobachterin
Material	Moderationskärtchen in verschiedenen Farben, Größen und Formen
Vorbereitung	Die Praxisanleiterin sucht Stichworte zu Themen aus, bei denen sie sich sicher ist, dass die Schülerinnen sich damit schon befasst haben und über Wissen verfügen. Es können auch Reizworte sein, die ethische Diskussionen auslösen, z. B. „Sterbehilfe" oder Adjektive und Verben, zu denen Assoziationen gefragt sind, z. B. nervig, alt, müde, spielen, tanzen …
Vorgehen	Die Karten werden mit der beschrifteten Seite nach unten auf dem Tisch ausgebreitet. Jede Schülerin zieht reihum eine der Karten und erzählt, was sie zu dem Thema zu berichten hat. Hat sie ihre Ausführungen beendet, können die anderen Gruppenmitglieder ihre Gedanken zu diesem Thema aussprechen oder noch fehlende Inhalte vervollständigen. Die Praxisanleiterin bleibt dabei stiller Zuhörer und greift nur ein, wenn Fragen unbeantwortet bleiben. Ist die Runde beendet, kann jede Schülerin für sich selbst festhalten, welche Inhalte sie gut beherrscht hat oder wo es noch Wissenslücken gibt.
Dauer	• 2 Minuten Zeit für die Vorstellung und den Inhalt der Methode • Pro Begriff ca. 1 Minute für die erste Beantwortung der Frage; handelt es sich um Reizworte, die eine ethische Diskussion nach sich ziehen könnten, muss mehr Zeit veranschlagt werden

9.5.2 Portfolios

Ein **Portfolio** ist eine Zusammenstellung sorgfältig ausgewählter Arbeitsergebnisse, die ein Bild davon vermitteln, was die Schülerin kann und weiß. [14] Außerdem kann mit Portfolios der Lernfortschritt dokumentiert werden, da diese Methode dazu gedacht ist, die besten Arbeitsergebnisse über längere Zeiträume zu sammeln. Die Bewertung der Arbeitsergebnisse erfolgt gemeinsam, d. h. sowohl die Schülerin als auch die Praxisanleiterin bewertet die Arbeiten. Bei der Reflexion können dann neue Ziele gesetzt oder gesetzte Ziele überprüft werden. Es ist wichtig, dass die Schülerin frühzeitig lernt, sich selbst zu beurteilen. Dafür legt sie selbst, mit Hilfe der Praxisanleiterin, die Kriterien für die Beurteilung fest.

Die Themenauswahl für die Portfolios muss in direktem Zusammenhang mit den Lernzielen stehen, damit eine authentische Leistungsbewertung stattfinden kann.

Portfolios können helfen, die Eigenverantwortlichkeit der Schülerin zu schulen und zu stärken. Sie übernimmt die Verantwortung für ihre Arbeit und wird vermehrte Anstrengungen unternehmen, die ihr aufgetragene Aufgabe ordentlich und vollständig zu präsentieren. Dabei können besondere Fähigkeiten aber auch Schwächen hervortreten.

Diese Methode ist mit einem höheren Zeitaufwand verbunden und sowohl die Schülerin als auch die Praxisanleiterin müssen stetig und diszipliniert an der Erstellung und der Auswahl der Portfolios arbeiten. Aber es ist eine hervorragende Methode, um einen Lernfortschritt festzustellen und zu dokumentieren.

Woraus besteht ein Portfolio?

Diese Frage wird mithilfe des Beispiels „Ganzkörperwäsche" beantwortet:

1. Arbeits-Portfolio

Das Arbeits-Portfolio enthält verschieden Ausgangsbeispiele. Sie werden am Anfang des Praxiseinsatzes erstellt.

Die Schülerin führt mehrere Ganzkörperwaschungen durch, dokumentiert deren Verlauf und reflektiert ihre Arbeit. Nun sucht sie aus den Dokumenten dasjenige heraus, bei dem ihr die Arbeit am meisten geglückt und die Dokumentation vollständig, aussagekräftig und umfangreich ist. Sie begründet, warum sie dieses Dokument ausgewählt hat und es für das Beste hält. Ebenso beurteilt die Praxisanleiterin die Arbeit.

Als Grundlage für die Dokumentation können die Praxistagebücher (➤ Tab. 1.1 und ➤ Tab. 8.7) genutzt werden. Nun werden neue Lernziele festgelegt und zusammen mit den Arbeitsergebnissen aufbewahrt.

2. Abschluss-Portfolio

Im nächsten oder einem der nächsten Praxiseinsätze werden wieder Ganzkörperwaschungen durchgeführt, dokumentiert und reflektiert. Die Reflexion erfolgt auch auf der Grundlage der Portfolios des vorherigen Praxiseinsatzes. Wieder wird die beste Arbeit ausgewählt. Diese Arbeit und die Arbeit aus dem Arbeits-Portfolio werden verglichen. So kann festgestellt werden, inwieweit Fortschritte bei der Durchführung der Körperpflege erzielt wurden und was noch verbesserungswürdig ist. Sind Verbesserungen notwendig, werden für den nächsten Praxiseinsatz erneut Lernziele festgelegt.

Das Portfolio soll ein Inhaltsverzeichnis enthalten. Hier ergänzt die Schülerin die hinzugefügten Arbeitsergebnisse immer wieder. Das Portfolio kann in Form eines Hefters, Ordners etc. angelegt werden. Dabei sind der Fantasie keine Grenzen gesetzt.

Solche Portfolios können für alle Bereiche erstellt werden, für welche Lernziele festgelegt und Fortschritte festgestellt werden sollen. Aber auch schriftliche Aufgaben, z. B. Ausführungen zu einem Krankheitsbild oder einer Pflegetechnik, können so bearbeitet werden und fließen in die Gesamtbewertung mit ein. Auch Berichte und Beurteilungen der Praxisanleiterin können im Portfolio enthalten sein.

Checkliste für die Auswahl eines Arbeitsergebnisses für ein Portfolio:

1. Zusammenstellen aller Arbeitsergebnisse zum Thema *Ganzkörperwäsche.*
2. Beantworten der Frage: Warum habe ich diese Arbeitsergebnisse gewählt?
3. Auswahl der **besten** Arbeitsergebnisse mithilfe eines Kriterienrasters.
4. Vergleich der alten mit der neuen Arbeit unter Zuhilfenahme des Kriterienrasters; Suche nach Fortschritten und Verbesserungen.
5. Was ist an dem ausgewählten Arbeitsergebnis besonders gelungen? Welche Stärken sind zu erkennen? Notieren der Stärken auf dem oberen Teil: Warum habe ich diese Arbeitsergebnisse gewählt?
6. Festlegung neuer Ziele: Wo sind Verbesserungen notwendig?
7. Das ausgewählte Arbeitsergebnis wird zusammen mit den Überlegungen und Zielen in das Portfolio gelegt.

Erstellen eines Kriterienrasters am Beispiel „Ganzkörperwäsche"

1. Habe ich die Materialien vollständig vorbereitet?
2. Habe ich den Pflegebedürftigen vor der Pflege informiert?
3. Habe ich individuelle Bedürfnisse des Pflegebedürftigen beachtet (Zimmertemperatur, Pflegemittel, Reihenfolge beim Waschen ...)?
4. Habe ich die Vorschriften der Hygiene beachtet?
5. Habe ich aktivierende Pflege durchgeführt?
6. Habe ich an Prophylaxen gedacht?
7. Habe ich auf Äußerungen des Pflegebedürftigen reagiert?
8. Habe ich zum Schluss aufgeräumt und das Zimmer ordentlich hinterlassen?
9. Habe ich den Pflegebedürftigen mit dem guten Gefühl verlassen, dass er ausreichend und seinen Bedürfnissen entsprechend gepflegt ist? [14]

9.5.3 Lernkontrakte

Unter einem **Lernkontrakt** versteht man eine Vereinbarung darüber, welches Wissen erworben und was gelernt werden soll. Ein Lernkontrakt kann zwischen der Schülerin und der Praxisanleiterin geschlossen werden. [15]

Der Lernkontrakt (➤ Abb. 9.1) enthält i. d. R. Aussagen zu der Arbeit der Schülerin selbst, zum Lehr- und Beratungsangebot, in welcher Art und Weise gearbeitet werden soll, welche Lernmittel genutzt werden sollen und was die Schülerin zum Gelingen des Vorhabens beitragen möchte. Es beinhaltet also Absprachen, das vorläufige Ergebnis betreffend. Der Praxisanleiterin kommt bei der Erstellung des Kontrakts eine führende Rolle zu, aber die Meinungen und Ansichten der Schülerin und ihre eigene Einschätzung, die Realisierung des Projektes betreffend, sollten unbedingt beachtet werden, weil ansonsten die Gefahr besteht, dass der Kontrakt nicht motiviert übernommen wird.

Lernvereinbarung

zwischen

Schülerin: Tanja Stein, 2. Ausbildungsjahr

und

Praxisanleiterin: Hilde Groß

Projektname:
Besonderheiten bei Bewohnern mit Apoplex

Dauer des Projektes:
3.1.2015 bis 4.2.2015

Zeitaufwand pro Woche: 2 Stunden

Empfohlene Literatur:
Lernstation:
Apoplexie: Lernzirkel in der Pflegeausbildung;
Bobath-Konzept in der Pflege

Ziel:
Erstellung einer Checkliste mit Besonderheiten, die täglich bei den Bewohnern mit Apoplex beachtet werden müssen.

Zwischengesprächstermin: 17.1.2015

Form der Präsentation des Projektes:
Powerpoint, Handouts für die Zuhörer

Termin und Ort der Präsentation:
6.2.2015, 15:00 im Aufenthaltsraum

Evaluation durch die Praxisanleiterin:
Im Anschluss an die Präsentation

Abb. 9.1 Beispiel für eine Lernvereinbarung [M999, L231]

Lernkontrakte können genutzt werden, um einer Schülerin die Gelegenheit zu geben, sich mit einem Thema intensiv auseinanderzusetzen oder Defizite aufzuarbeiten, wobei die größte Initiative von der Schülerin selbst ergriffen werden muss, sie aber trotzdem Unterstützung aus der Praxis bekommt.

Ein Lernkontrakt kann auch bei einem Stationsprojekt mit mehreren Schülerinnen eingesetzt werden.

Viele Einrichtungen nutzen mittlerweile Lernkontrakte, um Wissen zu sichern und zu erkunden, was die Schülerin schon gut beherrscht und in welchen Bereichen sie sich noch verbessern muss. Der Kontrakt eignet sich besonders gut, wenn es um die für den Praxiseinsatz festgelegten Lernziele geht und wenn mehrere Schülerinnen an einem Projekt arbeiten. Es kann helfen, die Gemeinschaft der Schülerinnen zu stärken, und das Bewusstsein dafür schärfen, wie wichtig Teamarbeit ist. [15]

9.5.4 Fragetechniken

Um Wissen abzufragen, stehen mehrere Möglichkeiten der Fragetechniken zur Verfügung (➤ Tab. 9.3). Je nachdem was die Praxisanleiterin mit der Frage bezweckt, was sie erfahren möchte oder erwartet, gestaltet sich die Fragetechnik. [14] Dabei kann sie verschiedene Fragetechniken anwenden:

Tab. 9.3 Fragetechniken

Art der Frage	Inhalt/Merkmal
Reproduktive Fragen Beispiel: „Wie schwer ist der Pflegebedürftige?"	• „Punktgenaue" Frage • Wissen abrufen, definieren, Informationen ermitteln • Vorgegebene Antwort
Schlussfolgernde Frage Beispiel: „Woran erkennt man, dass der Pflegebedürftige einen Apoplex erlitten hat?"	Erfordert Nachdenken und Suchen nach Informationen
Kritische/Bewertende Frage Beispiel: „Wie erklärst Du dem Pflegebedürftigen, dass er Gewicht reduzieren muss?"	• Erfordert eine persönliche Stellungnahme zu einem bestimmten Sachverhalt • Stellt eventuell bisherige Ansichten infrage und fordert Reflexion

KAPITEL

10 Anleiten und Gespräche führen

Die praktische Ausbildung beinhaltet auch Anleiten, Beraten und Gespräche führen. Die Inhalte entsprechen dem Lernfeld 1.4, dazu gehören:

1. Kommunikation und Gesprächsführung
2. Beratung und Anleitung alter Menschen
3. Beratung und Anleitung von Angehörigen und Bezugspersonen
4. Anleitung von Pflegenden, die nicht Pflege**fach**kräfte sind

Der Lernstoff dieses Lernfeldes stellt für die Schülerinnen und Praxisanleiterinnen eine große Herausforderung dar, da es für den Bereich Kommunikation zwar Richtlinien gibt, aber kein „Rezept" für einen erfolgreichen Gesprächsverlauf.

Die Lernfeldinhalte werden in diesem Kapitel anhand von Beispielen verdeutlicht.

10.1 Was bedeutet Kommunikation?

Seit Urzeiten versuchten die Lebewesen sich auszudrücken, ihre Gefühle zu äußern. Dem Menschen gelang es als einzigem Lebewesen, eine Sprache und Schrift zu entwickeln. Er ist dazu in der Lage, seine Gefühle wie Schmerz, Freude und Lust in Worte zu fassen bzw. seine Gefühle auch durch Gestik und Mimik zum Ausdruck zu bringen und diese dadurch zu verstärken.

10.1.1 Kernsätze zur Kommunikation

Der Psychotherapeut *Paul Watzlawick* entwickelte **vier Kernsätze zur Kommunikation,** die für jede Art von Gespräch gelten.

„Man kann nicht Nicht-Kommunizieren"

Fallbeispiel

Die Praxisanleiterin Susanne Maier zeigt ihrer Schülerin Andrea Klug, wie eine Blutdruckmanschette korrekt angelegt wird. Andrea kennt das Vorgehen bereits, da sie es mehrmals durchgeführt hat. Sie traut sich aber nicht, Susanne etwas zu sagen. Andrea steht hinter Susanne und verschränkt die Arme. Die Bewohnerin Frau Müller beobachtet Andrea genau. Ihr fällt auf, dass Andrea zum Fenster hinaus schaut, sich die Haarspange richtet und gähnt. Frau Müller bekommt den Eindruck, dass sich Andrea nicht für die Erklärungen von Susanne bzw. für das Thema „Blutdruckkontrolle" interessiert.

Das Beispiel zeigt, ohne dass Andrea auch nur ein Wort gesagt hat, fand eine Nachrichtenübermittlung statt, die die Einstellung Andreas zum Ausdruck brachte.

So eine Situation nennt Watzlawik „Face to face-Situation". Die Kommunikation erfolgte also von „Angesicht zu Angesicht" und ohne Worte.

„Jede Kommunikation hat einen Inhalts- und einen Beziehungsaspekt"

Das bedeutet, die Aussage einer gesendeten Botschaft signalisiert dem Empfänger, worum es im Gespräch geht (Sachverhalt). Gleichzeitig wird übermittelt, wie der Empfänger den Inhalt der gesendeten Nachricht aufzufassen hat (Beziehungsapekt).

Fallbeispiel

Herrn Semmler wurde vor vielen Jahren das rechte Bein amputiert. Seither sitzt er im Rollstuhl. Als der Pflegeschüler Johannes Jahn zu ihm ins Zimmer kommt, erzählt ihm der Bewohner, dass er heute sehr müde sei.

Johannes fragt ihn: „Konnten Sie heute Nacht nicht schlafen, weil sie Schmerzen hatten?"

Herr Semmler antwortet: „Ich habe heute Nacht kein Auge zugemacht. War zu beschäftigt. Ich war nämlich auf einer Party und habe sehr viel getanzt. Bin erst um vier Uhr nach Hause gekommen!" Dabei lächelt der Bewohner und zwinkert Johannes zu.

Johannes lacht und entgegnet: „Sie sind ohne mich auf eine Party gegangen? Nächstes Mal nehmen Sie mich aber mit."

Herr Semmler seufzt und sagt: „Ach, die Zeiten, in denen ich auf Veranstaltungen gegangen bin, sind lange vorbei. Ich war so ein guter Tänzer."

Der Sachverhalt der Botschaft ist klar, als Herr Semmler sagt, dass er, in der Nacht, schlecht geschlafen hat. Wie aber soll Johannes die Information mit der Party und dem „guten Tänzer" verstehen? Bei der Deutung dieser Aussage hilft ihm die Mimik und die Sprache von Herrn Semmler. Als der Bewohner ihm zulächelt und zuzwinkert, ist Johannes klar, dass diese Aussage ironisch gemeint war. Als der Bewohner seufzt, merkt der Pflegeschüler, dass Herr Semmler die „alten Zeiten" vermisst, in denen er auf Tanzveranstaltungen gehen konnte (Beziehungsaspekt).

!

Nur ein sehr geringer Teil eines Gespräches findet auf der Sachebene statt. Der größte Teil findet auf der Beziehungsebene statt (➤ Abb. 10.1).

„Jede Kommunikation enthält eine Interpunktion (Verlaufsstruktur)"

Unser Verhalten unserem Gesprächspartner gegenüber bildet sich immer als Reaktion auf etwas, das zuvor stattgefunden hat. Allerdings beurteilen wir das Geschehene meist aus unserer eigenen Sicht, der Interpretation der Aussage.

Fallbeispiel

Die Schülerinnen Johanna und Claudia unterhalten sich im Stationszimmer über die vorherige Anleitung.

Johanna: „ Ich finde, dass das Katheter legen gar nicht so einfach ist."

Claudia: „Also für mich ist das kein Problem. Das ist doch ganz leicht."

Johanna: „Für dich mag es ja einfach sein. Du hast zu Hause ja einen Opa mit einem Katheter. Bei dem kannst du regelmäßig den Katheter wechseln. Ich habe niemanden zum häufigem Üben."

Claudia: „So schlimm ist das nun auch nicht, dann übst du halt mehr hier. Bis zum nächsten Praxisbesuch kannst du es dann auch."

Johanna: „Willst du damit sagen, dass ich eine schlechte Schülerin bin, nur weil ich keinen Opa zu Hause habe?"

Man erkennt hier deutlich, dass Johanna die Aussagen von Claudia interpretiert und das Gespräch einen ernsteren Verlauf erhält.

„Die menschliche Kommunikation kann in digitaler (verbaler) oder analoger (nonverbaler) Weise erfolgen"

Fallbeispiel

Der Bewohner Herr Tauber hört nicht mehr sehr gut. Er geht auf den Pflegeschüler Ingo Peters zu und fragt ihn nach der Uhrzeit.

Ingo antwortet: „Es ist drei Uhr am Nachmittag."

Aber Herr Tauber versteht Ingo nicht. Er schüttelt den Kopf und zieht seine Stirn kraus. Ingo versteht, dass Herr Tauber die Antwort nicht verstanden hat. Deshalb zeigt Ingo dem Bewohner nun drei Finger und Herr Tauber versteht.

Er antwortet: „Ach, es ist erst drei Uhr. Ich dachte es sei schon später."

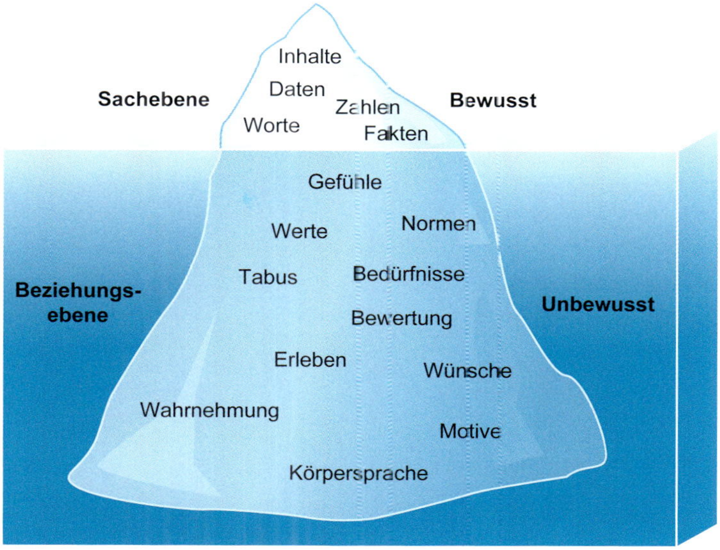

Abb. 10.1 Die Beziehung ist das tragende Fundament für die Kommunikation. [L231]

10.1.2 Gewaltfreie Kommunikation (GFK) nach Rosenberg

Es gibt **Kommunikationsmuster,** die ein offenes, ehrliches, einfühlsames Miteinander blockieren können. [16, 17, 18]
Dies sind:

- **Moralische Urteile** (Schuldzuweisungen, Vorwürfe, Kritik …): „Das glaube ich Dir nicht.", „Du hast das wieder falsch gemacht."
- **Vergleiche anstellen:** „Der andere Schüler arbeitet aber schneller."
- **Verantwortung leugnen:** „Das habe ich nur gemacht, weil es so angeordnet war."
- **Forderungen:** „Du machst das so wie ich es dir sage, sonst …"

Fallbeispiel

Praxisanleiterin: „Lisa, Du hast bei Frau Meyer ja schon wieder nicht den Verbandswechsel durchgeführt. Auf dich kann man sich nicht verlassen! Stefan ist da viel zuverlässiger. Ich muss hier immer alles selbst erledigen! Wechsel jetzt sofort den Verband, sonst muss ich mit der PDL sprechen!"

Gewaltfreie Kommunikation (GFK) soll den Kommunikationsfluss erleichtern, der zur friedlichen Lösung von Konflikten und im Austausch von Informationen wichtig ist. Der Fokus dabei liegt auf Werten und Bedürfnissen, die alle Menschen gemeinsam haben. Die Kommunikationspartner werden angeregt, im Sprachgebrauch Wohlwollen zu verstärken, ablehnende oder abwertende Sprache soll vermieden werden (➤ Tab 10.1).

GFK geht davon aus, dass der Grund zu handeln darin liegt, das Leben zu bereichern und nichts zu tun, was auf Angst, Scham oder Schuld basiert. Vorrangiges Ziel ist es, Verantwortung für das zu übernehmen was man tut und entscheidet, um die Beziehungsqualität zu verbessern.
Die **vier Komponenten** der GFK:

1. Beobachtungen
2. Gefühle
3. Bedürfnisse
4. Bitten

Anwendung des GFK-Prozesses

Bei der **Anwendung des Prozesses** sind zwei Seiten zu beachten:

1. Wie bin ICH?
2. Wie bist DU?

Tab. 10.1 Gewaltfreie Kommunikation

Schritte im Prozess der gewaltfreien Kommunikation	
Sachlich, ehrlich ausdrücken, wie ich bin, ohne zu beschuldigen oder zu kritisieren	Mit Empathie aufnehmen, wie Du bist, ohne Beschuldigungen oder Kritik zu hören
Beobachtungen	
Was ich beobachte, was in einer Situation tatsächlich geschieht (sehe, höre, woran ich mich erinnere, frei von Bewertungen), das zu meinem Wohlbefinden beiträgt oder nicht. *„Wenn ich sehe/höre …"*	Was du beobachtest (siehst, hörst, woran du dich erinnerst, frei von Bewertungen), das zu deinem Wohlbefinden beiträgt oder nicht. *„Wenn du siehst/hörst …"* (fällt bei Anbieten von Empathie weg)
Gefühle	
Wie ich mich fühle (Empfindungen, Emotionen statt Gedanken), bezogen auf das, was ich beobachte. *„Ich fühle …"*	Wie du dich fühlst (Empfindungen, Emotionen statt Gedanken), bezogen auf das, was du beobachtest. *„Du fühlst …"*
Bedürfnisse	
Was ich brauche oder schätze, was meine Gefühle verursacht. *„Weil ich brauche …/weil mir wichtig ist …"*	Was du brauchst oder schätzt, was deine Gefühle verursacht. *„Weil du brauchst …/weil dir wichtig ist …"*
Um etwas bitten, ohne zu fordern, um mein Leben zu bereichern	Empathisch aufnehmen, was dein Leben bereichern würde, ohne eine Forderung zu hören
Bitten	
Konkrete Handlungen, von denen ich mir wünsche, dass sie in die Tat umgesetzt werden. *„Wärst du bereit…?"* *„Würdest du bitte…?"*	Konkrete Handlungen, von denen du dir wünscht, dass sie in die Tat umgesetzt werden. *„Würdest du gern…?"* (fällt beim Anbieten von Empathie weg)

Fallbeispiel

Praxisanleiterin: „Lisa, ich sehe, dass du bei Frau Meyer nicht, wie vereinbart, den Verbandswechsel durchgeführt hast und es ärgert mich, da es für mich wichtig ist, dass im Frühdienst diese Aufgabe erledigt wird."

„Würdest Du den Verband bitte jetzt wechseln? Bist Du einverstanden?"

Übung zum Fallbeispiel:

1. Schritt: *Beobachtung* (Was sehen Sie, hören Sie, was können Sie beobachten, ohne es zu bewerten?)

Ich sehe, dass der Verbandswechsel nicht erfolgt ist.

2. Schritt: *Gefühl* (Welches Gefühl löst diese Beobachtung in Ihnen aus?)

Ich ärgere mich darüber.

3. Schritt: *Bedürfnis* (Welches Bedürfnis ist angesprochen?)

Mir ist es wichtig, dass der Verbandswechsel im Frühdienst erledigt wird, und dass Vereinbarungen eingehalten werden.

4. Schritt: *Bitten* (Was kann die andere Person tun, worum möchten Sie bitten?)

Ich bitte dich, den Verband jetzt zu wechseln.

Individuelles Übungsblatt:

1. Schritt: *Beobachtung* (Was sehen Sie, hören Sie, was können Sie beobachten, ohne es zu bewerten?)

2. Schritt: *Gefühl* (Welches Gefühl löst diese Beobachtung in Ihnen aus?)

3. Schritt: *Bedürfnis* (Welches Bedürfnis ist angesprochen?)

4. Schritt: *Bitten* (Was kann die andere Person tun, worum möchten Sie bitten?)

Beobachtungen und Bewertungen

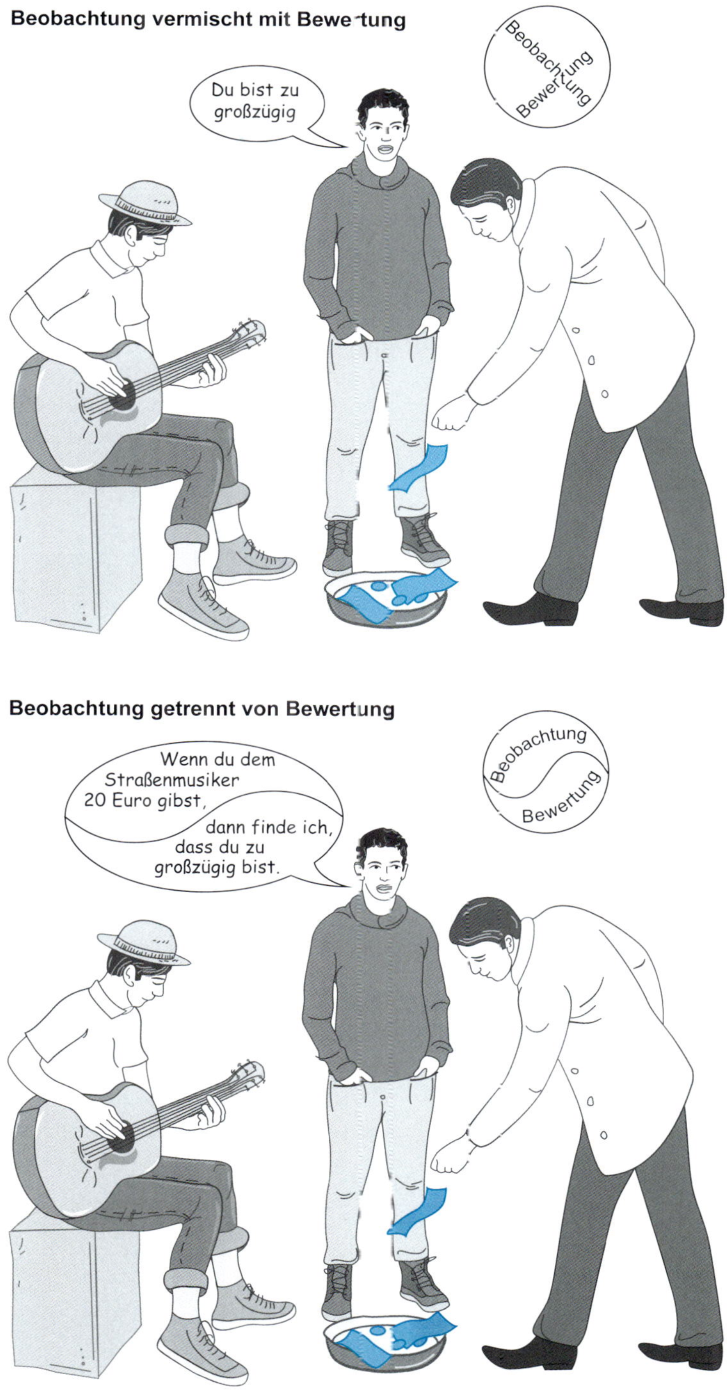
Beobachtung vermischt mit Bewertung
Beobachtung
Bewertung
Du bist zu großzügig
Beobachtung getrennt von Bewertung
Beobachtung
Bewertung
Wenn du dem Straßenmusiker 20 Euro gibst,
dann finde ich, dass du zu großzügig bist.

Abb. 10.2 Beobachtungen und Bewertungen [G374, L231]

Beobachtungen und Bewertungen getrennt voneinander zu formulieren, fällt nicht immer leicht (➤ Abb. 10.2).

Beispiel:

Bewertungen:	**Beobachtung:**
„Du machst nie das, worum ich dich bitte!“	„Die letzten vier Male, wo ich dich gebeten habe, den Dienst zu tauschen, konntest du nicht.“

Bewertung und Beobachtung vermischt:
„Du hast Frau Meyer während des gesamten Verbandwechsels nicht ein Mal angesprochen.“
Beobachtung getrennt von Bewertung:
Beobachtung: „Ich habe nicht gehört, dass Du Frau Meyer während des Verbandwechsels angesprochen hast …“
Bewertung: „… und das finde ich nicht richtig.“

Gefühle

Gefühle können nicht klar ausgedrückt werden, wenn nach dem Wort „Gefühl“ oder „fühlen“ folgende Wörter kommen

- Die Konjunktionen *dass, wie, als ob,* z. B.
  - „Ich habe das Gefühl, *dass* du es besser machen könntest!“
  - „Ich fühle mich *wie* ein Nichtsnutz!“
  - „Ich fühle mich, *als ob* ich gegen eine Wand rede!“
- Die persönlichen Pronomen *ich, du, er, sie, es, wir, ihr, sie,* z. B.
  - „Ich habe das Gefühl, *ich* bin immer zur Stelle!“
  - „Ich habe das Gefühl, *es* ist sinnlos!“
- Wörter, die sich auf Namen beziehen, z. B.
  - „Ich habe das Gefühl, *Andreas* ist immer sehr verantwortlich!“

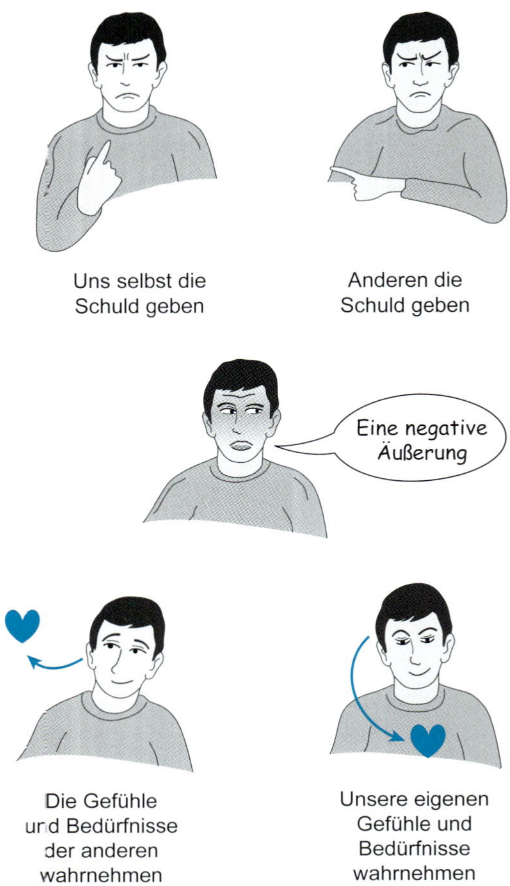

Abb. 10.3 Reaktionsmöglichkeiten auf negative Äußerungen [G374, L231]

– „Ich habe das Gefühl, *mein Chef* spielt uns gegeneinander aus!"

Dabei ist es oft nicht nötig, dass Wort „Fühlen" zu benutzen, z. B.

- „Ich bin irritiert!"
- „Ich bin verunsichert!"

Oft sagen wir etwas darüber aus, was wir meinen, was andere über uns denken, z. B. „Ich habe das Gefühl, ich bin den Leuten, mit denen ich auf dieser Station zusammenarbeite nicht wichtig!"

Besser ist es aber das auszusprechen, was mich persönlich betrifft und nicht das, was andere eventuell denken, z. B.

- „Ich fühle mich missverstanden!"
- „Ich bin traurig!"

Es gibt vier verschiedene Arten, auf negative Äußerungen zu reagieren: ➤ Abb. 10.3.

Bedürfnisse und Bitten

Oft werden die eigenen Bedürfnisse in Kritik, Urteile oder Interpretationen „verpackt" und es werden keine Bitten zur Verbesserung der Situation ausgesprochen, z. B.

„Du hast Dich diese Woche nur um Sven gekümmert: du findest, dass er besser arbeitet als ich!"

Dahinter versteckt sich aber der Wunsch, auch wahrgenommen zu werden und die geleistete Arbeit anzuerkennen. Dies sollte auch so ausgedrückt werden:

„Ich bitte Dich, bei meinem nächsten Verbandswechsel dabei zu sein, damit ich lernen kann was falsch und was richtig ist!" [16, 17, 18]

10.2 Das Vorgespräch

Bevor die eigentliche Anleitung beginnt, müssen sich Praxisanleiterin und Schülerin, evtl. auch das Team, im Klaren darüber sein, welches Gesprächsziel erreicht werden soll.

In einem **Vorgespräch** legen die Praxisanleiterin und die Schülerin den groben Verlauf des Gespräches fest und überlegen, welche Probleme und Verhaltensweisen bei der Bewohnerin auftreten können. Zur Erleichterung dient ein sog. Cluster: Verdeutlichung anhand einer Skizze. Die optische Darstellung kann helfen, Lösungsansätze und Gesprächsziele zu erarbeiten.

Fallbeispiel

Frau Franziska Töpfer klagt, dass sie nachts sehr unruhig schlafe, da sie Angst hätte, dass sie einnässen würde. Eine Einlage wird bisher von ihr nicht akzeptiert.

10.3 Konkrete Anleitungssituationen

Kommunikation und Gesprächsführung

Fallbeispiel

Klara Krämer ist im ersten Ausbildungsjahr und sehr motiviert. Am Morgen geht sie zu Frau Klein ins Zimmer, um ihr bei der Pflege und beim Ankleiden zu helfen.

Klara: „Guten Morgen Frau Klein! Es ist an der Zeit zum Aufstehen."

Frau Klein antwortet: „Ach, wann kommt meine Zeit zum Sterben?"

Klara: „Noch lange nicht. Jetzt stehen Sie bitte auf, ziehen sich etwas Hübsches an und dann geht's zum Frühstück."

Frau Klein: „Alles ist so schlimm."

Klara: „Möchten Sie, dass ich Ihnen die braunen Schuhe anziehe oder möchten Sie lieber die schwarzen?"

Frau Klein: „Ist mir doch egal! Hat eh keinen Sinn. Jeden Tag aufstehen und anziehen. Was ist der Sinn des Ganzen? Geh weg und lass' mich in Ruhe. Vielleicht sterbe ich heute noch!"

Klara geht aus dem Zimmer und sucht das Gespräch mit ihrem Praxisanleiter Holger Held.

Klara: „Frau Klein will nicht aufstehen. Sie möchte lieber sterben. Frau Klein scheint sehr traurig zu sein. Wie reagiere ich angemessen in solchen Situationen?"

Lösungs- und Anleitungsmöglichkeiten

Praxisanleiter Holger Held
- schätzt die vorgefallene Situation ein.
- erkundigt sich nach dem Wissensstand der Schülerin bzgl. Krankheitsbild (z. B. Depression) und Methoden der Gesprächsführung (Methode des Spiegelns; Feedback).
- erkennt die Wissensdefizite von Klara.
- erklärt verschiedene Gesprächsmöglichkeiten.
- gestaltet ein Rollenspiel und die Situation wird nachgestellt.

Schülerin Klara Krämer
- versteht, warum Frau Klein so abweisend ist.
- bekommt Lösungsmöglichkeiten aufgezeigt.
- kann Lösungsmöglichkeiten anwenden.
- weiß, wo sie Hilfestellung und Anregungen bekommt.

Fallbeispiel

Herr Schulte ist stark dement. Aufgeregt läuft er über den Flur und ruft: „Hilfe, ich bin gefangen. Wer befreit mich?“ Der Pflegeschüler Karsten Kern steht am Beginn des 3. Ausbildungsjahres. Er geht auf Herrn Schulte zu, ergreift seine Hand und sagt: „Jetzt kommen Sie erst mal mit mir. Jetzt gibt's Kaffee und eine gute Sahnetorte.“ Daraufhin dreht der Bewohner sich zu Karsten und schlägt ihm ins Gesicht. Karsten ist verärgert und läuft zu Maximilian Klug, seinem Praxisanleiter ins Stationszimmer, um sich bei ihm über Herrn Schulte zu beklagen.

Lösungs- und Anleitungsmöglichkeiten

Praxisanleiter Maximilian Klug
- schätzt die vorgefallene Situation ein.
- erkundigt sich nach dem Wissensstand des Schülers.
- bespricht mit Karsten das angebrachte Vorgehen und das Verhaltern der Pflegekraft.
- fordert Karsten auf, nochmals mit Herrn Schulte Kontakt aufzunehmen und beobachtet das Gespräch, ggf. greift er ein.

Schüler Karsten Kern
- erkennt seinen Fehler.
- wird sich der Situation von Herrn Schulte bewusst.
- schlägt Lösungsmöglichkeiten vor und wendet diese an (z. B. Validation).

Beratung und Anleitung alter Menschen

Fallbeispiel

Frau Süßler ist seit mehreren Jahren an Diabetes mellitus erkrankt. Bisher wohnte sie zu Hause und beachtete die Erkrankung kaum. Seit einem Jahr lebt Frau Süßler jetzt in einem Pflegeheim. Bei regelmäßigen Blutzuckerkontrollen stellte das Pflegepersonal fest, dass die ermittelten Werte, besonders um 17 Uhr, deutlich erhöht sind. Der Hausarzt ordnet Insulin an. Trotzdem befinden sich die Blutzuckerwerte weiterhin in einem stark erhöhten Bereich. Frau Süßler ist mit der Situation sehr unzufrieden und beklagt die häufigen Blutzuckerkontrollen und die Insulinverabreichung. Zudem möchte sie sich nicht an die Ernährungsregeln halten. Sie isst weiterhin regelmäßig Sahnetorte und trinkt gerne die süße Limonade. Eines Tages wendet sich Frau Süßler an die Pflegeschülerin Toni Treu, mit der Frage, ob es denn verboten sei, dass sie Sahnetorte esse. Toni wendet sich an ihre Praxisanleiterin, da sie mit Frau Süßler ein Beratungsgespräch führen möchte, aber nicht weiß, worauf sie zu achten hat.

Gemeinsam besprechen Toni und ihre Praxisanleiterin das Vorgehen:
- Wie sollte das Beratungsgespräch aufgebaut sein? (Verlauf, Struktur)
- Wer führt das Gespräch?
- Welche Ziele sollen erreicht werden?
- Welche Kernpunkte sind wichtig und müssen Frau Süßler vermittelt werden?
- Welche Voraussetzungen sind bei einem Beratungsgespräch zu beachten? (z. B Empathie)
- Welche Informationsmöglichkeiten/Beratungsstellen stehen Frau Süßler sonst noch zur Verfügung? (z. B. Arzt, Apotheke)
- Welche möglichen Schwierigkeiten/Grenzen können während des Gesprächs auftreten?

Anschließend gehen Toni und ihre Praxisanleiterin zu Frau Süßler, um mit ihr ein Beratungsgespräch zu führen.

Toni Treu erläutert der Bewohnerin das Krankheitsbild. Sie erklärt ihr, weshalb es nötig ist, dass der Blutzuckerwert regelmäßig ermittelt wird, und erläutert die Notwendigkeit der Insulinverabreichung. Schließlich beantwortet Toni die Fragen von Frau Süßler. Die Bewohnerin hört Toni aufmerksam zu, signalisiert der Schülerin aber, dass sie nicht auf Sahnetorte und Limonade verzichten will. Nach dem Gespräch fordert die Praxisanleiterin Toni auf, die Beratung sorgfältig zu dokumentieren. In einem anschließenden Nachgespräch fassen die beiden den Gesprächsverlauf zusammen und Toni erhält Anregungen, welche Punkte sie bei zukünftigen Gesprächen besser machen kann.

Beratung und Anleitung von Angehörigen und Bezugspersonen

Fallbeispiel

Sven Groß macht seine Ausbildung bei einem ambulanten Pflegedienst. Um 7:30 Uhr ist sein nächster Klient Herr Taucher. Dieser wohnt zusammen mit seiner Ehefrau in einer kleinen Wohnung. Herr Taucher ist seit einem Schlaganfall linksseitig gelähmt und der Allgemeinzustand ist schlecht, sodass er nur selten sein Bett verlassen kann. Heute kommt Frau Taucher auf Sven zu und erzählt ihm, sie habe einen Bericht im Fernsehen über das sog. *Bobath*-Konzept gesehen. Von Sven möchte sie nun wissen, ob diese Methode auch für ihren Mann sinnvoll sei und was dies genau bedeuten würde. Da Sven heute ohne seinen Praxisanleiter unterwegs ist, ist es nun seine Aufgabe, Frau Taucher darüber zu beraten.

Er macht sich folgende Vorüberlegungen:

- Wie umfassend ist mein Wissensstand? (Krankheitsbild, *Bobath*-Konzept)
- Wie weit können *Bobath*-Regeln in der kleinen Wohnung umgesetzt werden?
- Wie sollte das Beratungsgespräch ablaufen? (Verlauf, Struktur)
- Welche Ziele sollen erreicht werden?
- Welche Informationen sind wichtig und müssen Frau Taucher vermittelt werden?
- Welche Voraussetzungen sind bei einem Beratungsgespräch zu beachten? (u. a. Empathie)
- Welche Informationsmöglichkeiten/Beratungsstellen stehen Frau Taucher sonst noch zur Verfügung?
- Welche möglichen Schwierigkeiten/Grenzen können während des Gesprächs auftreten?

Am Nachmittag trifft er seinen Praxisanleiter Jochen Gärtner im Büro. Sven erzählt ihm von der Beratung von Frau Taucher. Jochen möchte, dass Sven ihm das Gespräch genau schildert. Schließlich möchte er von seinem Schüler wissen, welche Probleme/Unsicherheiten aufgetreten sind.

Schließlich fasst Jochen wichtige Stichpunkte bei einem Beratungsgespräch von Angehörigen zusammen:

- Passende Gesprächstechniken, z. B. Feedback-Methode
- Die Angehörigen/Bezugspersonen immer mit einbeziehen.
- Was wünscht sich Herr Taucher?
- Welche Teile des *Bobath*-Konzepts sind umsetzbar?

Anleitung von Pflegenden, die nicht Pflegefachkräfte sind

Fallbeispiel

Herr Hahn leidet an einem malignen Tumor. Seit Tagen geht es ihm sehr schlecht, der Sterbeprozess hat begonnen. Herr Hahns Tochter Susanne besucht ihn jeden Tag. Sie möchte bei der Pflege dabei sein und die Sterbebegleitung übernehmen. Die Tochter hat bisher noch keinen Menschen gepflegt, alles ist neu und teilweise sehr belastend für sie. Dadurch behindert sie ungewollt die Pflegekräfte bei ihrer Arbeit.

Die Schülerin Karin Sonntag beklagt sich bei der Übergabe, dass dadurch die Pflege von Herrn Hahn noch schwerer würde. Ihr Praxisanleiter Hans Rücker gibt ihr deshalb folgende Aufgabe: „Karin, überlege dir, wie eine Anleitung von Frau Hahn aussehen kann, sodass sie uns bei der Arbeit nicht behindert, aber trotzdem Aufgaben erhält."

Nach einer Bearbeitungszeit, bespricht Karin mit Hans die Stichpunkte, die ihr eingefallen sind. Auf einem Zettel hat sie folgendes notiert:

- Wie weit kann ich die Unterstützung und Mithilfe der Tochter tolerieren?
- Ab welchem Zeitpunkt/bei welcher Tätigkeit wird diese hinderlich?
- Welche Aufgaben kann die Tochter übernehmen?
- Wie soll der Gesprächsablauf stattfinden?
- Wie kann man der Tochter verschiedene Punkte erklären, ohne ihre Gefühle zu verletzen?

Als nächstes erteilt Hans die Aufgabe an Karin, mit der Tochter einen Termin zu vereinbaren, bei dem sie diverse Anleitungen erhält. Karin wird dieses Gespräch führen und die Tochter anleiten. Der Praxisanleiter wird bei dem Anleitungsgespräch anwesend sein, sich aber im Hintergrund halten.

Bei allen Beispielen zeigt sich, wie bedeutsam eine **professionelle Gesprächsführung und Beratung** ist. Deshalb ist es sehr wichtig, dass die Schülerinnen immer wieder darin angeleitet werden. Den Schülerinnen muss aber auch verdeutlicht werden, dass ein Beratungsgespräch nur unter bestimmten „Spielregeln" funktioniert. Ihnen muss vermittelt werden, dass Menschen, die eine Beratung suchen, dies aus freiwilligen Gründen tun – eine Beratung kann niemandem aufgezwungen werden! Menschen, die ein Gespräch wünschen, suchen oft nach Unterstützung in einer schweren Lebensphase und Krise. Deshalb hat **gegenseitige Offenheit** oberste Priorität. Die Gesprächsziele sollen realistisch und planbar sein. Ebenso steht die Bewältigung der Krise an oberster Stelle. Es zählt die Äußerung der Ratsuchenden und nicht die der Beraterin!

KAPITEL

11 Mit Krisen und schwierigen Situationen umgehen

Gerade Mitarbeiterinnen in Pflegeberufen, die täglich mit vielen verschiedenen Menschen in Kontakt treten, begegnen unterschiedlichen Persönlichkeiten und Charaktereigenschaften und sollen in ihrer Rolle als „neutrale Person" erscheinen. So kommt es häufig zu Spannungen und Konflikten.

Im Pflegeteam sind sehr oft die Schülerinnen die Leidtragenden. Sie sind das schwächste Glied in der Kette und können bzw. trauen sich oft nicht, sich zu wehren. Hinzu kommt auch, dass der Alltag einer Schülerin auch nicht immer aus einer „heilen Welt" besteht. Sie ist den Anforderungen/Erwartungen des Teams, der Praxisanleiterin, der Pflegedienstleitung usw. ausgesetzt, z. B. werden von ihr gute Leistungen in der Schule und die sorgfältige Erledigung der Arbeit erwartet. Darüber hinaus hat auch die Schule Erwartungen an die Schülerinnen, z. B. schnelles Begreifen des Lernstoffs, gute Vorbereitung der Überprüfungsbesuche der Lehrerin, Berichte schreiben und vieles mehr.

Besonders Schülerinnen zu Beginn der Ausbildung erleben häufig neue und schwierige Pflegesituationen, z. B. für sie vollkommen fremde und neue Krankheitsbilder, die Gefühle wie Angst, Ekel und Unsicherheit auslösen.

In solchen Situationen ist es die Praxisanleiterin, die dann ein offenes Ohr für die Schülerin haben muss. Die Praxisanleiterin sollte auch eine gute Beobachterin sein, da sich Neulinge im Pflegeberuf oft einfach nicht trauen über ihre Gefühle und Erlebnisse zu sprechen. Für erfahrene Kolleginnen ist es „normal", einer Bewohnerin die Einlage zu wechseln oder eine Urinflasche zu leeren. Sie haben das berufliche Selbstverständnis entwickelt (➤ Kap. 12). Die Schülerinnen müssen im Verlauf der Ausbildung lernen, mit Konflikten, Krisen und schwierigen Situationen umzugehen.

11.1 Berufstypische Konflikte und Befindlichkeiten

Fallbeispiel

Vor zwei Wochen hat Johanna Jung mit ihrer Ausbildung begonnen. Es ist Dienstende und sie kann nach Hause gehen. Etwas später kommt Karla Kraus, Johannas Praxisanleiterin aus dem Haus. Auf dem Weg zum Parkplatz trifft sie Johanna auf einer Bank an.

Karla: „Johanna, hast du keine Lust nach Hause zu gehen? Du siehst blass aus, ist etwas passiert?" **Johanna:** „Ich glaube, ich kann die Ausbildung nicht weiter machen. Das ist kein Beruf für mich!" **Karla:** „Warum denn das? Möchtest du mit mir darüber sprechen?" **Johanna:** „Also, ich war vorhin bei Frau Otto, weil sie zur Toilette musste. Ich war aber nicht schnell genug und Frau Otto hat eingenässt. Die komplette Unterbekleidung war nass und selbst auf dem Boden hat sich eine Urinpfütze gebildet. Ich fand es eklig, die eingenässten Kleidungsstücke anzufassen, trotz Handschuhen, und dann habe ich gesehen, dass ich mitten im Urin gestanden bin. Es kostet mich so viel Überwindung, den Bewohnern die Einlage zu wechseln oder mit ihnen auf die Toilette zu gehen!" **Karla:** „Ja, du hast vollkommen recht. Es ist am Beginn eine große Überwindung. Aber glaube mir, du wirst dich daran gewöhnen. Es dauert seine Zeit. Auch ich habe am Anfang gedacht, nein, ich breche meine Ausbildung wieder ab. Aber heute bin ich froh, dass ich es nicht getan habe. Und ich habe mich an die Tätigkeiten gewöhnt."

Die meisten Krisenherde findet man im Kollegenkreis, dem **Team**. Dort treten häufig, zunächst oft unbemerkt, Spannungen und Probleme auf, die sich irgendwann entladen. Häufig sind es dann wieder die

Schülerinnen, die die Auswirkungen der Konflikte zu spüren bekommen.

11.1.1 Die Schüler als Opfer/Feindbild

Warum geraten gerade Schülerinnen häufig in die Rolle des Opfers?

Meist sind Schülerinnen junge Menschen, die zuvor noch keinen oder nur einen kurzen Einblick in die Arbeit einer Altenpflegerin hatten. Sie beginnen ihre Ausbildung mit einem Höchstmaß an Motivation und Lernbereitschaft. Im theoretischen Unterricht wird ihnen der neueste Wissensstand vermittelt – in der Praxis herrscht dagegen die Realität: Zeitmangel, Personalknappheit, Betriebsblindheit und Kostenminimierung. Den Schülerinnen fehlt aber noch der Blick und die Fähigkeit, den Stationsalltag zeitlich und wirtschaftlich zu strukturieren und Prioritäten zu setzen, d. h. für anfallende Tätigkeiten benötigen sie mehr Zeit, die den Schülerinnen gewährt werden muss. Diese Zeit ist wichtig! Schülerinnen müssen ihr erlerntes Wissen in die Praxis umsetzen können. Sie müssen Erfahrungen sammeln, um ein Gefühl für die alten Menschen, für ihre Bedürfnisse und Krankheiten zu bekommen.

In der heutigen Arbeitswelt, ist es für jede Altenpflegerin schwer, verschiedene Bewohner mit „Extras" zu verwöhnen. Pflegekräfte sind Teil eines Systems, indem es genaue Vorgaben u. a. Pflegedauer, Dokumentation, Kosten gibt. Da bleibt wenig Zeit, um einen Bewohner „zu verwöhnen". Vielen Kollegen fällt es deshalb schwer, zu verstehen, dass Schülerinnen mehr Zeit benötigen und dass diese Zeit von den Auszubildenden sinnvoll genutzt wird. In den Köpfen der ausgelernten Kolleginnen entsteht nicht selten das „Feindbild" Schülerin.

Häufige Vorurteile gegenüber Schülerinnen:

- Sie brauchen zu viel Zeit, sie sind zu langsam.
- Sie machen zusätzlich Arbeit und man muss ihnen alles erklären (oft mehrmals).
- Die neuen Ideen sind gut, aber den Schülern fehlt der Blick für die Realität.
- Die wollen alles „schulisch" machen, und die Bewohner denken, wir könnten das dann auch.

Fallbeispiel

Es ist Mittwochnachmittag und Übergabe. Folgendes Problem tritt auf:

Kollegin **Janina Süß** erzählt: „Die Frau Maier, die geht mir so auf die Nerven. Heute hat sie ständig geläutet. Immer wollte sie nur Kleinigkeiten haben und manchmal wusste sie gar nicht, dass sie geläutet hat." **Kollegin Vroni Neu:** „Ja, die ist so nervig. Am Sonntag wollte sie auch noch ein Fußbad von mir. Das hätte sie von unserer Schülerin Elfie auch schon bekommen." **Janina:** „Oh, diese Elfie. Ständig fängt sie mit Sachen an, für die doch keine Zeit ist. Dort ein Fußbad, bei Herrn Weber war's das Rasierwasser. Wir rennen uns die Füße weg und die Elfie erklärt dann unserer Pflegedienstleitung auch noch, was sie tolles in der Schule gelernt hat. Die hat doch überhaupt keinen Bezug zur Realität." **Elfie Ernst** betritt das Stationszimmer und fragt: „Kann mir jemand von euch ‚Basale Stimulation' zeigen?" **Janina:** „Du bist doch die Oberschlaue, wenn du das nicht weißt … Frag doch mal in deiner Schule. Da lernst du doch so modernes Zeug. Wir haben für so etwas keine Zeit. Uns reicht die Arbeit, die du uns eingebrockt hast." Irritiert verlässt Elfie das Stationszimmer.

11.1.2 Die Praxisanleiterin als Mentaltrainerin und Mediatorin

In solchen Situationen wie dem Fallbeispiel von Elfi Ernst ist es wichtig, dass die Praxisanleiterin die angespannte Lage und die Konfliktursache erkennt und gemeinsam mit der Schülerin und dem Team bzw. den betroffenen Teammitgliedern eine Lösung der Streitpunkte findet. Die Anleiterin dient als „Vermittlerin" (Mentaltrainerin und Mediatorin) zwischen Altenpflegeschülerin und Pflegeteam und analysiert den Konflikt. Darüber hinaus ist die Praxisanleiterin auch „Übersetzerin": Komplizierte Sachverhalte werden von ihr klar und deutlich formuliert. Hierbei ist die „Methode des Spiegelns" eine gute Möglichkeit der Gesprächsführung. Interpretationen sollten auf jeden Fall vermieden werden. Nicht zuletzt ist die geübte Praxisanleiterin auch „Forscherin". Sie muss erkennen/erforschen, ob Probleme zwischen Schülerin und Team bestehen, die noch nicht an die Oberfläche gelangt sind.

Fallbeispiel

Zwischen Janina, Vroni und Elfie kommt es zu einer Aussprache. Praxisanleiterin Martha Meier moderiert das Gespräch. **Martha:** „Es ist deutlich zu erkennen, dass zwischen euch dreien nicht alles in Ordnung ist. Welches Problem besteht?" **Janina:** „Wir haben so viel Arbeit auf der Station. Und wenn wir dann mit Elfie im Dienst sind, bleibt so viel Arbeit an uns hängen. Elfie ist einfach zu langsam!" **Martha:** „Vroni, wie ist deine Meinung dazu?" **Vroni:** „Mir geht es so wie der Janina. Alles bleibt dann an mir hängen." **Martha:** „Was versteht ihr unter ‚alles'?" Janina und Vroni zählen Beispiele auf: Toilettengänge mit den Bewohnern, Lagewechsel bei den Bewohnern, Beschäftigung bieten. **Elfie:** „Ich lerne in der Schule so viel und möchte das Erlernte in der Praxis auch umsetzen." **Martha:** „Das Problem ist also, dass Elfie mehr Zeit für die Pflege verschiedener Bewohner benötigt, da sie Erlerntes umsetzen möchte und deshalb bleibt mehr Arbeit für Vroni und Janina übrig. Dadurch kommt euer Tagesablauf durcheinander und die Zeitnot wird größer. Verstehe ich euch da richtig?" **Alle:** „Ja, das ist der Knackpunkt." **Martha:** „Elfie hat vor ein paar Monaten mit ihrer Ausbildung angefangen. Sie kennt den straff organisierten Tagesablauf noch nicht sehr gut. Ihr müsst ihr die Chance geben, sich richtig einzuleben, sich an den Ablauf zu gewöhnen und sie muss die Möglichkeit erhalten, das Erlernte umzusetzen. Wie könnten die Lösungswege für das bestehende Problem aussehen?" **Janina:** „Elfie könnten doch z. B. nach dem Dienst noch länger bleiben, um dann verschiedene Themen auszuprobieren." **Martha:** „Ich hoffe, dass sich euer Verhältnis zueinander bessert. Wir werden uns in vier Wochen nochmals zusammensetzen und uns über die Entwicklungen austauschen. Ist soweit alles klar?" **Elfie:** „Ja, ja. Mir hört ja doch keiner zu!" **Martha:** „Gibt es noch ein Problem zwischen euch?"

Elfie: „Nein, ist schon okay." **Martha:** „Das klingt aber nicht, als ob alles in Ordnung ist. Müssen wir darüber noch sprechen oder klärt ihr das unter euch bzw. beim nächsten Treffen?"

Oberstes Ziel ist es, eine Ausweitung und Verschlimmerung des Konflikts zu vermeiden. Eine **Eskalation** z. B. Mobbing (➤ 13.5) muss unter allen Umständen vermieden werden! Ein Gespräch ist deshalb die beste Möglichkeit, die Situation zu klären.

Die Praxisanleiterin befindet sich häufig „zwischen den Stühlen" (Rollenkonflikt). Sie kennt die Sorgen der Kolleginnen, muss aber auch versuchen, ihren Schülerinnen einen Freiraum zu schaffen und ihnen Möglichkeiten bieten, in denen sie ihr erlerntes Wissen in die Tat umsetzen können.

11.1.3 Gruppenbildung ist ein dynamischer Prozess

Konflikte können für jeden Beteiligten anders verlaufen und Auswirkungen auf das Miteinander (Teamarbeit) haben.

Bei beginnenden Spannungen im Team finden sich verschiedene Mitarbeiterinnen zusammen, die das gleiche „Feindbild" haben. Teammitglieder, die sich ihnen nicht anschließen, bleiben außen vor. Es entstehen zwei oder mehrere Gruppen mit unterschiedlichen Zielen. Entspannt sich die Situation oder wurde die Krise überwunden, lösen sich die Gruppen auf oder es bilden sich neue Gruppen, die mit der Lösung zufrieden bzw. unzufrieden sind.

Fallbeispiel

Die Kolleginnen Janina und Vroni treffen sich am nächsten Tag in der Pause. **Janina:** „Ich bin so froh, dass ich heute nicht mit der Elfie zusammenarbeiten muss. Die braucht gar nicht mehr zum ‚Kollegenstammtisch' zu kommen. Die geht mir so auf die Nerven." **Vroni:** „Ja genau, die wollen wir nicht mehr dabei haben." Elsa Weiß kommt dazu und fragt: „Was tuschelt ihr denn da? Redet ihr wieder über Elfie?" **Vroni:** „Ja. Wir wollen sie nicht mehr beim Stammtisch dabeihaben!" **Elsa:** „Hast recht, die soll nur zu Hause bleiben. Sonst teilt sie uns ihr neuestes Wissen auch noch in der Freizeit mit." Vom anderen Wohnbereich kommen Toni Treu und Alexa Sauer und mischen sich ins Gespräch ein: „Nun lasst doch mal die Elfie in Frieden. Die ist doch nett und hat gute Ideen. Außerdem lernt sie noch und muss Erfahrungen sammeln." **Vroni:** „Ihr steht also auf Elfies Seite? Ihr braucht gar nicht erst zum Stammtisch kommen. Wir wollen unter uns bleiben!"

11

11.1.4 Konflikte bieten Raum für Veränderungen

Konflikte bieten Raum für neue Aspekte und dienen der **Weiterentwicklung der Persönlichkeit.** Bei Diskussionen und schwierigen Situationen werden Interessen und Wissen der anderen aufgedeckt. Man lernt Talente und Fähigkeiten der Konfliktpartner kennen. Es entwickeln sich verschiedene Lösungsansätze. Man gewinnt aber auch Einblicke über seinen eigenen Wissensstand. Das Ziel ist es, dass die Person erkennt, wo sie selbst Defizite hat oder ihr Fachwissen nicht mehr dem aktuellen Stand entspricht. Veränderung ist Weiterentwicklung. Weiterentwicklung ist Fortschritt. Ob es eine Weiterentwicklung in die richtige Richtung ist, zeigt das Ergebnis. Um die Richtung für die Weiterentwicklung festzulegen, ist es sinnvoll, **Ziele** zusetzen.

Fallbeispiel

Bernhard Klug, Jana Anton, Sarah Süß und die Praxisanleiterin Julia Jung sitzen bei der Übergabe und unterhalten sich über den schlechten Allgemeinzustand von Herrn Miese. **Sarah:** „Herr Miese isst und trinkt schon seit Tagen nichts mehr. Ich habe den Arzt informiert." **Jana:** „Der wird wohl bald sterben." **Bernhard:** „Er hat gar keine Familienangehörigen oder Freunde. Könnte man nicht einen Hospiz-Dienst hinzuziehen?" **Sarah:** „Hospiz brauchen wir nicht. Herr Miese bekommt doch nichts mehr mit." **Jana:** „Wir haben noch nie mit einem Hospiz-Dienst zusammengearbeitet. Die kosten doch auch und wer soll das bezahlen?" **Bernhard:** „Die machen ihre Arbeit ehrenamtlich." **Sarah:** „Heutzutage macht keiner mehr etwas umsonst. Jeder will doch Geld verdienen." **Julia:** „Bernhard hat recht. Der Hospiz-Verein macht Sitzwachen und Besuche ehrenamtlich oder für eine kleine Aufwandsentschädigung. Man muss nur anrufen und einen Termin vereinbaren." **Jana:** „Das wusste ich gar nicht. Wo ist denn der nächste Hospiz-Verein?" **Julia:** „Im Nachbarort." **Sarah:** „Ja, meine Nachbarin ist dort Mitglied. Sie hat mir schon von den Möglichkeiten, einem Menschen beim Sterben zu begleiten, erzählt. Die könnten doch eine Fortbildung für uns machen." **Julia:** „Eine Fortbildung zu diesem Thema wäre nicht schlecht. Ich werde dies heute Mittag bei der Besprechung mit der Pflegedienstleitung anregen". **Jana:** „Soll ich gleich mal dort anrufen und fragen ob jemand zu Herrn Miese kommen kann?" **Julia:** „Das ist eine gute Idee – das kannst Du gleich machen, Jana. Die Mitarbeiter vom Hospiz-Dienst sind geschult, mit Herrn Miese Kontakt aufzunehmen und auszuloten, ob er die Begleitung annimmt. Ich werde es sofort mit der Pflegedienstleitung besprechen. Ich denke sie wird den Vorschlag gut finden." **Sarah:** „Vielleicht tut das Herrn Miese gut und wir könnten von den Hospiz-Mitarbeiterinnen lernen."

11.1.5 Konflikte können positive Entwicklungen in Gang setzen

„Man kann aus Steinen, die einem in den Weg gelegt werden, Mauern bauen oder Häuser mit einer offenen Tür." (Verfasser unbekannt)

Beim Austragen eines Konflikts treten die Menschen miteinander in Kontakt. Kommunikation findet statt – verbal und nonverbal (➤ 10.1). Jeder vertritt seine Meinungen und Ansichten.

!

Die Schwierigkeit ist nicht das Beheben eines Konflikts, sondern das Erkennen der Ursache eines solchen bzw. das Erkennen, dass ein Konflikt besteht.

11.2 Spannungen in der Pflegebeziehung

Nicht nur das Verhältnis zwischen Auszubildenden und Pflegekollegen kann sich zu einem Spannungsfeld entwickeln, sondern auch die Beziehungen zwischen

- Pflegepersonen ↔ Pflegebedürftigen
- Pflegepersonen ↔ Angehörigen
- Angehörigen ↔ Pflegebedürftigen
- Pflegebedürftigen ↔ Pflegebedürftigen

können problematisch sein. Besonders leicht geraten Schülerinnen in diese Konflikte hinein, da ihnen teilweise die Erfahrung im Umgang mit derartigen Konflikten fehlt. Auch die Auszubildenden selbst können Auslöser eines Konflikts mit dem pflegebedürftigen Menschen sein.

11.2.1 Mögliche Ursachen von Spannungen in der Pflegebeziehung

Spannungen in der Pflegebeziehung können ihre Ursache haben:

- In der Pflegeperson (➤ Abb. 11.1)
  - Ihrem Wissen und ihrer Erfahrung
  - Ihrem Empfinden von Pflegesituationen
  - Ihrem Verhalten
- Im pflegebedürftigen Menschen
  - Seiner Erkrankung, z. B. Demenz, Tumorerkrankung
  - Seinen Angehörigen und seiner Beziehung zu diesen
  - Seinem Empfinden von Erkrankung und Pflegesituation
  - Seinem Verhalten
- Der Situation durch Bedingungen in der Einrichtung
  - Fehlendes Material
  - Zeitdruck
  - Überlastung durch lange Arbeitszeiten
  - Hierarchische Strukturen

11.2.2 Spannungen in der Pflegebeziehung erkennen

Die Anzeichen für Krisen und Konflikte sind nicht immer sofort und deutlich zu erkennen. Es braucht Erfahrung und Menschenkenntnis, um zu erkennen, dass sich eine zuvor gute Beziehung verändert bzw. verändert hat, oder dass eine gute Beziehung erst gar nicht entsteht. Anzeichen können sein:

- Weniger Kontakt (Rückzug aus dem Alltag, weniger Gespräche, weniger Besuche, u. Ä.)
- Fehlender oder „negativer“ Blickkontakt
- Abweisende Körperhaltung
- Fehlende, kurze oder grobe Berührungen
- Nur noch die negativen Seiten der Person werden registriert
- Abwertende Äußerungen gegenüber einer Person oder (häufiger) bei Abwesenheit der betroffenen Person
- Depressive Verstimmung bei einem oder beiden Konfliktpartnern
- Trauer
- Angst

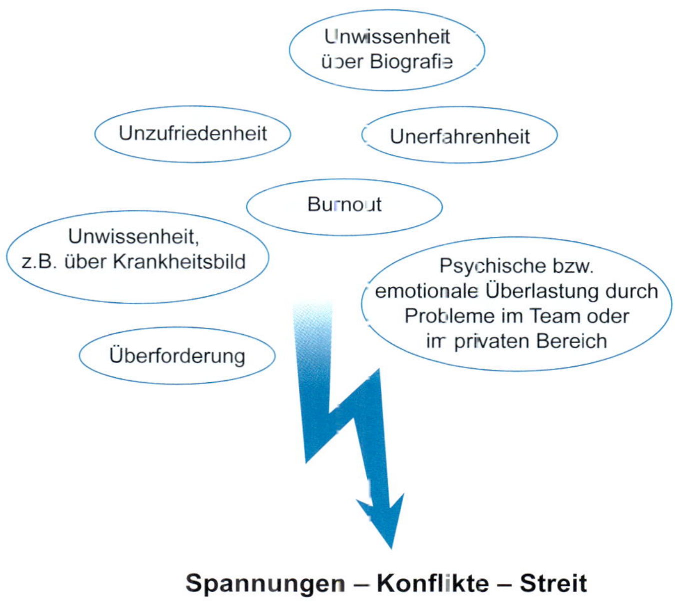

Abb. 11.1 Mögliche Spannungsursachen vonseiten der Pflegepersonen [M999, L231]

Negative Gefühle werden meist nicht zugegeben, nicht geäußert oder verdrängt. Die größte Gefahr ist dabei, dass diese offenen oder verborgenen Anzeichen nicht erkannt werden und die Konfliktsituationen schließlich eskalieren, z. B. in gewalttätigen Übergriffen vonseiten der Pflegenden oder vonseiten der pflegebedürftigen Menschen.

11.3 Gewalt in der Pflege

Das Wort „Ge – walt" hat seinen Ursprung in dem althochdeutschen Verb „waltan", was „stark sein" oder „beherrschen" bedeutet. Gewalt in der Pflegebeziehung hat zum Ziel, andere Menschen bewusst oder unbewusst zu beherrschen oder zu schädigen. Weitgehende Übereinstimmung besteht in der Ursachenforschung darin, dass Gewalt durch **Aggression** ausgelöst wird. Die Ursache von Aggressivität ist meist Angst. Ursache dieser Angst wiederum ist häufig selbst erlebte Gewalt. Opfer ist in der Regel der „Schwächere". Die sogenannte „Hackordnung" verdeutlicht dies: Der Vater schlägt die Mutter oder/und das Kind, das Kind schlägt den Hund, der Hund beißt …

In der Pflegebeziehung erlebt sich der pflegebedürftige Mensch meist als der „Schwächere" und die Pflegeperson sich selbst als die „Stärkere". Nicht selten führt dies dazu, dass zu starke Kontrolle über den pflegebedürftigen Menschen ausgeübt wird. Das wiederum empfindet der pflegebedürftige Mensch als erniedrigend. Er setzt seine Möglichkeiten ein, die Pflegeperson zu verletzen. Daraus kann sich eine „Spirale der Gewalt" entwickeln und/oder der resignierte Rückzug eines Menschen.

Beispiel:

- Der pflegebedürftige Mensch wird „beherrscht", indem seine Alltagsaktivitäten wie Aufstehen, Essen, Sich pflegen, Sich kleiden, Sich beschäftigen, Zubettgehen weitgehend durch die Normen der Pflegekräfte und die Erfordernisse der Einrichtung, z. B. Essenszeiten, Badepläne bestimmt werden.
- Der pflegebedürftige Mensch, ruft laut, klopft, klingelt häufig, verweigert die Nahrung usw.
- Die Pflegekräfte schimpfen, drohen, verabreichen dem pflegebedürftigen Menschen Psychopharmaka.
- Der pflegebedürftige Mensch ist jetzt wie Pflegepersonen es häufig wollen: Er ist – wie häufig in Dokumentationen zu lesen ist – „kooperativ". Der pflegebedürftige Mensch möchte sich dagegen wehren und benötigt immer mehr Psychopharmaka, bis hin zur Einschränkung seiner verbliebenen Restfähigkeiten oder der alte Mensch resigniert und zieht sich völlig zurück.

Wer kann Aggressionen aussenden?

Jede Pflegekraft, also auch Schülerinnen, sowie Bewohnerinnen, Mitarbeiterinnen der Pflegeeinrichtung und Angehörige können, oft ungewollt und unbemerkt, Aggressionen gegen andere Menschen richten:

11.3.1 Gewalt gegen Heimbewohner

Fallbeispiel

Die Altenpflegerin Hanna Hart versucht Frau Traube das Essen anzureichen. Frau Traube lehnt ab, indem sie ihre Lippen fest zusammenpresst. Hanna schiebt der Bewohnerin den Löffel fest zwischen die Lippen, sodass Frau Traube vor Schmerz aufschreit. Die Schülerin Ines Neu beobachtet die Situation. Sie geht auf Hanna zu und sagt: „Versuch es doch später noch einmal. Frau Traube möchte gerade nichts essen." Hanna: „Jetzt ist Essenszeit. Und außerdem hat sie schon seit zwei Tagen nicht mehr richtig gegessen."

Fallbeispiel

Herr Klauser kommt seinen Vater besuchen. Auf der Station trifft er den Schüler Johann Kurz. Er fragt ihn: „Wie geht's meinem Vater? Schreit er immer noch plötzlich so laut?" Johann antwortet: „Zeitweise ist ihr Vater etwas unruhig, aber es ist schon viel besser geworden." Herr Klauser geht in das Zimmer seines Vaters. Plötzlich ist viel Lärm zu hören. Johann und sein Kollege Clemens gehen nachschauen. Als sie gerade die Türe öffnen, können sie beobachten, wie Herr Klausner seinen Vater ohrfeigt, weil dieser laut gerufen hat.

11.3.2 Gewalt gegenüber Pflegekräften

Fallbeispiel

Der verwirrte Herr Ritter ist sehr aufgeregt. Er läuft den Gang entlang und sucht den Ausgang. Schülerin Tina Treu kommt dazu, nimmt die Hand von Herrn Ritter und sagt: „Jetzt kommen Sie mal mit mir. Ich bringe Sie zur Toilette.“ Herr Ritter dreht sich um und ohrfeigt sie.

Fallbeispiel

Frau Nuss hat ihre Mutter besucht. Plötzlich stürmt sie aus dem Zimmer, packt den Auszubildenden Peter Paul am Arm und schimpft: „Wie doof seid ihr denn hier? Hast du nicht gesehen, dass meine Mutter zwei unterschiedliche Socken trägt und gekämmt wurde sie auch nicht!“ Peter erzählt dieses Geschehen seinem Anleiter Lukas Meier. Er möchte wissen, wie er sich in solchen Situation angemessen verhalten soll.

Aufgabe der Praxisanleitung ist es, die Schülerinnen für Pflegesituationen, in denen Zeichen von Gewalt erkennbar sind, zu sensibilisieren, um ihr eigenes und fremdes Handeln im Hinblick auf Gewaltfreiheit zu reflektieren. Dies schließt ein, fremde Gewalt zu erkennen und folgerichtig zu handeln, z. B. anzuregen, die Psychopharmakaverordnung oder gerichtlich beschlossene freiheitseinschränkende Maßnahmen (Fixierungen) zu überprüfen. Offen erkennbare Gewalt in der Pflege kann sich z. B. äußern durch:

- Anschreien, Vorwürfe machen (verbal)
- Erhobenen Zeigefinger, strafenden Blick (nonverbal)
- Unnötiges kontrollieren, fixieren, verabreichen von Psychopharmaka
- Grobe oder unsachgemäße Pflege, schlagen etc.
- Mobbing (➤ 13.5)

!

Negative Gefühle, Überlastung, Zeitdruck, unterschwellige Konflikte brauchen ein Ventil. Deshalb ist „Mobbing“ in vielen Teams verbreitet.

11.3.3 Gruppengewalt

Einzelne Teammitglieder versuchen manchmal, ihre Schwäche dadurch zu verbergen, dass sie mit Gleichgesinnten eine **Gruppe** bilden und sich möglichst mit einem Vorgesetzten verbünden, der seine Macht aufgrund seiner Amtsautorität in ihrem Sinne ausübt. Als Gegenleistung erhält er die Zuneigung und Loyalität der Gruppe. Sehr schnell findet man einen besonders starken oder sehr schwachen „Außenseiter“. Dies sind oft sog. nicht „kooperative“ oder nicht der Norm angepasste Menschen. Selbst als starke Menschen werden sie unter der Übermacht der Gruppe zum „Opfer“. Wie im Tierreich versucht die Meute, das abgesonderte Lebewesen zu schwächen, sich seiner zu bemächtigen, um sich dann wieder stark, mächtig und solidarisch zu fühlen. Nicht selten gehen sogenannte „Gewaltfantasien“ der eigentlichen Gewalt voraus.

!

Gewalt, in welcher Art sie auch immer stattfinden mag, verstößt gegen die **Grundrechte** des Menschen auf körperliche und seelische Unversehrtheit.

Gute Sitten, Regeln im menschlichen Zusammenleben und Gesetze sollen verhindern, dass Gewalt ausgeübt werden kann. Es ist notwendig, dass auch die Auszubildenden in der Pflegepraxis im Hinblick auf Gewaltprävention geschult werden.

11.3.4 Gewalt erzeugt Gegengewalt

Gewalt, die vom Pflegebedürftigen ausgeht, darf nicht durch Gewalt erwidert werden! Auch dies ist ein Punkt, den Auszubildende im Pflegebereich erst erlernen müssen.

Fallbeispiel

Frau Grau leidet an Demenz. Aufforderungen der Pflegenden kann sie nicht mehr nachkommen, da sie diese geistig nicht mehr umsetzen kann. Bei Überforderung und Angstzuständen reagiert Frau Grau mit aggressivem Abwehrverhalten: Kratzen, lautes Rufen, Treten und Schlagen.

Die Schülerin Margit Müller ist heute für die Pflege von Frau Grau verantwortlich (Waschen, Ankleiden, Toilettengang). Da Margit schon unter Zeitdruck steht, als sie zu Frau Grau kommt, versucht sie die Pflegeschritte zügig durchzuführen. Frau Grau sitzt auf einem Stuhl am Waschbecken und Margit ist gerade dabei, ihr das Nachthemd auszuziehen. Plötzlich beginnt Frau Grau sehr laut zu rufen, sie tritt Margit ans Bein. Margit: „Frau Grau, was sollte denn das? Lassen Sie das sein, das tut mir weh." Als die Schülerin dann beginnt, Frau Grau das Gesicht zu waschen, schlägt ihr diese ins Gesicht. Die Schülerin ist sehr erschrocken darüber. Sie überlegt, wie sie sich nun verhalten soll. In der Pause bittet sie Sebastian Senf, ihren Praxisanleiter, um ein Gespräch. Margit erzählt ihm von dem Vorfall bei Frau Grau und möchte wissen, wie sie sich in solchen Situationen verhalten soll. Sebastian macht ihr deutlich, dass Margit auf keinen Fall zurückschlagen darf.

Bezogen auf das Fallbeispiel könnten der Praxisanleiter und die Schülerin gemeinsam überlegen:

- Wo könnte ein Kommunikationsfehler aufgetreten sein?
- Gab es zu große Hektik, wurden Handlungsschritte nicht erklärt?
- Könnten angst auslösende Faktoren aufgetreten sein, z. B. Raum zu dunkel, Stimme zu laut?
- Würde Biografiearbeit helfen?
- Wie können solche Kommunikationsfehler künftig vermieden werden?
- Welche Vorgehensweise wäre sinnvoll? Beispiele:
  - Langsames, ruhiges Vorgehen
  - Jeden Handlungsschritt erklären
  - Waschlappen zeigen (nonverbale Verständigung)
  - Bei Überforderung, die Pflege abbrechen und später nochmal probieren
  - Ablehnung dokumentieren
  - Ggf. Kontakt zum Arzt aufnehmen
  - Erstellen einer einheitlichen Tagesstruktur (durch die Schülerin) und Vorstellung im Team

!

Streitigkeiten unter Kollegen, **Konflikte** mit Angehörigen und aggressive pflegebedürftige Menschen gehören zum Alltag einer Pflegekraft. Sie wird solchen Situationen in ihrer Berufstätigkeit häufig begegnen. **Krisen** stellen eine Herausforderung für jede Person dar. Krisen tragen auch zu innerem Wachstum und Reifung bei. Eine noch größere Herausforderung ist aber das gegenseitige **Verzeihen und Versöhnen.** Dieser Gesichtspunkt darf bei einer Schüleranleitung nicht außer Acht gelassen werden.

11.4 Gewalt in Anleitungssituationen thematisieren

Zum Thema „Gewalt in der Pflege" gibt es kein „Allheil-Rezept" für Anleitungen. Oberste Priorität hat die Vermittlung der Aussage, dass Gewalt in der Pflege illegal – d. h. strengstens verboten ist! Die Praxisanleiterin muss immer wieder Raum für Gespräche schaffen. Sie muss erkennen, wann die Grenzen einer Schülerin erreicht sind und in welchen Situationen sie überfordert ist. Auch die Schülerin sollte sich bewusst werden, welche Situationen sie als belastend empfindet und wie sie in bestimmten Lagen reagiert.

Am besten lässt sich das Thema „Gewalt" als Gruppenanleitung (➤ 6.3) erarbeiten.

Folgendes Vorgehen ist dabei denkbar:

- Besprechung in der Gruppe, weshalb es zu den verschiedenen Gewaltformen im Pflegebereich kommen kann.
- Die Schülerinnen denken sich Fallbeispiele aus.
- Wie würden die Schülerinnen sich in den Beispielsituationen verhalten?
- Die Situationen werden in einem Rollenspiel nachgespielt und refelektiert.

Weitere **Hilfestellungen** sind:

- Überdenken der strukturellen/institutionellen Bedingungen und Vorgaben
- Rollenverständnis entwickeln
- Qualitätsverbesserung und Qualitätssicherung („Qualitätszirkel")
- Supervisionen
- Angebote für Fort- und Weiterbildungen

Den Schülerinnen müssen die Folgen eines möglichen gewalttätigen Übergriffs deutlich gemacht werden. **Disziplinarische Maßnahmen,** die ergriffen werden können:

- Gespräche mit der Vorgesetzten
- Abmahnungen
- Kündigung
- Strafanzeige

KAPITEL

12 Berufliches Selbstverständnis entwickeln

Praxisanleitung beinhaltet auch, die Schülerinnen darin zu unterstützen, ein berufliches Selbstverständnis zu entwickeln.

12.1 Berufsgesetze der Pflegeberufe, Berufsbilder und Arbeitsfelder

Wichtiges aus den Berufsgesetzen und Ausbildungsvorschriften der Pflegeberufe wird in ➤ Kap. 2 dargestellt.

Auf der Basis von Berufsgesetzen, Bildungsstandards der Länder, Schulversuchsbestimmungen und Lehrplänen der Länder werden in der Ausbildung **berufliche Kompetenzen** (➤ Kap. 3) vermittelt. Das Ziel ist **theoriegeleitetes Handeln** auf der Basis von Wissenschaft.

Altenpflegerinnen und Altenpfleger, Gesundheits- und Krankenpflegerinnen und Krankenpfleger sowie Gesundheits- und Kinderkrankenpflegerinnen und Gesundheits- und Kinderkrankenpfleger sind Fachkräfte der Pflege im Sinne des SGB XI. Ihre **Berufsbezeichnung** ist gesetzlich geschützt. Sie können in ambulanten, teilstationären und stationären Einrichtungen des Gesundheitswesens ihren Beruf als Fachkraft ausüben. Sie können sich fortbilden in verschiedenen Fachrichtungen oder weiterbilden zur Stationsleitung, Abteilungsleitung sowie an der (Fach) Hochschule zur Pflegedienstleitung, Pflegepädagogin, Pflegemanagerin oder Pflegewissenschaftlerin.

12.2 Berufsverbände und Organisationen der Altenpflege

Die **Berufsverbände** und Vereinigungen vertreten die Interessen der Berufsgruppen und der Berufsangehörigen in der Pflege. Landesverbände sind in nationalen Dachverbänden, wie z. B. DBFK (Deutscher Berufsverband für Pflegeberufe), DBVA (Deutscher Berufsverband für Altenpflege e. V.) vereinigt. Die nationalen Berufsverbände sind im DPR (Deutscher Pflegerat) zusammengeschlossen. Der ICN (International Council of Nurses) ist der größte internationale Zusammenschluss der Pflegeberufe.

Weitere Organisationen vertreten die Interessen der Senioren oder der Pflegeeinrichtungen, z. B. das KDA (Kuratorium deutsche Altenhilfe).

12.3 Teamarbeit und Zusammenarbeit mit anderen Berufsgruppen

Ein **Team** im beruflichen Sinne ist eine Gruppe, die gemeinsam Aufgaben und Probleme bearbeitet und bewältigt. Ziel ist, dass durch optimales Zusammenwirken die Entfaltung der Ressourcen jedes Einzelnen zur beruflichen Problemlösung erreicht wird. In einem Klima von Anerkennung und gegenseitigem Respekt, auch bei unterschiedlichen Sichtweisen, werden sich die Mitglieder in der Regel einbringen und konstruktiv zur Problemlösung beitragen. Es ist von Vorteil, wenn die Rollen der Prozesssteuerung und der Ergebnissicherung gemeinsam geklärt und akzeptiert sind.

Beispiel:
- Der Gruppenleiter strukturiert, moderiert, fasst zusammen, leitet Entscheidungsfindung ein, spricht weiteres Vorgehen an.
- Ein evtl. Co-Gruppenleiter visualisiert Probleme, Ziele, Problemlösungsvorschläge, Entscheidungsfindung, erinnert an Zeitfenster.
- Die Teammitglieder machen Vorschläge zur Problemlösung, entscheiden bei der Problemlösung mit.
- Der Schriftführer hält Teillösungen und Ergebnisse und schriftlich fest.

Besondere Problemstellungen – wie z. B. zum Wundmanagement – erfordern die **Zusammenarbeit mehrerer Berufsgruppen,** wie Hygieniker, Allgemeinarzt, Dermatologe.

Hier sollte eine Person bestimmt werden, die alle erforderlichen Kontakte und Termine koordiniert.

12.4 Ethische Herausforderungen in der Altenpflege

Mit Situationen, die ggf. mit Machtlosigkeit, Leiden, Ekel, Aggression, Depression und Sterben verbunden sind, dürfen die Schülerinnen nicht allein gelassen werden. Einfühlsame Beobachtung und Begleitung der Schülerinnen durch die Praxisanleiterin und die Möglichkeit zur **Reflexion** der Erfahrungen ermöglichen die Verarbeitung des Erlebens sowie die emotionale und fachliche Weiterentwicklung der Persönlichkeit.

Dabei spielen u. a. Menschenbilder, eigene Einstellungen, Haltungen und der ICN-Ethikkodex (➤ Tab. 12.1) für Pflegende eine Rolle.

Hilfreich bei der Reflexion können folgende Fragen sein:
- Achte ich meine Mitmenschen und kann mich in diese hineinversetzen, verstehe ich, wie die Menschen sich selbst sehen?
- Welche Einstellungen, (Moral-)Vorstellungen und Haltungen habe ich selbst?
- Schaffe ich es, andere Einstellungen, Vorstellungen und Haltungen als die meinen zu akzeptieren?
- Kann ich mein pflegerisches Handeln nach dem ICN-Ethikkodex ausrichten?
- Behandle ich Pflegebedürftige respekt- und würdevoll?
- Kann ich akzeptieren, dass Pflegebedürftige sich in verschiedenen Pflege- und Lebenssituationen unwürdig behandelt fühlen, obwohl ich meine Handlungen selbst als würdevoll betrachte?

Fallbeispiel

Herr Meier gab zeitlebens den Ton in Familie und Beruf an. Nun ist er so stark pflegbedürftig, dass die komplette Körperpflege vom Pflegpersonal übernommen werden muss. Sie achten die Intimsphäre, stellen sich auf Herrn Meier ein, fragen nach seinen Bedürfnissen und Wünschen. Trotzdem fühlt Herr Meier sich unwürdig behandelt, da er es nicht gewohnt ist, nicht selbst über sich bestimmen zu können.

Dieses Beispiel macht deutlich, dass sich das Pflegepersonal während der pflegerischen Tätigkeit immer wieder mit folgenden Fragen beschäftigen muss:
- Kann ich im Sinne der Ethik gut und recht handeln und wie definiere ich für meine Arbeit „gut" und „recht"?
- Beachte ich bei meinem Handeln die juristische Sichtweise und kann ich akzeptieren, dass auch ökonomische Faktoren mein Handeln beeinflussen und bestimmen?
- Bin ich mächtig zu handeln, d. h., besitze ich die notwendigen Fähigkeiten und Fertigkeiten, um bestimmte Tätigkeiten durchzuführen?

Das pflegerische Handeln wird maßgeblich davon bestimmt, ob die Schülerin Kenntnisse über verschiedenartige Vorstellungen der Menschen und verschiedene Menschenbilder erlangt und Unterstützung in ethischen Entscheidungsprozessen erhält, wenn es um das Handeln in konkreten Situationen geht. Natürlich spielen die eigene Erziehung, religiöse Hintergründe und somit eigene Einstellungen, Vorstellungen und Haltungen eine Rolle und beeinflussen das Handeln mit. In der heutigen multikulturellen und pluralistischen Welt stellt das eine große Herausforderung für die Praxisanleiterin dar.

Tab. 12.1 ICN-Ethikkodex für Pflegende [W907] [19]

ICN-Ethikkodex für Pflegende
Präambel Die Pflegende hat vier grundlegende Aufgaben: Gesundheit zu fördern, Krankheit zu verhüten, Gesundheit wiederherzustellen, Leiden zu lindern. Es besteht ein universeller Bedarf an Pflege. Untrennbar von Pflege ist die Achtung der Menschenrechte, einschließlich des Rechts auf Leben, auf Würde und auf respektvolle Behandlung. Sie wird ohne Rücksicht auf das Alter, Behinderung oder Krankheit, das Geschlecht, den Glauben, die Hautfarbe, die Kultur, die Nationalität, die politische Einstellung, die Rasse oder den sozialen Status ausgeübt. Die Pflegende übt ihre berufliche Tätigkeit zum Wohle des Einzelnen, der Familie und der sozialen Gemeinschaft aus; sie koordiniert ihre Dienstleistungen mit denen anderer beteiligter Gruppen.
Der Kodex Der ICN-Ethikkodex für Pflegende hat vier Grundelemente, die den Standard ethischer Verhaltensweisen bestimmen.
Elemente des Ethikkodex: *1. Pflegende und ihre Mitmenschen* Die grundlegende berufliche Verantwortung der Pflegenden gilt dem pflegebedürftigen Menschen. Bei ihrer beruflichen Tätigkeit fördert die Pflegende ein Umfeld, in dem die Menschenrechte, die Wertvorstellungen, die Sitten und Gewohnheiten sowie der Glaube des Einzelnen, der Familie und der sozialen Gemeinschaft respektiert werden. Die Pflegende gewährleistet, dass der Pflegebedürftige ausreichende Informationen erhält, auf die er seine Zustimmung zu seiner pflegerischen Versorgung und Behandlung gründen kann. Die Pflegende behandelt jede persönliche Information vertraulich und geht verantwortungsvoll mit der Informationsweitergabe um. Die Pflegende teilt mit der Gesellschaft die Verantwortung, Maßnahmen zugunsten der gesundheitlichen und sozialen Bedürfnisse der Bevölkerung, besonders der von benachteiligten Gruppen, zu veranlassen und zu unterstützen. Die Pflegende ist auch mitverantwortlich für die Erhaltung und den Schutz der natürlichen Umwelt vor Ausbeutung, Verschmutzung, Abwertung und Zerstörung. *2. Pflegende und die Berufsausübung* Die Pflegende ist persönlich verantwortlich und rechenschaftspflichtig für die Ausübung der Pflege sowie für die Wahrung ihrer fachlichen Kompetenz durch kontinuierliche Fortbildung. Die Pflegende achtet auf ihre eigene Gesundheit, um ihre Fähigkeit zur Berufsausübung zu erhalten und sie nicht zu beeinträchtigen. Die Pflegende beurteilt die individuellen Fachkompetenzen, wenn sie Verantwortung übernimmt oder delegiert. Die Pflegende soll in ihrem beruflichen Handeln jederzeit auf ein persönliches Verhalten achten, das dem Ansehen der Profession dient und das Vertrauen der Bevölkerung in sie stärkt. Die Pflegende gewährleistet bei der Ausübung ihrer beruflichen Tätigkeit, dass der Einsatz von Technologie und die Anwendung neuer wissenschaftlicher Erkenntnisse vereinbar sind mit der Sicherheit, der Würde und den Rechten des Menschen. *3. Pflegende und die Profession* Die Pflegende übernimmt die Hauptrolle bei der Festlegung und Umsetzung von Standards für die Pflegepraxis, das Pflegemanagement, die Pflegeforschung und Pflegebildung. Die Pflegende wirkt aktiv an der Weiterentwicklung der wissenschaftlichen Grundlagen der Profession mit. Durch ihren Berufsverband setzt sich die Pflegende dafür ein, dass gerechte soziale und wirtschaftliche Arbeitsbedingungen in der Pflege geschaffen und erhalten werden. *4. Pflegende und ihre Kollegen* Die Pflegende sorgt für eine gute Zusammenarbeit mit den Kollegen aus der Pflege und anderen Professionen. Die Pflegende greift zum Schutz des Patienten ein, wenn sein Wohl durch einen Kollegen oder eine andere Person gefährdet ist.

12.5 Reflexion der beruflichen Rolle und des beruflichen Handelns

Die Reflexion der beruflichen Rolle und des beruflichen Handelns umfasst die Reflexion des eigenen Erlebens der Pflegesituation und des vermutlichen Erlebens des pflegebedürftigen Menschen oder der Angehörigen sowie das berufliche Handeln im Hinblick auf fachliche, soziale und personelle Kompetenzen.

! Die Reflexion des beruflichen Handelns ist Teil der praktischen Prüfung in der Altenpflege.

KAPITEL

13 Die eigene Gesundheit erhalten und fördern

Das Kreuz mit dem Kreuz, Stress zu Hause, Suchtprobleme oder gar „ausgebrannt“ schon während der Ausbildung: Die Praxisanleiterin kann bewirken, dass die Schülerin gesundheitliche Gefahren erkennen kann und lernt, diesen entgegenzuwirken, um ihre eigene Gesundheit zu fördern und zu erhalten.

13.1 Persönliche Gesundheitsförderung

Fallbeispiel

Schülerin Beate Berger hat im letzten Jahr 15 kg zugenommen. Sie hat häufig ein gerötetes Gesicht und glasige Augen. Sie klagt jedoch nicht und verrichtet ihre Arbeit zur Zufriedenheit aller. Sie ist hilfsbereit und ermuntert Bewohnerinnen und Kolleginnen mit ihrer humorvollen Art. Sie kommt pünktlich zur Arbeit, arbeitet konzentriert und macht wo erforderlich, willig Überstunden. Auf die Frage, wie es ihr geht, antwortet sie mit „gut“.

Die Praxisanleiterin macht sich Sorgen um Beate, möchte ihr aber nicht zu nahe treten. Es hat auch keinen Sinn, Beate Vorwürfe zu machen, sie wegen ihrer Gewichtszunahme in noch größere Bedrängnis zu bringen, als sie es vermutlich ohnehin schon ist. Beate wegen eines möglichen Alkoholproblems anzusprechen, würde vielleicht nur Scham auslösen und das Problem vergrößern. Was Beate braucht, ist ein Mensch, dem sie vertrauen kann, dem sie ihre Sorgen anvertrauen kann, der sie akzeptiert und ihr hilft ihre Stärken zu erkennen und eigene Lösungen zu finden.

Um gesundheitsförderndes Verhalten wissen die meisten Menschen. Jedoch sind sie häufig nicht in der Lage, dieses für sich umzusetzen. Die Gründe für gesundheitsschädigendes Verhalten können im Berufsleben, im Privatleben oder in der Persönlichkeit selbst liegen. Es ist hilfreich, diese Gründe in einem vertraulichen Gespräch herauszufinden, um sie im Rahmen des Möglichen zu minimieren.

13.2 Arbeitsschutz

Der **Arbeitsschutz** ist vor allem darauf ausgerichtet, Arbeitsunfälle und Berufserkrankungen zu verhindern. Praxisanleitung sollte beinhalten:

- Anleitung zur Kinästhetik
- Konsequenter Einsatz von Hilfsmitteln, falls z. B. das Heben von pflegebedürftigen Menschen unumgänglich ist
- Konsequentes Umsetzen aller Sicherheitsvorschriften in Bezug auf Geräte, Hygiene und Vermeidung von Unfällen

Auch im Bereich der innerbetrieblichen Fortbildung können Themen zur Gesunderhaltung und Förderung der Gesundheit angeregt und angeboten werden, z. B. verschiedene Entspannungstechniken von autogenem Training über Yoga, Rückenschule, Supervision etc.

13.3 Stressprävention und Bewältigung

Stressauslöser im Beruf

Stressauslöser im Beruf können hohe Arbeitsbelastung, hoher Zeitdruck, hohe Anforderungen an sich selbst, Rivalitäten, fehlende Anerkennung oder Mobbing (➤ 13.5) durch Kolleginnen oder Vorgesetzte sein. Bei Schülerinnen kommt häufig noch die Belastung durch die Ausbildung, Berichte, Klassenarbeiten, hohe Notenerwartungen, Prüfungen hinzu.

Hilfen sind Zeitmanagement, Kennen von Möglichkeiten zur Konflikt- und Stressbewältigung, realistische Anforderungen an sich selbst, um seinen „Wert" wissen und sich ab und zu selbst loben, Intriganten und Mobber möglichst zu entlarven und sich zu wehren, wenn man angegriffen wird.

Hierbei kann die Praxisanleiterin eine unterstützende Rolle spielen, z. B. durch persönliches Vorbild, Anregungen zu Fortbildungen und das Thematisieren im persönlichen Gespräch.

Stressauslöser im Privatleben

Im Privatleben sind die **Stressfaktoren** häufig schwerer zu beeinflussen. Trennung oder Verlust einer geliebten Person, einem Kind oder einem Lebenspartner durch Scheidung oder Tod sind im privaten Bereich die einschneidendsten Stressfaktoren. Beziehungsprobleme, Bevormundung, Gewalt sind ebenfalls nicht einfach aus der Welt zu räumen. Hier hilft häufig nur gezielte Beratung und Hilfe von außen. Dies gilt auch für Suchtprobleme. Wenn es der Praxisanleiterin gelingt, Vertrauen durch akzeptierende wertschätzende Haltung aufzubauen, besteht die Chance, dass die Schülerin offen über ihre Probleme spricht, um im gemeinsamen Gespräch Lösungswege für ihr Problem zu finden, Hilfe anzunehmen.

Stressabbau

!

Alkohol, Nikotin, Reizüberflutung, wenig Schlaf, ungesunde Ernährung lösen keine Probleme. Sie schädigen die Gesundheit zusätzlich!

Das wissen wir alle. Und doch sind wir häufig nicht in der Lage gegenzusteuern. Was hindert uns daran, dass wir uns eine „Auszeit" gönnen, meditieren, ein schönes Buch lesen, Sport treiben, uns entspannen, uns gesund ernähren, mit Familie oder Freunden zusammen sein, oder was wir sonst gerne tun, was uns den „Frust" vergessen lässt – aber der Gesundheit nicht schadet? Keine Zeit zum Stressabbau? – Überstunden? – Haushaltsführung in der wenigen Freizeit? Vielleicht kann ein Gespräch mit der Praxisanleiterin ein Zeitfenster öffnen.

13.3.1 Burnout

Der Begriff „Burnout" wurde ursprünglich für die seelische Erschöpfung von Teams in der Sozialarbeit in den USA beschrieben und bedeutet „ausgebrannt sein", „erloschen sein", „kaputtmachen", „zerstört sein". Das bezieht sich aber nicht nur auf das Arbeitsleben, sondern es spielen auch Erziehung, Persönlichkeit und privates Umfeld eine Rolle. Meistens leiden hochmotivierte Menschen unter einem Burnout. [20, 21]

Burnout-Prozess (nach Burisch)

1. **Warnsymptome in der Anfangsphase**
   a. Vermehrtes Engagement für Ziele
      - Hyperaktivität
      - Freiwillige, unbezahlte Mehrarbeit
      - Gefühl der Unentbehrlichkeit und nie Zeit zu haben
      - Verleugnung eigener Bedürfnisse
      - Verdrängung von Misserfolgen
   b. Erschöpfung
      - Chronische Müdigkeit
      - Energiemangel
      - Unausgeschlafenheit
2. **Reduziertes Engagement**
   a. Für den Pflegebedürftigen
      - Desillusionierung
      - Verlust positiver Gefühle gegenüber Pflegebedürftigen
      - Größere Distanz zu Pflegebedürftigen
      - Meidung von Kontakt mit Pflegebedürftigen und/oder Kollegen
      - Aufmerksamkeitsstörung in der Interaktion mit Pflegebedürftigen
      - Schuldzuweisung für Probleme an den Pflegebedürftigen
      - Stereotypisierung von Pflegebedürftigen
      - Höhere Akzeptanz von Kontrollmitteln wie Tranquilizern
      - Dehumanisierung
   b. Für andere allgemein
      - Unfähigkeit zu geben
      - Kälte („Coolout" ➤ 13.3.2)
      - Verlust der Empathie
      - Verständnislosigkeit
      - Schwierigkeiten anderen zuzuhören
      - Zynismus

c. Für die Arbeit
  - Negative Einstellung zur Arbeit
  - Widerstand, täglich zur Arbeit zu gehen
  - Ständiges Auf-die-Uhr-sehen
  - Fluchtphantasien
  - Tagträumen
  - Überziehen der Pausen
  - Häufiges Zuspätkommen
  - Vorzeitiges Arbeitsende
  - Fehlzeiten
  - Schwergewicht liegt im Freizeitgeschehen → „Aufblühen" am Wochenende
  - Höheres Gewicht materieller Bedingungen für Arbeitsunzufriedenheit

d. Erhöhte Ansprüche
  - Konzentration auf die eigenen Ansprüche
  - Gefühl ausgebeutet zu werden
  - Eifersucht
  - Partnerprobleme
  - Konflikte mit den eigenen Kindern

3. **Emotionale Reaktionen; Schuldzuweisungen**

a. Depression
  - Reduzierte Selbstachtung
  - Insuffizienzgefühl
  - Gedankenverlorenheit
  - Selbstmitleid
  - Humorlosigkeit
  - Unbestimmte Angst und Nervosität
  - Abrupte Stimmungsschwankungen
  - Verringerte emotionale Belastbarkeit
  - Bitterkeit
  - Abstumpfung, Gefühl von Abgestorben sein und Leere
  - Schwächegefühl
  - Neigung zum Weinen
  - Ruhelosigkeit
  - Gefühl des Festgefahrenseins
  - Hilflosigkeits-, Ohnmachtsgefühle
  - Pessimismus
  - Apathie
  - Suizidgedanken

b. Aggression
  - Schuldzuweisung an Andere und das System
  - Verleugnung der Eigenbeteiligung
  - Ungeduld
  - Launenhaftigkeit
  - Intoleranz
  - Kompromissunfähigkeit
  - Negativismus
  - Reizbarkeit
  - Ärger und Ressentiments

4. **Abbau**

a. Der kognitiven Leistungsfähigkeit
  - Konzentrations- und Gedächtnisschwäche
  - Unfähigkeit, komplexe Aufgaben zu bearbeiten
  - Ungenauigkeit
  - Desorganisation
  - Entscheidungsunfähigkeit

b. Der Motivation
  - Verringerte Initiative
  - Verringerte Produktivität
  - Dienst nach Vorschrift

c. Der Kreativität
  - Verringerte Phantasie
  - Verringerte Flexibilität

d. Entdifferenzierung
  - Rigides Schwarz-Weiß-Denken
  - Widerstand gegen Veränderungen aller Art

5. **Verflachung**

a. Des emotionalen Lebens
  - Verflachung gefühlsmäßiger Reaktionen
  - Gleichgültigkeit

b. Des sozialen Lebens
  - Weniger persönliche Anteilahme an anderen oder Bindung an Einzelne
  - Verringerte Produktivität
  - Meidung informativer Kontakte
  - Meidung von Gesprächen über die eigene Arbeit
  - Mit sich selbst beschäftigt sein
  - Einsamkeit

c. Des geistigen Lebens
  - Aufgeben von Hobbies
  - Desinteresse
  - Langeweile

6. **Psychosomatische Reaktionen**
  - Schwächung der Immunreaktion
  - Unfähigkeit zur Entspannung in der Freizeit
  - Schlafstörungen
  - Albträume
  - Herzklopfen
  - Engegefühl in der Brust
  - Atembeschwerden
  - Tachykardie
  - Hypertonie

- Muskelverspannungen
- Rückenschmerzen
- Kopfschmerzen
- Nervöse Ticks
- Verdauungsstörungen
- Gewichtsveränderungen
- Veränderte Essgewohnheiten
- Mehr Alkohol/Kaffee/Tabak/andere Drogen

7. **Verzweiflung**
   - Negative Einstellung zum Leben
   - Hoffnungslosigkeit
   - Gefühl der Sinnlosigkeit
   - Suizidgedanken
   - Existenzielle Verzweiflung

Gründe für fehlende Motivation in Pflegeberufen

- Unzureichende Aufstiegsmöglichkeiten
- Geringes Prestige, verbunden mit der schlechten Bezahlung
- Ständige Begegnung mit Leid und damit oft verbundene Hilf- und Hoffnungslosigkeit
- Burnout bei Kollegen, kein Ersatz z. B. bei krankheitsbedingtem Personalausfall → Verschlechterung der Arbeitsbedingungen und dadurch Erkrankung anderer Kollegen
- Fehlendes Mitspracherecht

Diese Faktoren sind schlechte Voraussetzungen für eine erfolgreiche und befriedigende Arbeit und können Burnout auslösen.

Möglichkeiten der Prävention von Burnout

Voraussetzungen:

- Analyse stresshafter Aspekte
- Ausreichende Anerkennung durch die Teammitglieder
- Ausreichende Anleitung und Anerkennung durch die Vorgesetzten
- Realistisches Menschenbild, d. h. keine Über- und Unterforderung
- Erholung und Anstrengung in einem ausgewogenen Verhältnis
- Je früher die Maßnahmen einsetzen, desto größer die Wirkung
- Jeder Mitarbeiter soll als Teil der Organisation ernst genommen werden
- Ausreichender Personalspiegel
- Gespräche im Team oder mit der Leitung allein
- Realistische Arbeitspläne und Arbeitsziele
- Möglichkeiten zum Feedback und Austausch
- Supervision
- Grenzen setzen zwischen Privat- und Arbeitsleben
- Sich selbst achten
- Sich immer wieder fragen: „Will ich die Arbeit wirklich so tun, oder wird mir das Handeln ‚aufgedrückt'?"
- Verantwortung für sein eigenes Handeln übernehmen
- Angebote an Fort- und Weiterbildung
- Soziales Unterstützungssystem innerhalb und außerhalb der Arbeit aufbauen

Weiterhin:

- Ausgleich schaffen durch Sport, Musik, individuelle Hobbys
- Alternative Wege: Gebet, Meditation, Yoga … [20, 21]

13.3.2 Coolout

Der Begriff **„Coolout"** erinnert an den Begriff „Burnout". Im Gegensatz zum „Burnout" brennen die Personen beim „Coolout" aber nicht aus, sondern sie „machen sich kalt" gegenüber Anforderungen im Arbeitsaltag, um diese auszuhalten. Der Proszess des „Coolout" verläuft still, ohne, dass er sich nach außen hin bemerkbar macht. [22]

Gründe für die Entstehung sind im sich immer weiter zuspitzenden Spannungsfeld der Pflege zu suchen.

Der Anspruch in der Pflege steigt u. a. durch die Entwicklungen in der Pflegewissenschaft. Gleichzeitig verschlechtern sich aber die Rahmenbedingungen durch den „Pflegenotstand", der auch in der Öffentlichkeit immer mehr und intensiver diskutiert wird.

Pflegende stehen täglich moralischen Konfliktsituationen gegenüber, in denen sie entscheiden müssen, wie welcher zu Pflegende in oft kurzer Zeit versorgt werden kann. Oft ist es nicht die Pflege, die sich Pflegende für ihre zu Pflegenden wünschen.

Das Verhalten der Pflegenden und somit auch der Praxisanleiterin sieht die Schülerin und übernimmt, oft notgedrungen, dieses Verhalten. Auf der einen

Seite möchte die Schülerin dem zu Pflegenden gerecht werden und eine umfassende Pflege durchführen, auf der anderen Seite muss sie sich dem Stationsalltag anpassen und eventuell Abstriche in der Pflege machen.

Diese Zerrissenheit zwischen dem eigenen Anspruch an die Durchführung der Pflege und den strukturellen Arbeitsbedingungen und dem ständigen Gefühl, zu wenig Zeit für die zu Pflegenden zu haben, kann eine Haltung fördern, die sich im „Cool-out“ bemerkbar macht. Hinzu kommt die körperliche Schwerstarbeit, die täglich geleistet werden muss.

Um eventuelle Verletzungen der gegebenen Normen hinzunehmen und vor sich selbst zu rechtfertigen, machen sich immer mehr Pflegende „kalt“ gegenüber Anschuldigungen durch Kollegen („Du bist zu langsam …“), oder den Forderungen durch die Strukturen, die nicht zu bewältigen sind. Sie lernen es, strukturelle Gegebenheiten mit mehr oder weniger Widerspruch hinzunehmen und erreichen damit das Gegenteil von dem, was sie eigentlich wollen: Sich vor der Kälte zu schützen! Die Schülerin übernimmt Gegebenheiten oft unreflektiert und fraglos, aber ein unsicheres Gefühl kommt auf, dass irgendetwas nicht stimmt: „Wir sollen immer schnell arbeiten, dabei ist doch auch Sinn der Pflege die Zuwendung!“ Da bleibt das Gefühl, ein „Opfer“ zu sein und immer „angemeckert“ zu werden nicht aus. Nun bemüht sich die Schülerin durch verschiedene Strategien diese falschen Gegebenheiten mit Empathie u. Ä. zu kompensieren. Für sich selbst löst sie die Widersprüche auf und arbeitet so, wie sie es für richtig hält und gelernt hat. Reflektiert sie ihr Verhalen, wird sehr schnall klar, dass die Widersprüche unter gegebenen Bedingungen nicht aufzulösen sind. Während der Ausbildung soll eine „Gewissensbildung“ stattfinden, die die Schülerin befähigt, zu erkennen, wenn die zu Pflegenden zu wenig betreut werden und wann zu mechanisch gearbeitet wird.

Was kann getan werden?

Zuerst müssen die Mechanismen, die zu Stagnation und Stillhalten beitragen, erkannt und reflektiert werden wie das eigene Verhalten ist:

1. Lasse ich mich so stark von anderen beeinflussen, dass ich mich selbst aufgebe und nur noch im Sinne der anderen handle?
2. Lasse ich mich von meiner eigenen vermeintlichen Ohnmacht so sehr beeinflussen, dass ich nicht effektiv arbeiten und handeln kann?

Als Nächstes muss ich versuchen an den Bedingungen zu arbeiten, damit eine individuell ausgerichtete Pflege möglich ist. [22]

13.4 Kollegiale Beratung und Supervision

Nicht Hilfe von andern Helfern, die alles besser wissen, alles besser können, sondern nur Hilfe zur Selbsthilfe stärkt. **Kollegiale Beratung** und **Supervision** können ermöglichen, dass die Sichtweise auf die eigene Situation erweitert werden kann, z. B. sich die Bewertung und das Erleben von Stresssituationen verändern.

Grundvoraussetzung ist, dass die Kontakte getragen sind von Vertrauen und Wertschätzung sowie der Bereitschaft, mögliche Konflikte offen und wohlwollend auszutragen. Vertrauen entsteht nur, wenn Informationen nicht nach außen getragen werden, jeder sich nach seinen Möglichkeiten öffnet und niemand erwartet, dass sich ein Gesprächs- oder Gruppenmitglied nach den Vorstellungen von anderen verändert. Entscheidungen über Veränderungen des Verhaltens kann nur der Betroffene selbst treffen. Nur wenn dies ein kollegialer Berater bzw. alle Beteiligten der Supervision akzeptieren, kann die kollegiale Beratung oder Supervision gelingen.

Praxisanleiterinnen können kollegiale Beraterinnen oder Supervisoren werden. Es gibt verschiedene Modelle kollegialer Beratung. Diese Aufgabe stellt hohe Anforderungen an die Selbstkompetenz der Praxisanleiterin. Es empfehlen sich hierfür weiterführende Fortbildungen.

Die häufigsten Formen kollegialer Beratung sind das Konfliktgespräch und die kollegiale Supervision.

13.4.1 Konfliktgespräch

Konfliktursachen können in einer gestörten Beziehung zwischen zwei oder mehreren Personen, z. B. durch Antipathie, Neid, verletzte Eitelkeit, oder in unterschiedlichen sachlichen Positionen liegen. Beides lässt sich nur schwer trennen. Die Hauptursache der meisten Konflikte sind gestörte Beziehungen. Daraus resultieren häufig verbale Gewalt, Mobbing, schlechte Arbeitsleitungen usw. Gründe für gestörte Beziehungen werden selten offen gelegt.

Ziel eines Konfliktgespräches ist es, die unterschiedlichen Positionen, die gemeinsamen Ziele und gegenseitiges erwünschtes Verhalten der Kontrahenten zu ermitteln.

Als **Ergebnis** des Konfliktgesprächs sollten Vereinbarungen oder Regeln stehen, die für beide Konfliktpartner akzeptabel sind, an die sich beide Konfliktpartner halten können und wollen. Es geht darum, Beziehungen zu klären, die Zusammenarbeit und Arbeitseffektivität zu verbessern.

Ablauf eines Konfliktgespräches

1. Die Rollen der Teilnehmer klären
   - Welche Erwartungen haben Sie?
   - Welche Hindernisse und Bedingungen gibt es für Sie?
2. Sachanalyse (Ist-Zustand klären)
   - Die Kontrahenten reden nicht miteinander
   - Aufforderung: „Schildern Sie Ihre Sicht der Dinge“
   - Jeder hört dem Anderen zu
3. Ziel: Gegenseitiges Verständnis
   - Die Kontrahenten sprechen miteinander
4. Lösungssuche und Vereinbarungen
   - Die Konfliktpartner machen Lösungsvorschläge
   - Sie wählen die für sie passenden Lösungen aus und treffen konkrete Vereinbarungen
5. Weiteres Vorgehen festlegen
   - Frage: Wie fühlen Sie sich jetzt?
   - Klären: Wie geht es jetzt weiter? Welche Schritte folgen? Wer hat was zu tun?

13.4.2 Supervision

Ziel der Supervision ist es, die berufliche Tätigkeit zu reflektieren, neue Sichtweisen zu entdecken, neues Verhalten zu erproben und die Selbstkompetenz (➤ 3.1.2) der Teilnehmerinnen weiterzuentwickeln. Supervision kann als Einzelsupervision und als Gruppensupervision stattfinden. Voraussetzung für eine erfolgreiche Supervision ist die Bereitschaft der Teilnehmerinnen, sich einzubringen und einzulassen auf die Sichtweisen der anderen Gruppenmitglieder.

Ablauf einer Supervision

- Eine Supervisandin berichtet über eine berufliche Situation.
- Weitere Supervisandinnen oder die Supervisorin beleuchten die Situation mit ihrer Sichtweise und entwickeln mit der Supervisandin neue Sichtweisen und Handlungsperspektiven.
- Die Supervisorin leitet die Sitzungen und entwickelt durch Kommunikation mit der Supervisandin hilfreiche Strategien zur Bearbeitung und Bewältigung einer beruflichen Situation.
- Die Supervisandin berichtet über die Erprobung neuer Verhaltensweisen in der beruflichen Situation.
- Die neuen Verhaltensweisen werden unter der Leitung der Supervisorin im Hinblick auf die Bewältigung der Situation und das Befinden der Supervisandin reflektiert.

Im Berufsalltag können verschiedene Situationen auftreten, die ein angemessenes, vernünftiges Arbeiten miteinander einschränken oder unmöglich machen. Das kann z. B. durch Mobbing (➤ 13.5) oder Helfersyndrom (➤ 13.6) ausgelöst werden.

13.5 Mobbing

Das Wort Mobbing kommt aus dem Englischen und stammt von „Mob“ ab, was so viel bedeutet wie „das Gesinde“ „der Pöbel“. Mobbing bedeutet „anpöbeln“. [23]

Mobbing liegt vor, wenn ein schikanöses Handeln einer oder mehrerer Personen vorliegt und diese schikanösen Handlungen über einen längeren Zeitraum wiederholt werden. Darüber hinaus werden sie mit der Absicht vorgenommen, das Opfer und sein Ansehen zu schädigen oder aus einer Position zu vertreiben.

Unterschied zu normalen Konfliktsituationen:

- Häufigkeit der Schikanen
- Dauer der Aktivitäten, z. B. länger als ein halbes Jahr
- Systematik der Handlungen, z. B. bewusste Desinformation des Opfers

- Ungleiche Machtstrukturen, z. B. wenn das Opfer sich nicht wehren kann, weil keine Beweismöglichkeit vorliegt, oder den Aussagen kein Glauben geschenkt wird
- Gezielte Auswahl einer Person, weil man sie loswerden will
- Unerträglichkeit der psychischen Belastung durch ungewöhnliche Ereignisse; führen zu Aggressionen gegen einen Einzelnen

Dabei lehnen Mobbingopfer, Mobbingtäter und Mitwisser die Verantwortung für den Mobbingprozess ab und Mitwisser sind oft froh, dass ein „Sündenbock“ gefunden wurde.

Voraussetzung für Mobbing

Mindestens zwei Menschen müssen über einen längeren Zeitraum miteinander arbeiten und keine Möglichkeit haben, sich freiwillig dieser Situation zu entziehen, ohne ernsthafte Konsequenzen zu fürchten. Aggressionen an anderen auszulassen führt zum Stressabbau und wird durch Lustgewinn belohnt. Wehrt sich das Gegenüber nicht, wendet man diese Strategien immer wieder an. Wird das eigene Sozialverhalten nicht reflektiert, lernt der Einzelne nie konstruktive Strategien, um Lustgewinn zu empfinden, ohne Andere auszugrenzen.

Was kann zu Mobbing führen?

Mitarbeiter, die bisher immer gut gearbeitet haben, können durch schwierige Ereignisse so belastet sein, dass sie normale Tätigkeiten nicht mehr zur Zufriedenheit der Kollegen ausführen können. Dies kann zu Unzufriedenheit und Unverständnis führen. Es wird unterstellt, dass der Mitarbeiter keine Lust hat und alle Arbeiten auf die Kollegen abschiebt. Kann der Mitarbeiter darüber nicht sprechen, wird sich die Situation immer weiter verschlimmern. Dabei kann zwischen typisch männlichen und typisch weiblichen Formen (➤ Tab. 13.1) von Mobbing unterschieden werden.

Tab. 13.1 Formen von Mobbing

Männliche Form	Weibliche Form
• Ständige Einteilung zu neuer Arbeit • Druck durch mündliche Androhungen • Nicht mehr mit dem Opfer reden • Politische oder religiöse Anschauung angreifen • An isolierten Ort versetzen • Das Opfer ständig unterbrechen • Zwang zu degradierenden Aufgaben	• Hinter dem Rücken schlecht reden • Vor anderen lächerlich machen • Gerüchte verbreiten • Die Möglichkeit sich zu äußern einschränken • Sich über Behinderung lustig machen • Mit Andeutungen kommen, ohne etwas zu sagen • Ständig Kritik an der Arbeit

Auslöser für Mobbing

- Neue Mitarbeiter mit mangelnden Kenntnissen der innerbetrieblichen Abläufe
- Mitarbeiter, die ungeschickt häufig fragen oder forsch auftreten
- Neue Führungskraft, die einer bereits eingearbeiteten Gruppe als neue Führungskraft vorgesetzt wird
- Eine neu geschaffene Position wird von den Mitarbeitern als nicht notwendig erachtet und die Person, die die Position besetzt wird abgelehnt
- Neue Mitarbeiter beachten und respektieren die Gruppennormen nicht
- Fachkompetenz reicht nicht aus
- Mitarbeiter/Führungskräfte, die mit einem unterlegenen Mitkonkurrenten arbeiten müssen
- Kranke Mitarbeiter
- Personen mit befristeten Arbeitsverträgen
- Ältere Personen, die kurz vor der Pensionierung stehen und herausgeekelt werden sollen

Mobbingfolgen

Physische Symptome (➤ Abb. 13.1):

- Müdigkeit
- Schlaflosigkeit
- Hyperventilation
- Muskelverspannungen (Kopf- und Nackenschmerzen)
- Unregelmäßige Menstruation
- Verringertes sexuelles Interesse
- Konzentrations- und Gedächtnisprobleme
- Magen- und Darmbeschwerden

Psychische Symptome (➤ Abb. 13.1):

- Betäubung: man will und kann nicht fühlen was geschehen ist
- Angst vor der Wiederholung eines solchen Ereignisses
- Hilflosigkeit

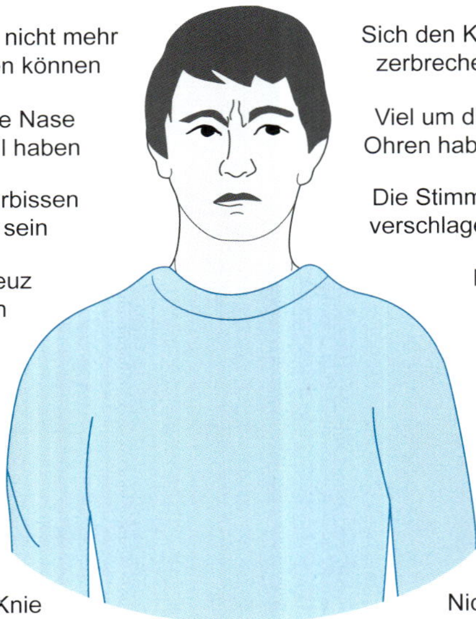

Abb. 13.1 Gefühle und Folgen für Mobbingopfer [G373, L231]

- Kummer wegen der Unmöglichkeit etwas zu tun
- Gefühl der Leere
- Schuldgefühle
- Schamgefühle
- Wut
- Machtlosigkeit
- Erinnerungen an frühere Vorfälle oder Verluste
- Einsamkeit
- Verzweiflung

Typisierung der beteiligten Personen

Der „Mobber"

- Welche Ursachen könnten in der Person des Mobbers liegen?
- Wovor hat der Mobber möglicherweise Angst?
- Will er diese Angst durch Mobbing an anderen verdrängen oder überwinden oder versucht er sie dadurch zu kompensieren?
- Verfolgt er möglicherweise persönliche Ziele?

Das Mobbingopfer

- Welche Ursachen könnten in der Person des Mobbingopfers liegen?
- Welche persönlichen Vorlieben, Mängel, Kenntnisse und Leistungen provozieren den Mobber?
- Welche besonderen Fehlverhaltensweisen oder Fehleinstellungen reizen an sich harmlose Mitmenschen, gerade diese Personen zum Opfer von Mobbingattacken werden zu lassen?

Die Angepassten

Warum unterstützen sie aktiv oder passiv durch Nichteingreifen das Geschehen?

Mögliche Ursachen für angepasstes Verhalten:

- Angst, selbst zum Opfer zu werden
- Eigene Unzulänglichkeiten überspielen
- Freude am Schmerz anderer
- Abbau von Aggressionen

Maßnahmen gegen Mobbing

- Grenzen setzen: oft reicht die kleinste Gegenwehr aus, den „Mobber" zu stoppen
- Hinzuziehen eines Mobbingberaters (sollte frühzeitig geschehen, weil mit zunehmendem Mobbing die Kraft für die Gegenwehr fehlt)
- Hilfe eines externen Mobbingberaters nutzen
- Wenn Betroffene nicht in der Lage sind, den Täter selbst zur Rede zu stellen: Hilfe innerhalb des Betriebes holen, z. B. Stationsleitung, Betriebsrat, Personalrat

- Situationen konkretisieren
- Führen eines Mobbingtagebuches

Mobbingtagebuch

Ein Mobbingtagebuch zu führen ist zeitintensiv, aber sehr sinnvoll, da es als Nachweis für die Angriffe gilt und dem Mobbingopfer selbst vor Augen führt, dass es sich nicht um einen bloßen Konflikt handelt, sondern um strategische „Misshandlung". Das wiederum muss Gegenmaßnahmen zur Folge haben.
Inhalt eines Mobbingtagebuches sollte sein:

- Datum, Uhrzeit
- Was genau ist passiert? Handlungen exakt beschreiben
- Wer hat welche Handlungen begangen?
- Wer war anwesend und hat die Situation eventuell mitbekommen?
- Wie habe ich mich gefühlt?
- Gab es körperliche/psychische Reaktionen?
- Musste ich eventuell deswegen zum Arzt?
- Auch wenn nichts passiert, notieren
- Notieren, wann man warum der Arbeit fernbleibt (Urlaub, Krankheit etc.)
- Notieren, wenn der Täter/die Täter nicht im Haus war/waren
- Wurde ich zu Hause belästigt?

Oft erkennen die Mobbingopfer erst sehr spät, dass sie aus einer Gruppe oder einem bestehenden System herausgeekelt werden sollen. Ein Neuanfang ist dann meistens nicht oder nur schwer möglich. Darum sollten sich die Betroffenen selbst und den anderen sehr frühzeitig Grenzen setzen. Merkt die Praxisanleiterin, dass eine Schülerin gemobbt wird und sich selbst nicht helfen kann, muss sie eingreifen, um die Schülerin vor diesen Angriffen zu schützen. Außerdem sollte die Ursache des Mobbings erforscht und bearbeitet werden. Dies kann z. B. in Supervisionen (➤ 13.4.2) geschehen. [23]

13.6 Helfersyndrom

Merkmale des Helfersyndroms

- Hilfsbereitschaft ist nicht spontan oder einer bestimmten Rolle zugeordnet.
- Beruht auf der Abwehr von nicht gewollten Gefühle.
- Personen mit Helfersyndrom versuchen alle sozialen Beziehungen zu meiden, in denen sie nicht die Gebenden sind.
- Dabei gibt es keinen Triumph über Schwächere.
- Helfer suchen Sicherheit darin, dass sie stärker sind als die anderen; haben Furcht, für sich selbst etwas zu fordern.
- Sie können aber emotionale Probleme sich selbst betreffend nicht beschreiben.
- Sie haben Furcht, für sich selbst etwas zu fordern.
- Ihre Hoffnung liegt darin, dass ihre Dienste wahrgenommen und belohnt werden.
- Sie wünschen sich, dass jemand auf ihre Wünsche eingeht und die Leistungen anerkennt.
- Kommt keine Anerkennung, folgt oft Resignation in Form von „Burnout" (➤ 13.3.1).

Wer professionell arbeiten möchte, muss sein Handeln danach ausrichten, wie er mit möglichst wenig Aufwand, möglichst viele Ziele auf hohem Niveau erreicht. Die zwanghaft emotional Handelnden sind dazu nicht fähig und lehnen auch ein Nachdenken über die Situation ab. [21]

Beispiel:

Eine Schülerin mit Helfersyndrom verwendet viel Energie darauf, einen stark dementen Menschen daran zu erinnern, wie er heißt, wie alt er ist, wann die Tochter zu Besuch kommt usw. Sie verhält sich so, obwohl es nicht zielführend ist und viel Zeit in Anspruch nimmt. Dies geschieht zu einem Zeitpunkt, an dem die Station durch Erkrankungen von Kollegen unterbesetzt ist.

Eine professionell arbeitende Schülerin schätzt die Lage ein und hilft demjenigen zuerst, der die meiste Hilfe bei lebens- und pflegenotwendigen Tätigkeiten benötigt.

Ursachen für die Entwicklung eines Helfersyndroms

Die Ursache für die Entwicklung eines Helfersyndroms liegt meistens in der Kindheit begründet. Die späteren Helfer haben in ihrer Kindheit wenig bis keine Beachtung und Anerkennung erfahren. Diese Mangelerlebnisse motivieren den Helfersyndrom-Helfer dazu, möglichst vielen „Hilfebedürftigen" das zu geben, was sie gerade benötigen. Dies führt zu Überbelastungen beim Helfer und endet nicht selten im „Burnout" (➤ 13.3.1) oder „Coolout" (➤ 13.3.2). [21]

Quellen

1. Erpenbeck, J., von Rosenstiel, L.: Handbuch Kompetenzmessung: Erkennen, verstehen und bewerten von Kompetenzen in der betrieblichen, pädagogischen und psychologischen Praxis. Schäffer-Poeschel Verlag, Stuttgart 2007.
2. Behrens, J., Langer, G.: Evidence-based Nursing and Caring: interpretativ-hermeneutische und statistische Methoden für tägliche Pflegeentscheidungen; vertrauensbildende Entzauberung der „Wissenschaft". Hans Huber, Bern 2006.
3. Medizinischer Dienst der Spitzenverbände: Grundsatzstellungnahme Pflegeprozess und Dokumentation. Essen 2005.
4. Hundenborn, G.: Fallorientierte Didaktik in der Pflege. Elsevier Urban & Fischer, München 2007.
5. Paulik, H.: Der Ausbilder im Unternehmen. Verlag Moderne Industrie, Landsberg 1992.
6. Danilow, zitiert nach Steindorf. Aus: Hundenborn, G.: Praktische Ausbildung in der Krankenpflege. In: Arbeitskreis Düsseldorfer Pflegetag (Hrsg.). 1. Düsseldorfer Pflegetag am 12. Mai 1993. Kongressveröffntlichung.
7. Angelovski, I.: Sie sind ja Ausländer! Brigitte Kunz Verlag, Hannover 2012.
8. Paillon, M.: Kultursensible Altenpflege. Ernst Reinhardt Verlag, München 2010.
9. Schrimpf, U. at al: Deutsch für Pflegekräfte. Springer Medizin Verlag, Heidelberg 2011.
10. Peikert, I.: Deutsch für Pflegeberufe, Elsevier Urban & Fischer, München 2013.
11. Bundesministerium für Arbeit und Soziales (Hrsg.): Leichte Sprache. Rostock 2014.
12. Kultursensibel pflegen. Heft 30, Prodos Verlag, Brake 2010.
13. Unterricht Pflege. Heft 5/2010, Prodos Verlag, Brake 2010.
14. Easley, S. D., Mitchell, K.: Arbeiten mit Portfolios. Verlag an der Ruhr, Mühlheim an der Ruhr 2004.
15. Winter, F.: Leistungsbewertung. Schneider Verlag Hohengehren GmbH, Baltmannsweiler 2014.
16. Rosenberg, M. E.: Das können wir klären! Junfermann Verlag, Paderborn 2013.
17. Sears, M., Weckert, A.: Gewaltfreie Kommunikation im Gesundheitswesen. Junfermann Verlag, Paderborn 2012.
18. Rosenberg, M. E.: Gewaltfreie Kommunikation. Junfermann Verlag, Paderborn 2013.
19. International Council of Nurses: ICN-Ethikkodex für Pflegende. Deutsche Übersetzung des Deutschen Berufsverbands für Pflegeberufe, Berlin 2001.
20. Röhrig, S., Reiners-Kröncke, W.: Burnout in der Sozialen Arbeit. ZIEL Verlag, Augsburg 2003.
21. Schmidbauer, W.: Helfersyndrom und Burnout-Gefahr. Elsevier Urban & Fischer, München 2002.
22. Kersting, K.: „Coolout" in der Pflege. Mabuse-Verlag, Frankfurt 2013.
23. Kirchner, H.: Mobbing im Pflegeteam. Thieme Verlag, Stuttgart 2000.

Weitere verwendete Literatur

Berghoff, Ingrid (1999): Förderpflege von Dementen, Ullstein Medical Verlagsgesellschaft.

Benner, Patricia (1994): Stufen zur Pflegekompetenz, Hans Huber Verlag.

Berlyne, Daniel Ellis (1974): Konflikt, Erregung und Neugier, Stuttgart.

Bundesgesetzblatt Jahrgang 2003 Teil I, Nr. 44, Gesetz über die Berufe in der Altenpflege vom 4. September 2003.

Bundesgesetzblatt Jahrgang 2002 Teil I, Nr. 81, Ausbildungs- und Prüfungsverordnung für den Beruf des Altenpflegers vom 26.11.2002.

Bundesgesetzblatt Jahrgang 2003 Teil I, Nr. 36, Gesetz über die Berufe der Krankenpflege und zur Änderung anderer Gesetze (KrpflG) vom 16.6.2003 und Ausbildungs- und Prüfungsverordnung für die Berufe in der Krankenpflege (KrPflAPrV), Stand 15.8.2003.

Bundesministerium für Bildung und Forschung: Modellversuch zur Gestaltung der praktischen Ausbildung in den Berufen der Alten-, Kranken- und Kinderkrankenpflege, Wissenschaftliche Leitung: Institut für Pflegewissenschaft Bielefeld, Beginn Okt. 2002.

Cohn, Ruth (1978): Von der Psychoanalyse zur themenzentrierten Interaktion, Klett-Cotta-Verlag 1978.

Cornelsen-Verlag: In guten Händen, Altenpflege 1 und 2, 2005, 2006.

Döring, Claus (1995): Lehren in der Weiterbildung, Deutscher Studien-Verlag.

Ehmann, Marlies/Völkel, Ingrid (2000): Pflegediagnosen in der Altenpflege, Elsevier, Urban & Fischer München.

Ehlers, Svenja (2003): Psychosoziale Beratungsgespräche: Elsevier Urban & Fischer München.

Feil, Naomi (1999): Validation, Ernst Reinhardt Verlag, München 1999.

Gnamm, E./Denzel, S. (2003): Praxisanleitung für Pflegeberufe, Thieme Verlag Stuttgart.

Joerger, Konrad (1984): Einführung in die Lernpsychologie, Herder Verlag.

Kuhnt Gabriele/Harms Kerstin (2002): Tätigkeitsnachweis über die praktische Altenpflegeausbildung, Brigitte-Kunz-Verlag.

KMK (2000): Handreichungen für die Erarbeitung von Rahmenlehrplänen, Sekretariat der Ständigen Konferenz der Kultusminister der Länder in der Bundesrepublik Deutschland.

Kriesten, Ursula (2007): Fallsammlung für die lernfeldorientierte Altenpflegeausbildung, Brigitte-Kunz-Verlag.

Kuratorium Deutsche Altershilfe: Bundeseinheitliche Altenpflegeausbildung; Materialien zur Umsetzung der Stundentafel, KDA Köln 2002.

Lummer, Christian (2001): Praxisanleitung und Einarbeitung in der Altenpflege, Pflegequalität sichern – Berufszufriedenheit verstärken, Schlütersche.

Mamerow, Ruth (2002): Selbstpflege, Elsevier, Urban & Fischer München.

Neubert, Gerhard (2002): Praktische Ausbildung in der Altenpflege, Checklisten für Auszubildende und Praxisanleiter, Kohlhammer-Verlag.

NRW Arbeitsgruppe Bundesgesetz Altenpflege (2006): Standard zur berufspädagogischen Weiterbildung zur Praxisanleitung in der Altenpflege in Nordrhein-Westfalen.

Oelke, Uta/Menke, Marion (2002): Gemeinsame Pflegeausbildung, Modellversuch und Curriculum für theoretische Ausbildung in der Alten-, Kranken- und Kinderkrankenpflege, Verlag Hans Huber Bern.

Quernheim, German (1999): Spielend anleiten, Hilfen zur praktischen Pflegeausbildung, Elsevier, Urban & Fischer München.

Rahmenkonzept der beruflichen Schulen Baden-Württemberg LEU H 02–4

Rogers, Carl (1973): Die klientenzentrierte Gesprächspsychotherapie, Kindler-Verlag.

Schewior Popp, Susanne/Lauber, Annette (2003): Gemeinsam lernen – vernetzt handeln, Curriculum für die integrierte Pflegeausbildung, Thieme Verlag Stuttgart.

Schewior-Popp, Susanne (1998): Handlungsorientiertes Lehren und Lernen in Pflege- und Rehabilitationsberufen, Thieme Verlag Stuttgart.

Schneider, K./Brinker-Meyendriesch, E./Schneider, A. (2003): Pflegepädagogik für Studium und Praxis, Springer-Verlag.

Schulz von Thun (1981/1989): Miteinander reden, Band 1 und 2, Rowohlt Verlag.

Sieger, Margot (2001): Pflegepädagogik, Verlag Hans Huber Bern.

Unterricht und Pflege – Anregungen zur Umsetzung der neuen Ausbildungs- und Prüfungsverordnungen, Prodos-Verlag, Heft Mai 2004.

Völkel, Ingrid/Ehmann, Marlies (2000): Spezielle Pflegeplanung in der Altenpflege, Elsevier, Urban & Fischer München.

Wirsing, Kurt (2000): Psychologisches Grundwissen für Altenpflegeberufe, Beltz-Psychologie-Verlags-Union Weinheim.

WHO – Modellprojekt „Gesundheit und Krankenhaus", Wien 1996: „Wie im Pflegedienst Praxisanleitung eingeführt werden kann".

Register